関節可動域測定法

可動域測定の手引き
【改訂第2版】

Cynthia C. Norkin, D. Joyce White [著]
木村哲彦 [監訳]
山口　昇・園田啓示・中山　孝・吉田由美子 [訳]

協同医書出版社

MEASUREMENT OF JOINT MOTION A Guide to Goniometry
Second Edition
by Cynthia C. Norkin, D. Joyce White

The original English language work has been published by F.A. DAVIS
Philadelphia, Pennsylvania, U.S.A.
Copyright © 1995. All rights reserved.

Carolyn，Alexandra，Jonathan の各氏へ

彼らの支えと励ましがなかったら，本書を完成させることはできなかっただろう．

序

　関節可動域の測定は四肢や脊柱の包括的理学検査の重要な要素である．これによって，保健医療職は障害やリハビリテーションの進行を正確に評価することができる．多くの教育プログラムで関節可動域測定の教育に膨大な時間を費やしている．関節可動域測定の適切な教科書がなければ，指導者は教材の準備だけでなく，測定肢位や固定手技，角度計の当て方などの実演にもかなりの力を注がなければならなくなる．学生は学生で，指導者が実演したことを思い出せなかったり，研究目的のために活用できる資料がないことが多い．

　「関節可動域測定法」は，もともと Boston 大学の理学療法学科学生のために 1974 年に準備した教材を発展させたものである．その後数年間，関節可動域測定を教えているうちに，線画に要約を加えた簡単な教科書でなく，包括的で明確な図版のある教科書の必要性がますます明らかになった．1980 年代初頭に，我々は出版を目的として，もともとの教材を大幅に見直し，発展させることを決意した．本書第 1 版は好評を得ることができた．保健医療職の各種の教育プログラムで指導書として使われ，多くの臨床場面で参考資料として使われた．

　本書の第 1 版が出版された 1985 年から，関節可動域測定を使用している理学療法やその他の保健医療の専門職が，関節可動域測定について多くの研究を行い，論文を発表した．明らかにされた研究のほとんどは関節可動域測定の信頼性と妥当性に関するものであったが，関節可動域に対する年齢や性差の影響を検証した研究もあった．

　本書第 2 版を準備するに当たって意図したことは，各関節の構造や骨運動，関節運動，関節可動域制限の関節包パターンを追加して教科書としての質を高めること，そして関節可動域測定に関する研究結果を取り入れることであった．これらを加えた目的は，学生や教員，臨床家に各関節のより包括的な情報を提供することであった．その情報には正常な関節可動域の値，機能的活動に必要な関節の動き，関節の動きに対する年齢や性差の影響，関節可動域測定の信頼性や妥当性が含まれている．これらの追加情報が関節可動域測定の結果を解釈する際に役立つことを望んでいる．新しい情報のほとんどは第 3 章およびそれ以降の各章の項に載せてある．測定手技を重点に学びたい読者にも，その情報がすぐに利用できるようになっている．

　本書は関節可動域測定について論理的に，明確に述べてある．第 1 章には基礎知識を載せた．その内容は，患者評価における関節可動域測定の使用，関節運動および骨運動，関節可動域に対する年齢と性差の影響，自動および他動運動の要素などである．最終域感や関節可動域制限の関節包パターンおよび非関節包パターンについての情報は，整形外科的徒手療法についての現在の考え方を紹介するものであり，関節可動域を測定している時に関節構造を考える手がかりになるようにしてある．

　第 2 章は，順を追って段階的に関節可動域測定の手技を修得できるようになっている．測定肢位，固定，測定機器，角度計の当て方，結果の記録など全般にわたって述べてある．本章には関節可動域測定に必要とされる精神運動技能の開発のための演習が含まれており，理論的概念を直接的に適用して示してある．第 2 版では本章を拡充し，万能角度計に加えて関節可動域測定に使う測定機器を紹介している．また，記録の過程を明確にし，矢状―前額―横断―回旋（SFTR）記録法とアメリカ医師会の Guides to the Evaluation of Permanent Impairment を紹介してある．

第3章では，関節可動域測定の信頼性と妥当性について述べてある．関節可動域測定の信頼性と妥当性についての研究結果の要約を載せ，関節可動域測定法を改善したり，結果の解釈について考える一助となっている．例示や演習を使って信頼性を評価する統計学的手法を示し，読者が行った測定を評価できるようになっている．

第4章から第12章には，上下肢，脊柱，顎関節に対する関節可動域測定法の詳細を載せてある．各関節や動きについて測定肢位，固定，正常な最終域感，角度計の当て方を示し，これによって一貫した評価が行えるようになっている．多くの写真や解説が載せてあるので，指導者が繰り返し実演する必要がなくなるだろう．写真は測定方法を永続的に視覚化する手段となる．本書は机の上に見開きで平らに置くことができ，研究所や臨床場面で使用しやすくなっている．第2版で新たに加えたのは，関節構造，骨運動および関節運動，関節可動域制限の関節包パターンについての情報である．正常な関節可動域の値や機能的活動に必要な関節可動域，関節可動域に対する年齢や性差の影響，信頼性と妥当性についても追加してある．

我々は，本書によって関節可動域測定の教育や学習が容易になり，この評価方法の標準化ひいてはこの評価用具の信頼性が改善することを希望している．また，第2版が関節可動域測定についてより包括的な情報を提供できると確信しており，追加情報が新しい研究を促し，研究結果が評価において使用されることを希望している．

CCN
DJW

日本語訳の序

　日本リハビリテーション医学会を中心に，わが国における各分野，各学会とも関節可動域（ROM）および徒手筋力テスト（MMT）に関しては国際基準を準用している．したがって医療者としての教育を受ける段階では，いずれも極めて重要な臨床医学における基礎的知識として位置づけられている．すべての対象に正確無比な評価を下すためには，「誰が」「どこで」行っても正当な評価が下されるようでなければ医科学としての評価には耐えられない．世は挙げて EBM (Evidence Based Medicine) の時代である．そのためにも，科学的根拠となり得るデータを得ることは大前提となる．先進工業技術を取り入れた関節可動域測定機器の開発も行われてはいるものの，未だ熟練した人間の目と技術を超えることができず，徒手計測に頼るのが正確で敏速であるとの認識は続いている．

　本格的な関節可動域計測法の教科書として，本著初版翻訳本が出版されたのが昭和62年（1987年）7月のことで，既に14年以上経過している．その間果たしてきた本書の役割は非常に大きなものであったと思われるが，15年目に当たる本書の改訂版編纂に際し，その基本となった基礎医学的事項，すなわち解剖学及び生理学についての詳細も，採り入れるべきすべてを網羅した結果，大幅にページ数も膨らんでしまった．これは，各部の冒頭に箇条書きにして分かり易く記載されている如く，GIO (General Instructional Objectives 一般学習目標あるいは単に一般目標)，SBOs (Specified Behavioral Objectives 個別的行動目標あるいは単に行動目標) に沿った，現在の医学教育学の本流に乗って編纂されているからである．端的には，「何が書かれているか」「何が学べるか」ではなくて「何を学ぶか」「何を理解するのか」を主眼に編集されている．関節別に基礎から系統立てて学習するには極めて都合よく編集されているのが特徴的であり，今回翻訳を担当した面々は臨床の最先端において，あるいは医育機関において活躍中の経験豊かな方々で，著者の書き表したいことの表現の裏まで理解して文章にしてあり，実施上の混乱を防ぐよう簡潔な表現で記載されている．特に，「実習」「演習」のコラム欄は利用価値の高いものに相違ない．

　本書は，リハビリテーションに関連する分野の専門職を目指し学習する者にとっては必携の書であり，リハビリテーションチーム全体が関節可動域に関する共通認識を持つためにも医師，理学療法士，作業療法士，ばかりでなく義肢装具士，リハビリテーションエンジニア，看護婦，福祉用具プランナー，福祉用具供給業者の方々にも学習の場面あるいは臨床現場でのマニュアル的参考書として活用されることを願っている．

　初版翻訳の際より引き続き中心的翻訳者として努力された山口昇氏をはじめ，吉田，園田，中山の諸氏とともに，またオリジナルの著者であるC.C. Norkin, D.J. White の両氏ともども生まれ変わった本書誕生の喜びを分かち合いたいと思う．

　　　　　　　　　　　　　　　　　　木村　哲彦

謝辞

　本書を準備するに当たって貴重な援助をいただいた以下の方々に感謝の意を表したい．

　写真家 Lucia Grochowska Littlefield 氏には無償で協力していただいた．彼女の忍耐力，優れたユーモア，友情によって，測定方法を示すために必要な多くの写真を撮影することができた．本書の重要な特徴である高品質の写真は，Lucia 氏の才能と優れたものを追求しようとする純粋な気持ちによるものである．また，いくつかの写真で被験者となっていただいた Claudia Van Bibber 氏にも感謝の意を表したい．

　さらに，Jennifer Daniell 氏および Meredith Taylor Stelling 氏には彼らの才能と知識を生かして色々な線画を描いていただき，深く感謝したい．

　F.A. Davis の献身的な多くの方々の勤勉な働きによって第1版を良いものにすることができ，さらに Allied Health Publisher の Jean-Francois Vilain 氏は第2版を準備するに当たって励ましと援助をいただいた．これらの方々に心よりの感謝を申し上げたい．以下のリハビリテーション教育関係者および臨床家の方々には第2版の原稿を注意深く読んでいただき，貴重なご意見をいただくことができた：Mark Westover Cornwall, PhD, PT, Northern Arizona University；Leonard Elbaum, MM, PT, Florida International University；Edmund M. Kosmahl, EdD, PT, University of Scranton；David A. Rohe, MPH, PT, Medical College of Georgia；R. Scott Ward, PhD, PT, University of Utah.

目　　次

序　v
日本語訳への序　vii

第1部　関節可動域測定のための序　1

第1章　基礎知識　3
関節角度測定　3
関節の動き　4
関節可動域　5
関節可動域に影響する因子　7
最終域感　9
関節包パターンによる関節可動域制限　10
非関節包パターンによる関節可動域制限　11

第2章　測定方法　13
肢位　13
固定　14
　実習1　関節可動域の最終位と最終域感の決定　15
測定機器　16
　実習2　万能角度計　21
角度計の当て方　22
　実習3　肘関節屈曲に対する角度計の当て方　25
記録　26
関節可動域測定手順　30
　実習4　関節可動域測定の説明　31
　実習5　肘関節屈曲の関節可動域測定法　32

第3章　妥当性と信頼性　35
妥当性　35
信頼性　36
信頼性を評価するための演習　42
　演習1　検者内信頼性　42
　演習2　検者間信頼性　44

第2部　上肢の関節可動域測定　47

第4章　肩関節　49
　肩甲上腕関節　49
　胸鎖関節　49
　肩鎖関節　50
　肩甲胸郭関節　50
　関節可動域　50
　測定手順　53
　　屈曲　54／伸展　56／外転　58／内転　61／内旋　62／外旋　64

第5章　肘と前腕　67
　腕尺関節および腕橈関節　67
　上橈尺関節および下橈尺関節　67
　関節可動域　68
　測定手順　71
　　屈曲　71／伸展　71／回内　74／回外　76

第6章　手関節と手　79
　橈骨手根関節および手根中央関節　79
　手関節の関節可動域　79
　測定手順：手関節　84
　　屈曲（掌屈）　84／伸展（背屈）　86／橈側偏位（橈屈）　88／尺側偏位（尺屈）　90
　中手指節関節（手指）　92
　近位指節間関節および遠位指節間関節（手指）　92
　手指の関節可動域　92
　測定手順：中手指節関節（手指）　94
　　屈曲　94／伸展　96／外転　98／内転　98
　測定手順：近位指節間関節（手指）　100
　　屈曲　100／伸展　100
　測定手順：遠位指節間関節（手指）　102
　　屈曲　102／伸展　102
　手根中手関節（母指）　102
　中手指節関節および指節間関節（母指）　103
　測定手順：手根中手関節（母指）　104
　　屈曲　104／伸展　106／外転　108／内転　108／対立　110
　測定手順：中手指節関節（母指）　112
　　屈曲　112／伸展　112

測定手順：指節間関節（母指）　114
　　屈曲　114／伸展　116

第3部　下肢の関節可動域測定　117

第7章　股関節　119
　関節可動域　119
　測定手順　124
　　屈曲　124／伸展　126／外転　128／内転　130／内旋　132／外旋　134

第8章　膝関節　137
　関節可動域　138
　測定手順　142
　　屈曲　142／伸展　144

第9章　足関節と足部　147
　近位脛腓関節と遠位脛腓関節および距腿関節　147
　距骨下関節　147
　横足根関節（中足根関節）　148
　足根中足関節　148
　中足指節関節　148
　足の指節間関節　149
　関節可動域　149
　測定手順：距腿関節　153
　　背屈　153／底屈　156
　測定手順：足根関節　158
　　内反　158／外反　160
　測定手順：距骨下関節（後足部）　162
　　内反　162／外反　164
　測定手順：横足根関節　166
　　内反　166／外反　168
　測定手順：中足指節関節　170
　　屈曲　170／伸展　172／外転　174／内転　174
　測定手順：足指の近位指節間関節　176
　　屈曲　176／伸展　176
　測定手順：足指の遠位指節間関節　176
　　屈曲　176／伸展　176

第4部　脊柱と顎関節の関節可動域測定　179

第10章　頸椎　181
環椎後頭関節および環軸関節　181
第2頸椎（C2）から第7頸椎（C7）の椎体間結合と椎間関節　181
関節可動域　182
測定手順　188
　屈曲　188／伸展　190／側屈　192／回旋　196

第11章　胸椎と腰椎　199
胸椎：椎体間結合，椎間関節，肋椎関節，肋横突関節　199
腰椎：椎体間結合，椎間関節　199
関節可動域　200
測定手順　206
　屈曲　206／伸展　208／側屈　210／回旋　212

第12章　顎関節　215
関節可動域　215
測定手順　216
　下顎の下制（開口）　216／下顎の前突　218／下顎の側方偏位　219

付録A：関節可動域の平均値　221
付録B：関節可動域測定の基本的肢位　225
付録C：数値記録表の例　227
日本語版への付録：関節可動域表示ならびに測定法　235

索引　247

第1部
関節可動域測定のための序

目 標
第1部では，読者は以下のことを学ぶ．

1. 以下の用語の定義を述べること
    関節可動域測定
    運動面と運動軸
    関節可動域
    最終域感
    信頼性
    妥当性
2. 以下の動きの適切な運動面と運動軸を述べること
    屈曲—伸展，外転—内転，回旋
3. 以下の事項を比較説明すること
    自動可動域と他動可動域
    関節運動と骨運動
    正常な最終域感（軟部組織性，結合組織性，骨性）
    関節可動域制限の関節包パターンと非関節包パターン
    信頼性と妥当性
    検者内信頼性と検者間信頼性
4. 以下の重要性を説明すること
    基本的測定肢位
    固定
    関節可動域の目測
    開始肢位と最終肢位の記録
5. 角度計の部品を述べること
6. 以下の事項を列挙すること
    説明手順の6つの順序
    測定手順の12の順序
    記録に含まれる10項目
7. 以下にしたがい肘関節の関節可動域測定を実践できること
    測定手順を明確に説明する
    被験者を基本的測定肢位にする
    関節の近位構成体を適切に固定する
    最終可動域を正確に決定する
    最終域感を正確に確認する
    正しい骨指標を触診する
    角度計を正確に当てる
    正確に目盛を読み，記録する
8. 検者内信頼性および検者間信頼性を検証し，解釈すること

1 基礎知識

　本書は関節角度測定（goniometry）訳注1)といわれるヒトの関節の動きや肢位の測定手技を学習する手引きとなるよう計画してある．関節角度測定を理解するために必要な原理や手順などの基本的な情報は第1部に述べてある．さらに実習を適宜組み入れてあり，検者がこれらの情報を応用し，関節角度測定の習熟に必要な精神運動技能を開発する一助となるだろう．上肢，下肢，脊柱そして顎関節の関節角度測定の方法については，それぞれ第2, 3, 4部に述べてある．

関節角度測定

　関節角度測定という用語は，角度を意味するgoniaと測定を意味するmetronという2つのギリシャ語に由来するものである．したがって，関節角度測定とは角度の測定，特に骨によって構成されるヒトの関節に生じる角度の測定を指す．万能角度計を使う場合，測定しようとする関節の近位と遠位の骨に測定機器を当てることで測定値が得られる．関節角度測定は，特定の関節肢位と関節の可動可能な全角度という両者を決定するために用いる．

> 例・肘関節の評価では，測定機器を上腕骨（近位構成体）と前腕（遠位構成体）に当て，関節肢位もしくは可動可能な全角度を測定する（図1-1）．

　関節角度測定は，関節とその周囲軟部組織の包括的評価の1つとして重要である．典型的な包括的評価では，最初に記録を調べたり，対象者への面接によって，現在の症状や機能的能力，職業・レクリエーション活動，既往歴などについて正確な情報を得ることから始める．一般に，面接に続いて軟部組織の形状や皮

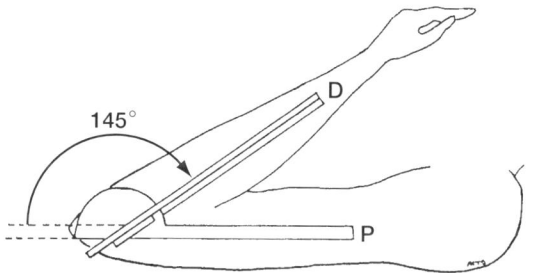

図1-1　この図は背臥位の被験者の左上肢を示している．上腕骨（近位を構成している）にはPの文字を，前腕（遠位を構成している）にはDの文字をつけてある．測定機器の各部を近位および遠位構成体に沿って当て，中心を肘関節の軸に合わせてある．遠位構成体が近位構成体に向かって動くとき（屈曲），運動の弧の測定値が得られる．

膚の状態を評価するための観察を行う．皮膚温や軟部組織変形の質，解剖学的構造に関連した局所痛の兆候を決定するには愛護的な触診を用いる．下肢長や周径，身体容積などの身体計測が指示されることもある．

　評価中に被験者に自動運動を行わせることで，検者は異常運動をスクリーニングでき，また運動しようとする被験者の意欲について情報を得ることができる．異常な自動運動が観察された場合，検者は関節制限の原因や関節の最終域感（end-feel）を決定するために他動運動を行う．可動可能な自動および他動運動の範

訳注1）　原著では関節角度測定と関節可動域（ROM）測定とが混用されているが，日本ではROM測定が一般的であるため，支障のない限りROM測定と訳出した．

囲を測定し，記録するために関節角度測定を用いる．また，関節の異常な拘縮肢位を正確に記録するためにも関節角度測定を用いる．損傷を受けた解剖学的構造を明らかにするために，関節角度測定とともに抵抗を加えた等尺性筋収縮や特殊なテストを行うこともある．そのために指示されることが多いのは，筋力や神経学的機能を評価するテストである．レントゲンやCTスキャン，生化学的検査が必要なこともある．

関節角度測定のデータは他の情報とともに以下の事項の基礎となる．

- 機能障害が発現しているかどうかを決定する
- 診断を確立する
- 治療ゴールを設定する
- リハビリテーションゴールに向けての進捗が得られているかどうかを評価する
- 治療方法を変更する
- 患者の動機づけを高める
- 特定の治療手技や治療方法，たとえば運動療法や薬物，手術の効果を調査する
- 装具を型どったり，機器を適用する

関節の動き

関節運動と骨運動

関節の動きは1つの関節面とそれに相応する関節面の動きの結果として起こる．**関節運動**（arthrokinematics）は関節面の動きに着目するときに用いる用語である．関節面の動きには滑り（slide または glide），軸回旋（spin），転がり（roll）がある[1]．並進運動である滑りは，壊れた車輪が滑るときのように，一方の関節面が他方の関節面上を滑る動きである．軸回旋は回る動き（角運動）であり，コマが回る様子に似ている．動く骨の関節面のすべての点は，固定した運動軸の回りを一定の距離で回転する．転がりは床の上で揺れているロッキングチェアーの足の動き，または道路の上で回っているタイヤの動きに似ている．一般に，人体では滑り・軸回旋・転がりが相互に組み合わさって起こり，結果として骨体の動きとなる．

骨運動（osteokinematics）は，関節面の動きではなく，骨体の動きを述べるときに用いる用語である．一般に骨体の動きは，あたかも固定した運動軸を軸として生じた回転性の動きとして述べられる．関節角度測定では骨体の回転性の動きによって生じた角度を測定している．しかし，ある種の並進運動には回転性の動きを伴い，運動中に運動軸のわずかな変位が生じる．にもかかわらず，ほとんどの臨床家は回転性の骨運動の記載が十分に正確であることがわかっており，骨運動学的動きを測定するのに関節角度測定を用いている．

運動面と運動軸

骨運動学的動きは身体の3つの基本**運動面**（矢状面，前額面，横断面）のうちの1つの面でそれに相応する3つの**運動軸**（冠状軸，前後軸，垂直軸）を軸として起こるものとして記載する．3つの面は相互に直交しているが，3つの軸もその他の2軸に直交しており，相応する面に対しても直交している．

矢状面は身体の前後方向に延びている．正中矢状面は身体を左右の半分に分ける．屈曲—伸展の動きは矢状面で起こる．屈曲—伸展の動きが起こる軸は矢状面に垂直な線が想定され，これは身体の左右方向に延びている．この線は冠状軸[訳注2]と呼ばれる．すべての矢状面での動きは冠状軸を軸として起こる．

> 例：屈曲と伸展は矢状面で冠状軸を軸として起こる（図1-2）．

前額面は身体の左右方向に延びる面であり，身体を前後の半分に分ける．前額面で起こる動きは外転と内転である．外転—内転の動きの軸となるのは前後軸[訳注3]である．この軸は前額面に直交しており，身体の前後方向に延びている．したがって，前後軸は矢状面に含まれる．

> 例：外転と内転は前額面で前後軸を軸として起こる（図1-3）．

横断面[訳注4]は水平であり，身体を上部と下部に分け

訳注2) 前額—水平軸ともいう．
訳注3) 矢状—水平軸ともいう．
訳注4) 水平面ともいう．

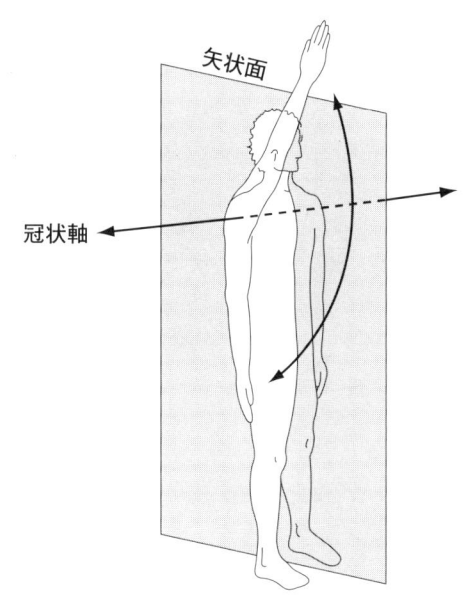

図1-2 図の影をつけた部分は矢状面を示している。矢状面は身体の前後方向に延びている。上下肢の屈曲や伸展などのこの面での動きは、冠状軸を軸として起こる。

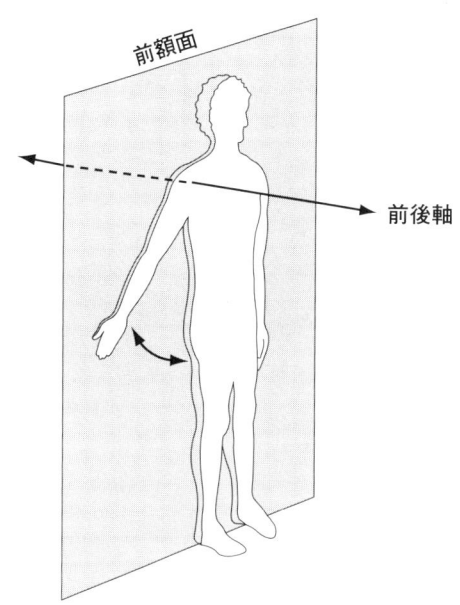

図1-3 影をつけた部分で示した前額面は、身体の左右方向に延びている。上下肢の内転や外転などのこの面での動きは、前後軸を軸として起こる。

る。回旋の動きは横断面で垂直軸を軸として起こる。垂直軸は横断面に直交しており、頭尾方向に延びている。

> 例：解剖学的肢位にあるとき、内旋と外旋の動きは横断面で垂直軸を軸として起こる（図1-4 A,B）。

上に挙げた例の動きは単一運動面で単一運動軸を軸として起こると考えられる。分回し（屈曲—外転—伸展—内転）などの複合運動は多くの関節で可能である。しかし、測定機器が1軸であるという制限があるので、関節角度測定では単一運動面で起こる動きのみを測定する。

関節構造によって可動可能な関節運動もさまざまある。手指の指節間（IP）関節など、いくつかの関節では単一運動面で単一運動軸を軸とした動きのみが可能である。それは、矢状面で冠状軸を軸とした屈曲—伸展である。単一運動面での動きのみが可能な関節は**1度の運動自由度**があるという。手指のIP関節は1度の運動自由度がある。肩甲上腕（肩）関節などその他の関節では、3つの運動面で3つの運動軸を軸とした動きが可能である。つまり、矢状面で冠状軸を軸とした屈曲—伸展、前額面で前後軸を軸とした外転—内転、横断面で垂直軸を軸とした内旋—外旋である。肩関節は3度の運動自由度がある。

測定する各関節の運動面と運動軸、関節運動は第4章から第12章に述べてある。

関節可動域

関節が動きうる範囲（可動可能な角度）を**関節可動域**（ROM；range of motion）という。横断面での回旋を除いたすべてのROM測定の開始肢位は解剖学的肢位である。ROMを記載するために3つのシステムが使われている。0〜180°システム、180〜0°システム、360°システムの3つである。

0〜180°システムでは、身体が解剖学的肢位にあるとき、上下肢は屈曲—伸展、内転—外転に関しては0°であるとする（図1-5 A）。四肢の関節が回旋に関して内側（内方）と外側（外方）の中間にあるとき、回旋のROMは0°であるとする（図1-5 B）。ROM

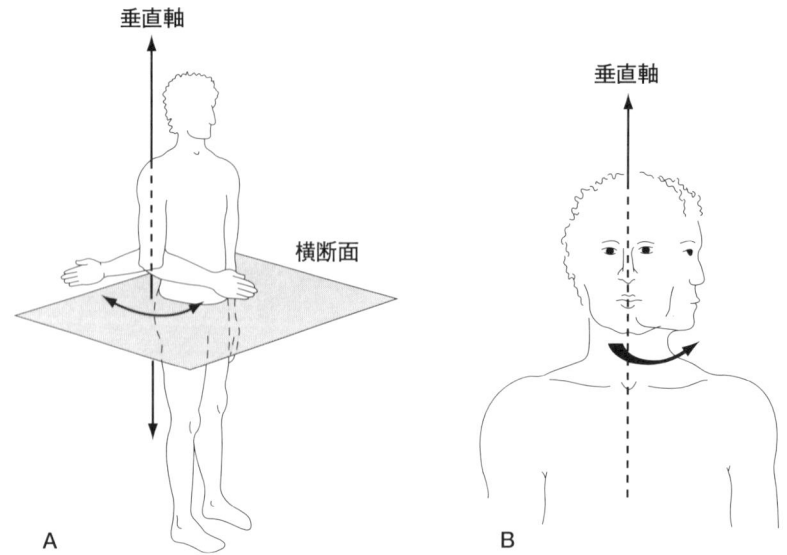

図 1-4 (A) 横断面は影をつけた部分で表されている．この面での動きは，垂直軸を軸として起こる．これらの運動には頭部の回旋 (B)，肩 (A) や股関節の回旋，前腕の回内・回外が含まれる．

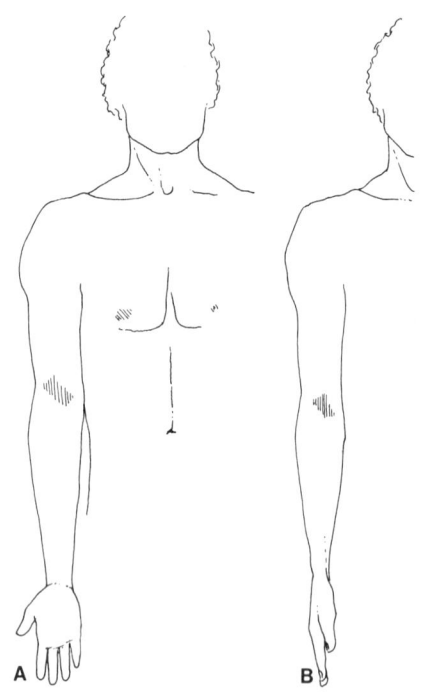

図 1-5 (A) 解剖学的肢位では前腕は回外しており，手掌は前方を向いている．(B) 前腕が中間位になる（回旋に注意）と，手掌は体側を向く．

は 0°から始まり 180°に向かう弧を描く．この 0～180°システムは世界で広く使われている．1923 年に Silver[2] が最初に提唱したこのシステムは，Cave と Roberts[3]，Moore[4,5]，アメリカ整形外科学会（AAOS；American Academy of Orthopaedic Surgeons）[6]，アメリカ医師会（AMA；American Medical Association）[7] など，多くの識者からその使用を支持されている．

> **例**：肩関節の屈曲が解剖学的肢位（0°）から始まり，完全屈曲に至るとき，肩関節屈曲の ROM は 0～180°と表す．

上記の例では，肩関節の完全屈曲から 0°の開始肢位に戻る動き，つまり伸展の ROM は測定する必要がない．その理由は，伸展の ROM は屈曲で測定したのと同じ運動の弧を描くからである．しかし，0°の開始肢位を越えて動く伸展の ROM は測定しなければならない（**図 1-6**）．一般に，伸展の ROM は 0°の開始肢位を越えて動くときにのみ記載する．本書で使用しているように，**伸展**の用語は完全屈曲から 0°の開始肢位に戻る動きと，0°の開始肢位を越える正常に起こる運動の両者に使用する．**過伸展**の用語は正常の伸

関節可動域に影響する因子

正常 ROM は個々人によって異なり，年齢や性別，運動が自動あるいは他動でなされたかなどの要因に影響される．

年　齢

四肢と脊柱の ROM に対する年齢の影響を決定するために多くの研究が行われている．研究者の間では，新生児や乳児，2歳までの幼児の四肢関節の ROM に年齢の影響があるという一般的な合意がある[10～13]．この影響は関節や動きに特異的であるが，性の影響は受けていないようである．成人に比べて，幼児群は股関節の屈曲・外転・外旋，足関節の背屈，肘関節の動きが大きい．これらの年齢群では股関節伸展，膝関節伸展，底屈の制限は正常であると考えられる．AAOS[6] や AMA[7]，Boone と Azen[14] が公表している値によれば，幼児群の平均値は成人の平均値から 2 標準偏差以上異なっている．そのため，新生児や乳児，2歳までの幼児に対しては，可能な限り年齢に相応した標準値を使うべきである．

幅広い年齢群を調査しているほとんどの研究者は，高齢群は若年群に比べて四肢の ROM が若干少なかったと報告している．成人と新生児や乳児，幼児を比較した研究の知見のように，高齢者の加齢に相応した ROM 変化は関節や運動の特異性があるが，その影響は男女に異なって現れている．Allander ら[15]は，手関節の背屈と掌屈，股関節の回旋，肩関節の回旋の ROM は加齢とともに減少したが，母指の中手指節（MCP）関節屈曲の ROM には一貫した減少はみられなかったとしている．Roach と Miles[16]は，若年群（25～39歳）と高齢群（60～74歳）では股および膝関節の自動運動の平均値は高齢群にわずかな減少（3～5°）が一般にみられたとしている．股関節伸展の ROM を除いて，これらの減少は運動弧の 15% 以下であった．Boone ら[17]は，股関節と膝関節の動き，足関節の底屈，内反・外反を研究した．20～21歳と 61～69歳の年齢群の比較では，動きや性差を基準として加齢の影響をみると，ROM は増加もしくは減少している場合もあれば，不変の場合もあった．

四肢と同じように，脊柱への加齢による影響にも運

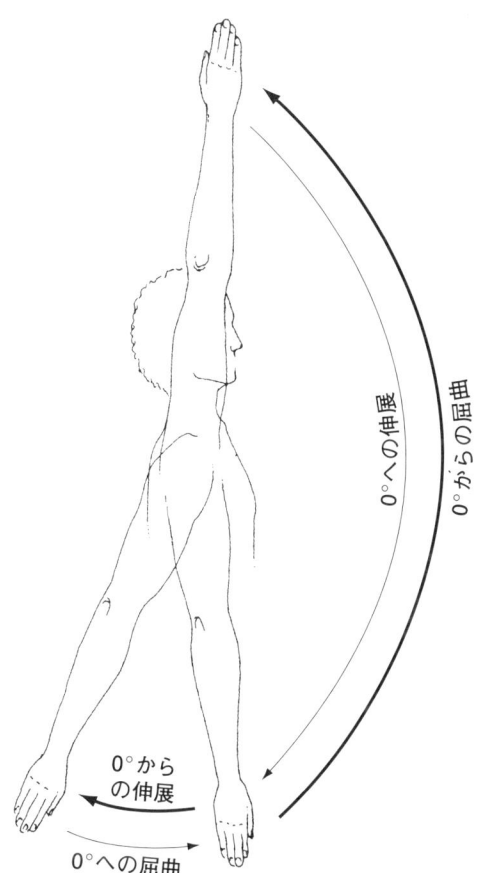

図 1-6 肩関節の屈曲と伸展．屈曲は，肩関節は解剖学的肢位，前腕は中間位から開始する．屈曲の ROM は 0° の位置から 180° の弧を通るように延びている．長く，太い矢印は ROM 測定で測定する屈曲の ROM を示している．短く，太い矢印は ROM 測定で測定する伸展の ROM を示している．

展よりも大きい ROM を表すのに用いる．

その他に 2 つのシステムがある．**180～0° システム**では解剖学的肢位を 180° と定義している[8]．ROM は 180° から始まり 0° に向かう弧を描く．**360° システム**でも解剖学的肢位を 180° としている[9]．屈曲と外転の動きは 180° から始まり，0° に向かう弧を描く．伸展と内転の動きは 180° から始まり，360° に向かう弧を描く．この 2 つのシステムは 0～180° システムよりも理解が難しく，あまり使われることはない．したがって，本書ではこの 2 つシステムについては述べていない．

動特異性があるようである．加齢によってどの程度のROM変化が起こるかは，研究者によってかなり異なった結論が得られている．MollとWright[18]は，15〜24歳にかけて胸腰椎の可動性（屈曲・伸展・側屈）の初期増加がみられ，25〜34歳になると加齢によって徐々に減少するとしている．彼らは，運動にもよるが70歳代の脊柱の可動性を25〜52％減少させる因子は年齢のみであると結論している．Loebl[19]は，胸腰椎の可動性（屈曲・伸展）は10歳ごとに平均8°減少するとしている．Fitzgeraldら[20]は，腰椎の側屈と伸展は20歳ごとに減少するが，回旋と前屈には差異はみられなかったと報告している．Youdasら[21]は，男女とも10歳ごとに頸部伸展の自動運動が約5°，側屈と伸展が3°減少すると結論づけた．

性差

四肢および脊柱のROMに対する性の影響も関節および動きに特異的である．Booneら[17]は，21〜69歳の女性は同年齢の男性に比べて股関節の伸展は少なく，屈曲は大きかったとしている．1〜29歳の女性の股関節外転と外旋は同年齢の男性よりも少なかった．Beightonら[22]は，アフリカ人の研究において，0〜80歳の女性は同年齢の男性よりも可動性が大きかったとしている．MollとWright[18]は，女性の胸腰椎の左側屈は男性のそれよりも11％大きかったとしている．その一方，胸腰椎屈曲と伸展の可動性は男性の方が女性よりも大きかったとしている．O'DriscollとThomenson[23]は，男性では年齢が頸椎ROM変化の57〜70％を説明するのに対して，女性では44〜64％にすぎなかったとしている．

ROMが制限されているかどうかを決定するには，理想的には特定の関節に対して同様の年齢，性別，同じ測定方法を使った研究から得られたROM値と比較すべきである．すべての年齢や性別に関連した正常値が確立されていないので，そのような比較は困難であることが多い．このような状況下では，問題となっている関節のROMはその個人の対側の関節のROMと比較すべきである．対側も同様に制限があるとすれば，個々人のROMはAAOSのハンドブック[6]やその他の標準的な教科書[7,24〜31]にあるROM平均値と比較する．しかし，それらの本の多くは，平均値が導き出された対象群を明確にしていなかったり，測定肢位や測定機器の種類を明らかにしていない．

読者の便宜をはかるために，第4章から第12章の冒頭に，その関節の年齢や性差の影響を検討した研究の要約を載せた．詳しくは原著を参照すること．また，標準的な教科書や研究に載せてあるROM平均値を各章の初めの表および付録A（p.221）に載せた．これらの表のROM平均値はROMが正常であるか，制限されているかを確認する一般的な指針として掲載したにすぎない．文献によって，ROM平均値にはかなりの差異が認められた．

自動可動域

自動可動域（自動ROMあるいはAROM；active range of motion）とは，被験者が介助されることなく関節の自動運動を行ったときのROMである．自動ROMを行わせることによって，検者は被験者の運動しようとする意志，協調性，筋力，ROMについての情報を得ることができる．自動ROM中に痛みが生じた場合，それは筋や腱もしくはそれらの骨への付着部などの収縮，もしくは「収縮した」組織の伸長によるものであろう．痛みは靱帯や関節包，関節嚢などの非収縮組織の伸長もしくは挟み込みによることがある．自動ROMの検査は，身体的検査のどれに重点を置くかを決めるスクリーニングとして適している．被験者が自動ROMを容易にかつ痛みなく行うことができれば，その運動に対してそれ以上の検査を行う必要はないだろう．しかし，自動ROMが制限され，痛みがあったりぎこちない場合，その問題を明確にする検査を含めた身体的検査を行うべきである．

他動可動域

他動可動域（他動ROMあるいはPROM；passive range of motion）は被験者の力によらず，検者が関節を動かしたときのROMである．被験者は力を抜いたままで，運動のためには何ら能動的な役割を果たすことはない．正常には，他動ROMは自動ROMよりもわずかに大きい．それは，各関節には随意運動のコントロール下にない小範囲の可動域があるからである．正常な自動ROMの最終位での付加的な他動ROMは，外力を和らげ，関節構造を守ることに役立っている．

他動ROMの測定によって関節面の健全さ，関節包

そして靱帯や筋の伸展性（extensibility）についての情報を得ることができる．これらの組織を重点的に検査するには，自動ROMよりも他動ROMを測定すべきである．他動ROMは自動ROMとは異なり，被験者の筋力や協調性に影響されることはない．他動ROMおよび自動ROMの比較によって，被験者が関節運動を生起できる能力（自動ROM）に対して，関節構造によって規定される運動の量（他動ROM）についての情報を得ることができる．筋力低下などの障害がある場合，自動ROMおよび他動ROMはかなり異なることになる．

> 例：ある被験者は筋の麻痺があり，他動ROMは完全であったが，自動ROMは遂行することができなかった．この例では，関節面や関節包および靱帯，筋の伸展性は完全な他動ROMを遂行するに十分であった．筋力の欠如が関節の自動運動を行うことを妨げていた．

検者は徒手筋力検査を行う前に他動ROMを測定すべきである．その理由は，徒手筋力検査の段階づけがROMを基盤としているからである．検者は徒手筋力検査を行う前に他動ROMの範囲を知っておかなければならない．

他動ROMの際に痛みが生じたとすれば，それは非収縮性構造が動かされたり，伸長あるいは挟み込まれることによるものであることが多い．他動ROMの最終位で痛みがある場合，非収縮性構造ばかりでなく収縮性構造の伸長に起因する場合がある．他動ROM中の痛みは収縮組織の能動的な短縮（収縮）によるものではない．どの動き（他動か自動か）が痛みの原因になっているかを比較し，痛みの部位に注目することで，検者はどの組織が傷害されているかを決定する端緒に立つことができる．被験者に抵抗をかけた等尺性筋収縮を行わせれば収縮性組織を分離できる．他動的な関節のあそび（joint play）の検査および靱帯ストレステストは非収縮組織のどれが傷害されているかを決定する一助となる．他動ROM中の最終域感を考慮することで，ROMを制限している組織についてさらに情報が得られる．

最終域感

他動ROMの量は測定する関節の独自の構造によって決まる．関節によっては特定方向の最終ROMを関節包が制限する構造になっており，また靱帯が制限する構造になっている関節もある．その他，運動の正常な制限要素には筋の緊張，軟部組織の近接，関節面の接触がある．

ROMを制限する構造はその種類によって独特の感じがあり，これは検者が他動ROMを行うときに感知できる．他動ROMでそれ以上の動きを妨げるものとして検者が受ける感じを**最終域感**という．最終域感の特性を決定する能力を培うには実践と感受性を必要とする．ROMの最終位を感知し，正常および異常な各種の最終域感を判別するために，最終域感の決定はゆっくり注意深く行わなければならない．ROMの最終位を決定する能力はROM測定を安全かつ正確に実施するために必須である．種々の最終域感を判別する能力は制限構造の種類を決定するのに役立つ．Cyriax[32]，Kaltenborn[33]，Paris[34]は種々の正常（生理学的）および異常（病的）最終域感について述べている[35]．これらの研究者の業績から，**表1-1**には正常な最終域感を，**表1-2**には異常な最終域感を載せた．

表1-1 生理的（正常）最終域感

最終域感	構造	例
軟部組織性	軟部組織の近接	膝関節屈曲（大腿と下腿の後面の軟部組織間の接触）
結合組織性	筋の伸張 関節包の伸張 靱帯の伸張	膝関節を伸展しての股関節屈曲（ハムストリング筋の他動的な弾性のある緊張） 手指の中手指節間節伸展（関節包前部における緊張） 前腕回外（下橈尺関節の掌側橈尺靱帯，骨間膜，斜索の緊張）
骨　性	骨と骨の接触	肘関節伸展（尺骨の肘頭と上腕骨の肘頭窩との接触）

表1-2 病的（異常）最終域感

最終域感		例
軟部組織性	通常のROMにおけるよりも早くまたは遅く起こる；または，最終域感が正常では結合組織性もしくは骨性である関節において起こる．何かが介在している感じがする．	軟部組織の浮腫 滑膜炎
結合組織性	通常のROMにおけるよりも早くまたは遅く起こる；または，最終域感が正常では軟部組織性もしくは骨性である関節において起こる．	筋緊張の増加 関節包，筋，靱帯の短縮
骨性	通常のROMにおけるよりも早くまたは遅く起こる；または，最終域感が正常では軟部組織性もしくは結合組織性である関節において起こる．骨性の軋轢または骨性の制動を感じる．	軟骨軟化症 骨関節炎 関節内遊離体 化骨性筋炎 骨折
虚性(empty)	疼痛によりROMの最終位に至ることがないので真の最終域感ではない．防御性筋収縮または筋スパズムを除いては抵抗を感じることはない．	急性関節炎 滑液包炎 膿瘍 骨折 心理的原因：防御反応

第4章から第12章にかけて，正常な最終域感および各関節や運動のROMを制限する構造と考えられるものについて述べた．この分野の文献が少ないことから，本書に述べた最終域感および制限構造については，関節運動の評価における我々の経験および既知の解剖学[36,37]や生体力学の本[26〜28,38〜41]から得られた情報に基づいている．手のようないくつかの身体部位では，ROMを制限する構造に関して専門家の間でかなりの論議がある．また，身体構造には正常な個人差があるが，その個人差によって我々が述べたものとは異なる最終域感を呈するかもしれない．

読者は最終域感を判別する実習を行うべきである．第2章の**実習1**にはこの目的も含まれている．しかし，その前に測定肢位や固定についての項も読んでおく必要がある．

関節包パターンによる
関節可動域制限

Cyriax[32]は，関節包全体を含む病的状態を提唱している．これは，他動的な関節運動のすべてもしくはほとんどを制限する特殊なパターンの原因となる．この種の制限パターンは**関節包パターン**と呼ばれている．これは各動きの制限の量を示すのではなく，他方向の動きに対する1方向の動きの制限を相対的に表すものである．

> **例**：肘関節の関節包パターンは伸展よりも屈曲制限の方が大きい．通常，肘関節屈曲の他動ROMは正常には0〜150°である．関節包の障害が中等度である場合，患者は屈曲最終位の15°と伸展最終位の5°の可動域が少なくなり，屈曲の他動ROMは5〜135°になるだろう．関節包の障害がもっと重度である場合，患者は屈曲最終位の30°と伸展最終位の10°の可動域が少なくなり，屈曲の他動ROMは10〜120°になるだろう．

関節包パターンは関節によって異なる．Cyriax[32]が提唱した各関節の関節包パターンは第4章から第12章の冒頭に載せてある．関節によっては，Cyriax[32,42]が提唱しているものとは違う関節包パターンを述べている研究者もいる．関節包パターンの原因に関する仮説を検証し，各関節の関節包パターンを決定するには研究が必要である．

HertlingとKessler[42]は，関節包パターンの原因について興味深い意見を述べている．彼らは，関節包パターンの制限を起こす一般的な原因は次の2つに分類できるとしている「①重度の関節浸食（effusion）

もしくは滑膜炎がある場合，②相対的な関節包の線維症がある場合」[42)(p.36)]．

関節浸食や滑膜炎は外傷性関節炎や感染性関節炎，急性の関節リウマチ，痛風などに伴う状態である．このような状態では，関節包は過剰な関節包内液によって膨張する．そして，関節は過剰な関節包内液を最大限包含できるような肢位に固定されることになる．関節包の伸長によって痛みが誘発され，それ以上の侵襲から関節包を守るために筋スパズムが起こり，動きを抑制し，関節包パターンの制限を起こすことになる．

相対的な関節包の線維症は慢性の軽度な関節包炎や関節の固定（immobilization），急性の関節包炎の緩解期に起こることが多い．このような状態は関節包内のムコ多糖類に比べてコラーゲンの量を相対的に増加させるか，コラーゲン構造を変化させることになる．関節包の全体的な伸展性の減少は関節包パターンの制限を起こすことになる．

非関節包パターンによる関節可動域制限

関節包パターンに沿わない他動運動の制限は非関節包パターンと呼ばれる[32,42]．一般に，**非関節包パターン**は関節包以外の構造の病的状態によって起こる．非関節包パターンを起こす病的状態の典型的な例としては，関節内の障害（derangement），関節包の一部の癒着，靱帯の短縮，筋のストレイン（strain），筋拘縮などがある．非関節包パターンは関節運動の1ないし2方向を制限するにすぎないが，関節包パターンは関節運動のすべてもしくはほとんどの方向の動きを制限する．

> 例：上腕二頭筋のストレインは他動的な肘関節伸展の最終位で痛みと制限を起こす．他動的な肘関節屈曲は制限されない．

文　献

1. MacConaill, MA and Basmajian, JV: Muscles and Movement: A Basis For Human Kinesiology, ed 2. Robert E. Krieger, New York, 1977.
2. Silver, D: Measurement of the range of motion in joints. J Bone Joint Surg 21:569, 1923.
3. Cave, EF and Roberts, SM: A method for measuring and recording joint function. J Bone Joint Surg 18:455, 1936.
4. Moore, ML: The measurement of joint motion. Part II: The technic of goniometry. Physical Therapy Review 29:256, 1949.
5. Moore, ML: Clinical assessment of joint motion. In Basmajian, JV (ed): Therapeutic Exercise, ed 4. Williams & Wilkins, Baltimore, 1984.
6. American Academy of Orthopaedic Surgeons: Joint Motion: Method of Measuring and Recording. AAOS, Chicago, 1965.
7. American Medical Association: Guides to the Evaluation of Permanent Impairment, ed 3. AMA, Milwaukee, 1990.
8. Clark, WA: A system of joint measurement. Journal of Orthopedic Surgery 2:687, 1920.
9. West, CC: Measurement of joint motion. Arch Phys Med Rehabil 26:414, 1945.
10. Waugh, KG, et al: Measurement of selected hip, knee and ankle joint motions in newborns. Phys Ther 63:1616, 1983.
11. Drews, JE, Vraciu, JK, and Pellino, G: Range of motion of the joints of the lower extremities of newborns. Physical and Occupational Therapy in Pediatrics 4:49, 1984.
12. Phelps, E, Smith, LJ, and Hallum, A: Normal range of hip motion of infants between nine and 24 months of age. Dev Med Child Neurol 27:785, 1985.
13. Watanabe, H, et al: In Walker, JM: Musculoskeletal development: A review. Phys Ther 71:878, 1991.
14. Boone, DC and Azen, SP: Normal range of motion of joints in male subjects. J Bone Joint Surg Am 61:756, 1979.
15. Allander, E, et al: Normal range of joint movements in shoulder, hip, wrist and thumb with special reference to side: A comparison between two populations. Int J Epidemiol 3:253, 1974.
16. Roach, KE and Miles, TP: Normal hip and knee active range of motion: The relationship to age. Phys Ther 71:656, 1991.
17. Boone, DC, Walker, JM, and Perry, J: Age and sex differences in lower extremity joint motion. Presented at Annual Conference, American Physical Therapy Association, 1981.
18. Moll, JMH and Wright, V: Normal range of spinal mobility. Ann Rheum Dis 30:381, 1971.
19. Loebl, WY: Measurement of spinal posture and range of spinal movement. Annals of Physical Medicine 9:103, 1967.
20. Fitzgerald, GK, et al: Objective assessment with establishment of normal values for lumbar spinal range of motion. Phys Ther 63:1776, 1983.
21. Youdas, JW, et al: Normal range of motion of the cervical spine: An initial goniometric study. Phys Ther 72:770, 1992.
22. Beighton, P, Solomon, L, and Soskolne, CL: Articular mobility in an African population. Ann Rheum Dis 32:23, 1973.
23. O'Driscoll, SL and Thomenson, J: The cervical spine. Clinic in Rheumatic Diseases 8:617, 1982.
24. Kendall, FP and McCreary, EK: Muscles: Testing and Function, ed 3. Williams & Wilkins, Baltimore, 1983.
25. Hoppenfeld, S: Physical Examination of the Spine and Extremities. Appleton-Century-Crofts, New York, 1976.
26. Kapandji, IA: Physiology of the Joints, Vol 1, ed 2. Churchill Livingstone, London, 1970.
27. Kapandji, IA: Physiology of the Joints, Vol 2, ed 2. Williams & Wilkins, Baltimore, 1970.
28. Kapandji, IA: Physiology of the Joints, Vol 3, ed 2. Churchill Livingstone, London, 1970.
29. Esch, D and Lepley, M: Evaluation of Joint Motion: Methods of Measurement and Recording. University of Minnesota Press, Minneapolis, 1974.
30. Clarkson, HM and Gilewich, GB: Musculoskeletal Assessment: Joint Range of Motion and Manual Muscle Strength. Williams & Wilkins, Baltimore, 1989.
31. Palmer, ML and Epley, M: Clinical Assessment Procedures in Physical Therapy. JB Lippincott, Philadelphia, 1990.
32. Cyriax, J: Textbook of Orthopaedic Medicine: Diagnosis of Soft Tissue Lesions, ed 8. Bailliere Tindall, London, 1982.
33. Kaltenborn, FM: Mobilization of the Extremity Joints, ed 3. Olaf Norlis, Oslo, 1980.
34. Paris, SV: Extremity Dysfunction and Mobilization. Institute Press, Atlanta, 1980.
35. Cookson, JC and Kent, BE: Orthopedic manual therapy: An overview. Part I. Phys Ther 59:136, 1979.
36. Williams, P, et al: Gray's Anatomy of the Human Body, ed 37. Churchill Livingstone, Edinburgh, 1989.

37. Moore, KL: Clinically Oriented Anatomy. Williams & Wilkins, Baltimore, 1980.
38. Steindler, A: Kinesiology of the Human Body. Charles C. Thomas, Springfield, IL, 1955.
39. Gowitze, BA and Milner, M: Understanding the Scientific Basis for Human Movement, ed 3. Williams & Wilkins, Baltimore, 1988.
40. Norkin, CC and Levangie, PK: Joint Structure and Function, ed 2. FA Davis, Philadelphia, 1992.
41. Soderberg, GL: Kinesiology: Application to Pathological Motion. Williams & Wilkins, Baltimore, 1986.
42. Hertling, DH and Kessler, RM: Management of Common Musculoskeletal Disorders, ed 2. JB Lippincott, Philadelphia, 1990.

2 測定方法

ROM 測定を行うには，以下の知識を習得し，技術を向上させる必要がある．

各々の関節や動きについて，以下の知識が必要である．

1. 基本的測定肢位
2. 代替肢位（別法）
3. 必要な固定
4. 関節構造と機能
5. 正常な最終域感
6. 解剖学的骨指標
7. 測定機器の当て方

各々の関節や動きについて，以下を行える技術が必要である．

1. 肢位や固定を正しく行う
2. 適切な関節可動域内で身体部位を動かす
3. 可動域の最終位を決定する（最終域感）
4. 適切な骨指標を触診する
5. 骨指標に沿って測定機器を当てる
6. 測定機器の目盛を読む
7. 測定値を正しく記録する

肢 位

ROM 測定において正しい肢位をとらせることは重要である．その理由は，関節を 0° の開始肢位にしたり，関節の近位部を固定するためにこの肢位を使うからである．測定肢位は関節周囲の軟部組織（関節包・靱帯・筋）の緊張（tension）の量に影響する．これらの軟部組織のいずれかが緊張（taut）するであろう肢位で測定すると，軟部組織が緩むであろう肢位で測定するときよりも ROM は制限される．以下の例にみるように，股関節屈曲の ROM は測定肢位によって変化する．

> 例：股関節屈曲の ROM は膝関節を屈曲したときの方が，伸展したときよりも大きい．膝関節を伸展したときは，ハムストリング筋の緊張によって可動域の早期から制限を受ける．

継時的に ROM を繰り返し測定する場合でも，同一肢位を使えば軟部組織の緊張は前回の測定時と同じであると考えられる．したがって，同一肢位で測定した ROM は同様の値が得られるだろう[1]．継時的な ROM 測定の際に，異なった肢位を使えば，その結果を比較することはできない．

基本的測定肢位とは，ROM 測定値を得るために我々が推奨している肢位のことである．ROM 測定のための標準的な肢位はまだ確立されておらず，研究者ごとにかなり異なっている．本書に述べた基本測定肢位には以下の条件が考慮されている．

1. 関節を 0° の開始肢位にする
2. ROM の全範囲を動かすことができる
3. 関節の近位構成体を固定できる

環境や被験者側の理由によって基本的測定肢位がとれない場合，検者は ROM 測定のためにどのような方法をとるかを創造的に決定しなければならない．その肢位は基本的測定肢位と同じ条件を満たさなければならない．そして，測定肢位を詳細に記載しておき，その後の測定には同じ肢位を使うようにしなければならない．

基本的測定肢位にはいくつかの肢位がある．1 回の測定時間で複数の関節や動きを測定しようとするときは，被験者が不必要な動きをしないですむよう ROM

測定の計画を立てなければならない．たとえば，被験者が腹臥位をとっているときは，被験者に他の肢位をとらせる前に，この肢位で可能なすべての測定を行わなければならない．**付録B**（p.225）には肢位別にROMを測定できる関節が載せてあり，ROM測定の計画を立てる参考になろう．

固　定

基本的測定肢位は被験者の身体や関節の近位構成体の固定を容易にし，測定しようとする関節の動きのみを分離できる．動きを分離することによって，いくつかの関節が複合して起こる動きによる測定値ではなく，真の測定結果を得ることができる．測定肢位の固定は，検者が徒手的に固定することによって補助する．

> 例：股関節の内旋は，基本的には被験者を坐位にして測定する（**図 2-1 A**）．骨盤（近位構成体）は体重によって部分的には固定されるが，股関節を回旋する間に体幹や骨盤は動いてしまうだろう．
>
> さらにしっかり固定する場合は，検者および被験者によって行う（**図 2-1 B**）．検者は測定する側の腸骨稜を徒手的に下方に押すことで骨盤を固定する．被験者には，骨盤の固定を維持するために測定する側に体重を移すよう指示する．

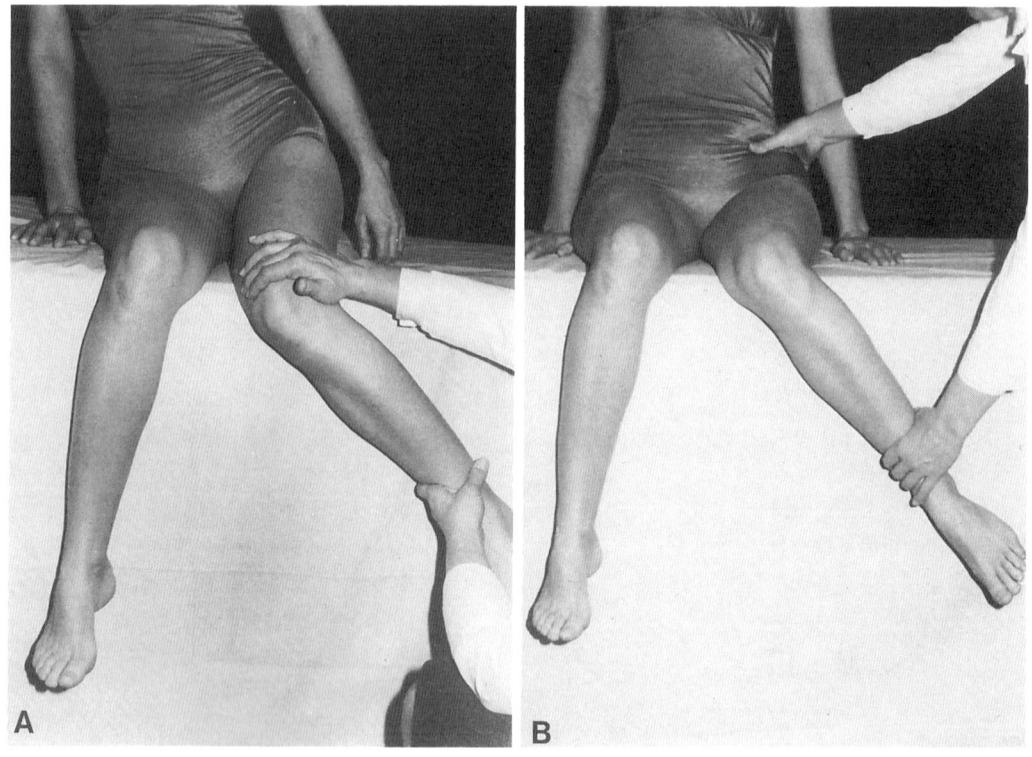

図 2-1　(A)　この図は固定が不適切であるときの影響を示したものである．検者は被験者の骨盤と体幹の固定について誤りをおかしている．股関節の内転に伴って，骨盤の側方傾斜および体幹の側屈が起こっている．内旋の可動域は，骨盤と体幹による動きが加わるので，実際よりも大きくなる．
(B)　この図は適切な固定の方法を示している．検者は，他動的に下肢を動かしているときに右手を固定（骨盤がベッドから浮き上がらないようにする）のために使っている．被験者は自分の体重を左側にかけることで骨盤の固定を補助するように指示されている．また，ベッドに両手をつくことによって体幹を真っ直ぐにしておくように被験者に指示する．

ほとんどの測定では，検者が固定する力は，関節の遠位構成体を動かしている間に近位部が動かない量にしておかなければならない．ROM を測定する際に，遠位および近位構成体の動きを許してしまうと，ROM の最終位を決定することはできない．固定方法を学習するには練習が必要である．その理由は，検者は片手で関節の遠位構成体を動かすと同時に，もう一方の手で固定しなければならないからである．関節の近位構成体を固定する技術と ROM の最終位（最終域感）を決定する技術は ROM 測定の基本であり，角度計の使い方を学習する前に修得すべきである．**実習 1** は固定方法と ROM の最終位（最終域感）を決定する方法を学習できるよう計画してある．

実習 1　関節可動域の最終位と最終域感の決定

この実習は ROM の最終位の決定と正常な最終域感（軟部組織性，結合組織性，骨性）の区別を学習できるよう計画した．

肘関節屈曲：軟部組織性最終域感（soft end-feel）
課題：第 5 章，図 5-1（p. 72）参照．
1. 被験者を決める．
2. 被験者に背臥位をとらせ，上肢は体側にぴったりつけておく．肘関節を完全に伸展させるために上腕骨の遠位部に丸めたタオルを敷く．前腕は完全に回外させ，手掌が天井を向くようにする．被験者の前腕を上腕骨に向かって動かす（肘関節を屈曲する）．
3. 肩関節が屈曲しないよう，上腕骨の遠位部（関節の近位構成体）を片手で固定する．
4. もう一方の手で前腕をゆっくり動かし，動きを制限する抵抗を感じるようになるまで肘関節を他動的に完全に屈曲する．
5. 肘関節が屈曲しなくなるまで抵抗に抗して静かに押す．抵抗の質に十分注意すること．この軟部組織性最終域感は前腕と上腕の前面の筋腹の接触によるものである．
6. この軟部組織性最終域感と膝関節屈曲でみられる軟部組織性最終域感とを比べてみること（第 8 章，膝関節屈曲を参照）．

足関節背屈：結合組織性最終域感（firm end-feel）
課題：第 9 章，図 9-1（p. 154）参照．
1. 被験者を決める．
2. 被験者に坐位をとらせる．下腿はベッドの端より垂れ下がるようにし，膝関節は少なくとも 30°屈曲させる．
3. 膝関節の伸展や股関節の動き防ぐために，片手で脛骨と腓骨の遠位部を固定する．
4. もう一方の手で足底の中足骨部を持ち，動きを制限する抵抗を感じるようになるまで足部を他動的に完全に背屈させる．
5. 背屈しなくなるまで抵抗に抗して押す．抵抗の質に十分注意すること．この結合組織性最終域感はアキレス腱や三角靱帯の後部，後距腓靱帯，踵腓靱帯，関節包後部の緊張によるものである．
6. この結合組織性最終域感と手指の MCP 関節の伸展でみられる結合組織性最終域感とを比べてみること（第 6 章参照）．

肘関節伸展：骨性最終域感（hard end-feel）
課題
1. 被験者を決める．
2. 被験者に背臥位をとらせ，上肢は体側にぴったりつけておく．肘関節を完全に伸展させるために上腕骨の遠位部に丸めたタオルを敷く．前腕は完全に回外させ，手掌が天井を向くようにする．被験者の前腕を上腕骨に向かって動かす（肘関節を屈曲する）．
3. 片手を丸めたタオルの上に置き，肩関節が伸展しないよう，上腕骨の遠位部（関節の近位構成体）の後面を固定する．
4. もう一方の手で前腕をゆっくり動かし，動きを制限する抵抗を感じるようになるまで，肘関節を他動的に完全に伸展させる．
5. 肘関節が伸展しなくなるまで抵抗に抗して静かに押す．抵抗の質に十分注意すること．最終域感が骨性のものである場合，その感じを和らげるものは何もない．この骨性最終域感は尺骨の肘頭と上腕骨の肘頭窩の接触によるものである．
6. この骨性最終域感と手関節の橈屈において通常みられる骨性最終域感を比較してみること（第6章，橈屈（p.88）を参照）．

測定機器

ROMを測定するために種々の測定機器・方法が使われている．これらには，紙にトレースする方法やメジャーを使う簡単な方法から，精密な電気角度計までがある．検者は測定機器の正確性，価格，入手しやすさ，使用しやすさなどを参考に適切な測定機器を選択するだろう．

万能角度計

臨床場面で関節の位置や動きを測定するために使われているもっとも一般的な測定機器は**万能角度計**（universal goniometer）である．Moore[2,3]は，この種の角度計を反転性があるという理由で「万能」と呼んでいる．この角度計は身体のほとんどすべての関節の肢位とROMを測定するために使うことができる．本書に載せた測定方法は万能角度計を使って示してある．

万能角度計は金属製またはプラスチック製である．これには種々の大きさや形のものがあるが，基本的なデザインは同じである（図2-2）．基本的には，本体部（body）と2本の薄いアーム（arm）と呼ばれる固定アームと可動アームからなっている．（図2-3）．

万能角度計の**本体部**は分度器に似ており，全円もしくは半円の形をしている（図2-4）．本体部の片面もしくは両面に測定のための目盛がついている．両面に2種類の目盛がついているものもある．全円型の角度計には0～180°と180～0°の目盛か，0～360°と360～0°の目盛がついている．半円型の角度計には0～180°と180～0°の目盛がついている．目盛の間隔は1～10°までさまざまある．

従来，角度計の**アーム**は本体部への接続の仕方によって**可動アーム**と固定アームといわれていた．固定アームは本体部と一体になっており，本体部と分離して動かすことはできない．可動アームはネジ釘様のもので本体部中心の支点に固定されており，本体部上で自由にアームを動かすことができる．角度計によっては，可動アームを一定の位置に固定したり，自由に動かすために，ネジを締めたり緩めたりできるものもある．可動アームには以下の1つ，もしくはそれ以上の特徴がある——近位端が尖っている，アームの全長にわたって黒線または白線が引いてある，切り抜き部（窓）がある（図2-5）．これらの特徴によって，検者が目盛を読みやすいようになっている．

アームの長さは角度計によって異なり，約2.5cmのものから約40cmのものまである．いろいろな長さの角度計があるということは，関節の大きさに

第2章　測定方法　17

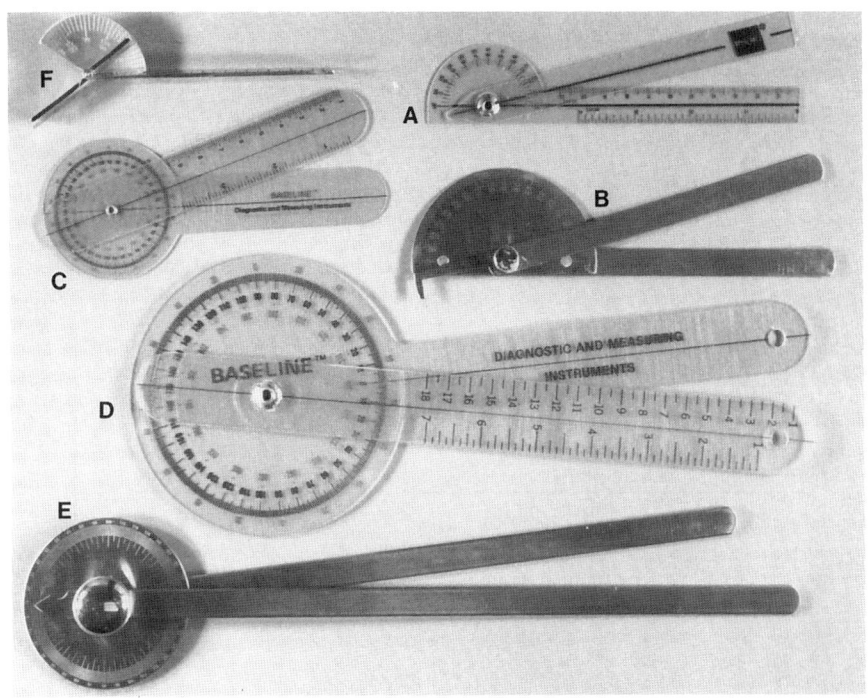

図2-2　色々な型，大きさの金属製・プラスチック製万能角度計が入手できる．本体部が半円型でプラスチック製（A）または金属製（B）のもの，本体部が全円型でプラスチック製（CとD）または金属製（E）のものがある．大きな角度計（DとE）は股関節や肩関節などの大関節に使用する．図の左上の小さな金属製角度計（F）は手指や足指の測定のために特別に考案されたものである．

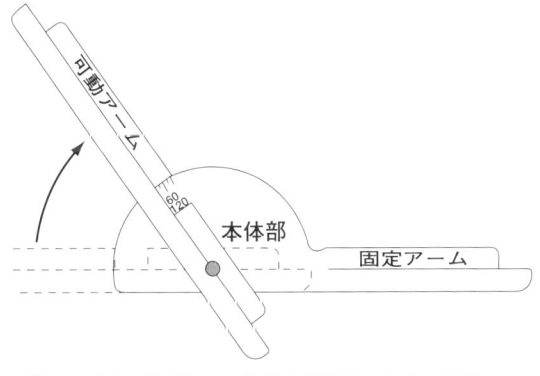

図2-3　図の角度計の本体部は半円型である．固定アームはこの型の角度計では本体と一体になっており，固定アームだけを動かすことはできない．可動アームはネジか鋲で本体にとめられている．したがって，可動アームは本体部とは関係なく動かすことができる．この図の可動アームには，窓といわれることがある切り抜き部分がある．この窓の部分で機器本体部の目盛を読むことができる．

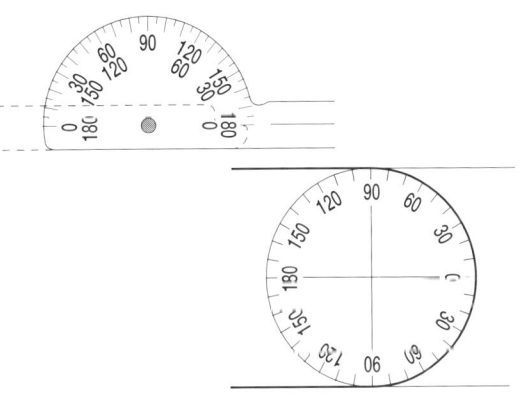

図2-4　角度計の本体部は半円型（上）か全円型（下）のどちらかである．

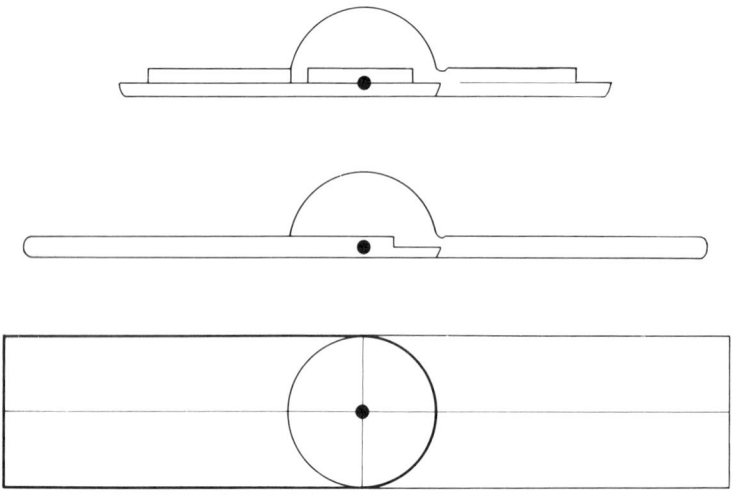

図 2-5 図の一番上の半円型角度計には測定値を読みやすくするいくつかの特徴がある．可動アームには全長にわたって黒線が引いてある．また，可動アームの両端と中央部には切り抜き部分がある．図中央の半円型角度計には一端に切り抜き部分がある．図下の全円型プラスチック製角度計には可動アーム，固定アームの両方に全長にわたって黒線が引いてある．

あった角度計を使わなければならないということを意味している．

> **例**：アームの長さが約 40 cm の万能角度計は膝関節の動きを測定するのに適している．その理由は，アームを大腿骨大転子と腓骨外果に当てるに十分な長さがあるからである（**図 2-6 A**）．アームの短い角度計は，大腿骨や腓骨に沿って骨指標に正確に当てるには短すぎるので適切ではない（**図 2-6 B**）．また，このアームの長さの角度計は，中手骨や手指骨に当てるには長すぎるので，手のMCP関節の測定においては適切ではないだろう．

重力角度計

万能角度計ほどは一般的ではないが，臨床場面では徒手操作できる角度計がいくつか使われている．**重力角度計**（gravity-dependent goniometer）は**傾斜計**（inclinometer）とも呼ばれている．これは，関節の肢位や動きを測定するために重力を利用した指針や液面を使っている（**図 2-7**）．**振り子角度計**（pendulum goniometer）は 360° の分度器とその中央に吊した重りのついた針からなっている．この器具は，1934年に FoxVan Breemen[4] が初めて紹介している．**液（気泡）角度計**（fluid/buble goniometer）は Schenkar[5] が 1956 年に開発した．これには気泡が入った円形の小室がある．大工が使う水準器に似ているが，円形であり，360° の目盛がついている．

上記の両者とも測定しようとする関節の遠位構成体に取りつけるか保持させる．遠位構成体の長軸と重心線との角度がわかる．場合によっては，重力角度計や液角度計は万能角度計よりも使いやすいときがある．その理由は，これらの角度計は骨指標に合わせる必要がないからである．しかし，正確な測定値を得るためには，測定しようとする関節の近位構成体を水平もしくは垂直にしておく必要がある．また，測定値を決定するには調整（換算）する必要がある[3,6]．さらに，重力角度計や液角度計は小さい関節には使用しにくく[7]，軟部組織の変形や浮腫があるところにも使いにくい[3,6]．

万能角度計や重力角度計，液角度計のどれも臨床場面で使用可能であるが，互換的に使用すべきではない[8,9]．たとえば，一人の被験者の膝関節ROMを測定するために，火曜日は万能角度計を使い，水曜日は重力角度計を使うというようなことをしてはならな

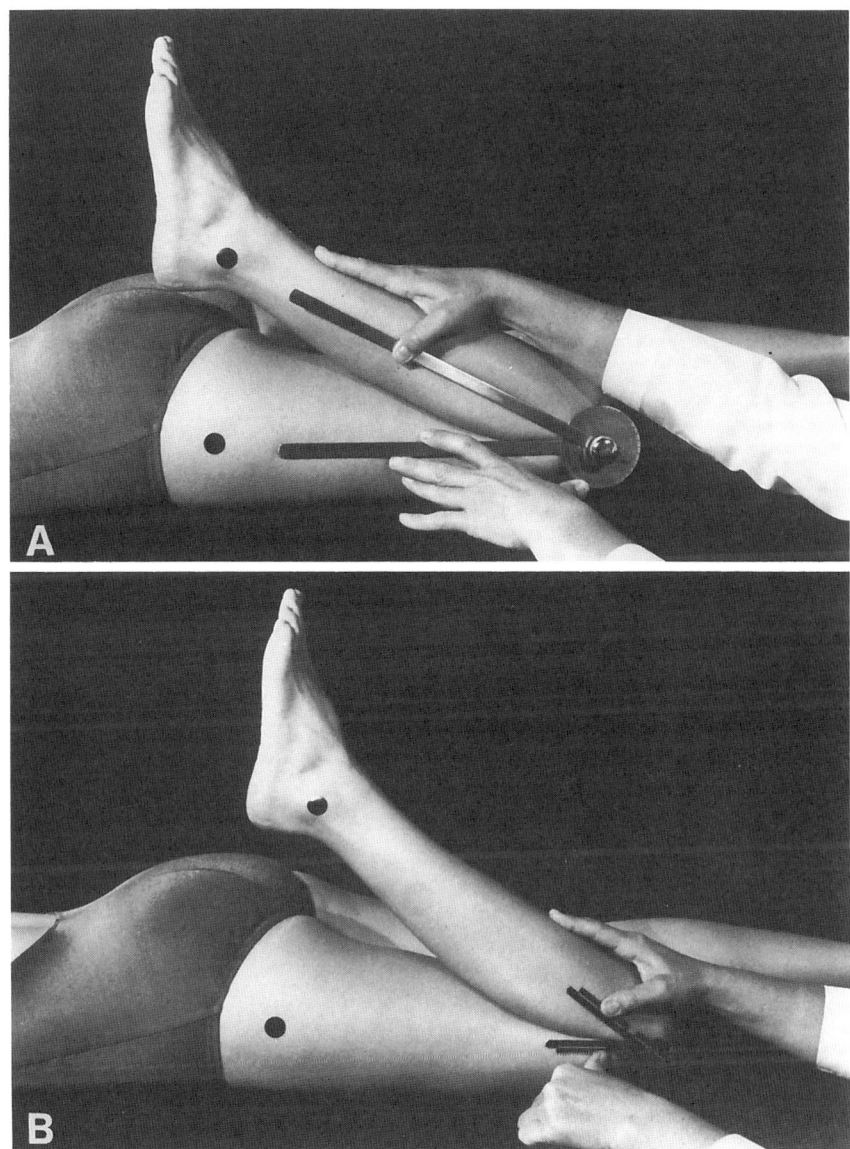

図 2-6 適切な大きさの角度計を選択することは，ROM 測定において重要である．
(A) 膝関節屈曲の ROM を測定するために，アームの長い全円型の角度計を使用している．角度計のアームは，関節の遠位および近位構成体に沿って当てられており，アームを当てるために使う骨指標（黒い点）の数センチ手前までの長さである．角度計の端と指標が近接しているということは，角度計が当てやすく，アームを正確に当てることができる．
(B) 膝関節屈曲の ROM 測定のために，小さい半円型の金属製角度計を使うのは誤りである．指標と角度計の端は離れており，アームを正確に当てることは困難である．

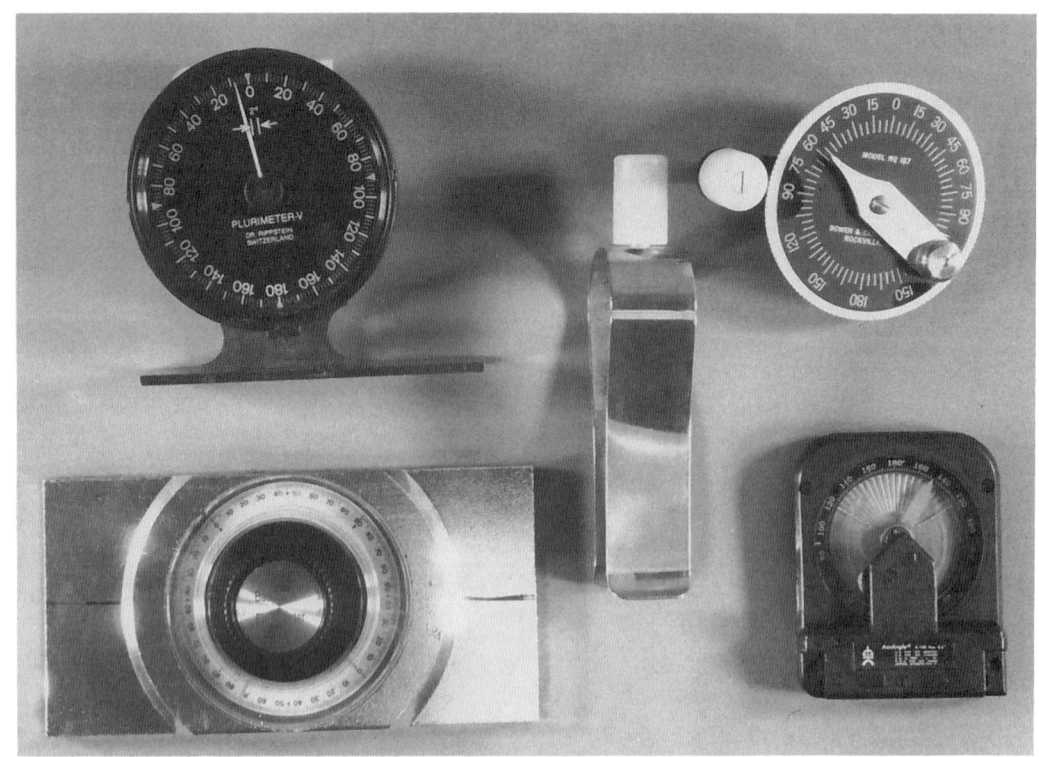

図 2-7 これらの重力角度計や振り子角度計では，重力を利用して角度を示すために重りのついた針を使用している．

い．使用する角度計によっては多少異なった結果が得られることがあり，ROM が変化したかを判定するためにそれぞれの結果を比較するのは適切ではない．

電気角度計

Karpovich ら[10]が 1959 年に紹介した**電気角度計**は，主として研究に使用されており，動的な関節の測定値を得るために用いられている．電気角度計のほとんどは万能角度計と同じように 2 つのアームがあり，測定する関節の近位および遠位関節構成体に取りつける[11~13]．2 つのアームに電位差計（potentiometer）が取りつけられている．関節肢位の変化に伴って電位差計の抵抗量が様々に変化する．結果としての電圧の変化が関節の動きの量を示すために使われる．

重力角度計に似た電気角度計もある[14]．関節肢位の変化によって振り子と小さな抵抗器間の接触が変わる．抵抗器との接触によって電流が変化し，これを関節の動きの量の変化を示すために使う．電気角度計は高価であり，ゼロ設定や被験者への取りつけに時間を要する．これらの理由から，電気角度計は臨床場面よりも研究で使われることが多い．一般に研究場面では，関節運動の測定値を得るためにレントゲン写真や通常の写真，映画，ビデオテープなども使われることが多い．

目 測

関節の肢位や動きの測定に測定機器を使うのではなく，**目測**で行う検者もいるが，我々はこの方法は勧めない．被験者の軟部組織が過剰なときなどに目測を行うことを提唱している研究者もいる[15,16]．ほとんどの研究者は，目測に比べて角度計を使った測定の方が正確であり，信頼性があると報告している[17~22]．熟練した検者が行ったとしても，客観的な情報が得られる角度計を使った測定に対して，目測は主観的な情報が得られるにすぎない．しかし，目測は学習過程においては有効である．角度計による測定に先立って行う目

測は，角度計の目盛の読み間違いに起因する誤りを減少させることに役立つ．角度計を使ったROM値と目測によるおおよそのROM値とを比較し，両者の値がほぼ同じでなければ，検者は目盛を読み間違えている可能性がある．

測定機器に関する本節を読み，学習した後，**実習2**を行ってみること．臨床場面では万能角度計を柔軟にそして幅広く使っており，本書では万能角度計を使った関節運動の測定の学習に焦点を当てている．

実習2　万能角度計

以下の課題は万能角度計に慣れるために計画した．

機器：プラスチック製および金属製の全円型・半円型万能角度計．

課題

1. 角度計を選択する．
2. 本体部の形状に注意して選んだ角度計の種類をいう（全円型もしくは半円型）．
3. 角度計の可動アームと固定アームを区別する（固定アームは本体部と一体になっていることを思い出すこと）．
4. 切り抜き部があるかを確認するために可動アームを観察する．
5. 可動アームの中央の線をみつけ，その線の指す目盛の数字を読む．
6. 本体部の表面を観察し，以下の質問に答える．
   目盛は片面または両面についているか？
   角度計の一方からすかして目盛を読むことができるか？
   目盛の間隔はいくつになっているか？
   刻まれている目盛は1種類か，2種類か？
7. 角度計を両手で持つ．両方のアームが一直線上になるようにする．アームがこの位置にあるとき，角度計は0°を指す．
8. 固定アームを固定したまま可動アームを動かし，可動アームの先端もしくは切り抜き部の目盛の数字を読む．可動アームを0°から45°，90°，150°，180°へと動かす．
9. 固定アームを固定したまま，可動アームを0°から45°と思われるところまで動かす．その角度と実際に角度計の目盛の数字とを比較する．同じようにして，その他の角度でも推測値と実際の角度を比較する．
10. 可動アームを固定したまま固定アームをいろいろな角度に動かす．
11. 別の角度計で2から10を繰り返す．

角度計の当て方

「角度計の当て方」とは，測定する関節の近位および遠位構成体に角度計のアームを当てることをいう．検者は軟部組織の形状に影響されることなく，関節の構成体をより正確に視覚化するために解剖学的骨指標を使う．これらの指標はすべての ROM 測定のために決められており，確認しやすいように露出しておかなければならない（**図 2-8**）．測定する関節によっては，解剖学的骨指標を露出するために被験者が衣服を脱ぐ必要があるときがある．この指標を基本的測定肢位と一緒に使うことによって，ROM 測定の正確性と信頼性を高めることができる．骨指標と測定肢位は学習しなければならないし，可能な限りそれにしたがわなければならない．

固定アームは関節の近位構成体の長軸に沿って平行に当て，可動アームは遠位構成体の長軸に平行に当てることが多い（**図 2-9**）．角度計または被験者になんらかの障害がある場合（**図 2-10 A**），アームの当て方を逆にする必要がある．つまり，可動アームを近位部に，固定アームを遠位部に当てる（**図 2-10 B**）．したがって，関節の近位構成体に当てる角度計のアームを指して**近位アーム**という用語を使うよう決めることにする．**遠位アーム**という用語は関節の遠位構成体に当てるアームを指して使うことにする．解剖学的指標はアームの当て方が正しいかを確認する参照点である．

角度計の**支点**は測定する関節の運動軸の近くに置かなければならない．しかし，運動軸は運動中に変化するので，支点を置く部位は適宜調整しなければならない．Moore[3]は近位および遠位アームを注意深く当てることで，角度計の支点は運動軸に近接すると述べている．したがって，関節の運動軸に支点を合わせることよりも，角度計のアームの当て方に注意を払うべきである．

角度計を使って関節の肢位や動きを測定するときの誤りは，検者の不注意によって起こる可能性がある．角度計を当て，目盛を読むときは，検者は視差（par-

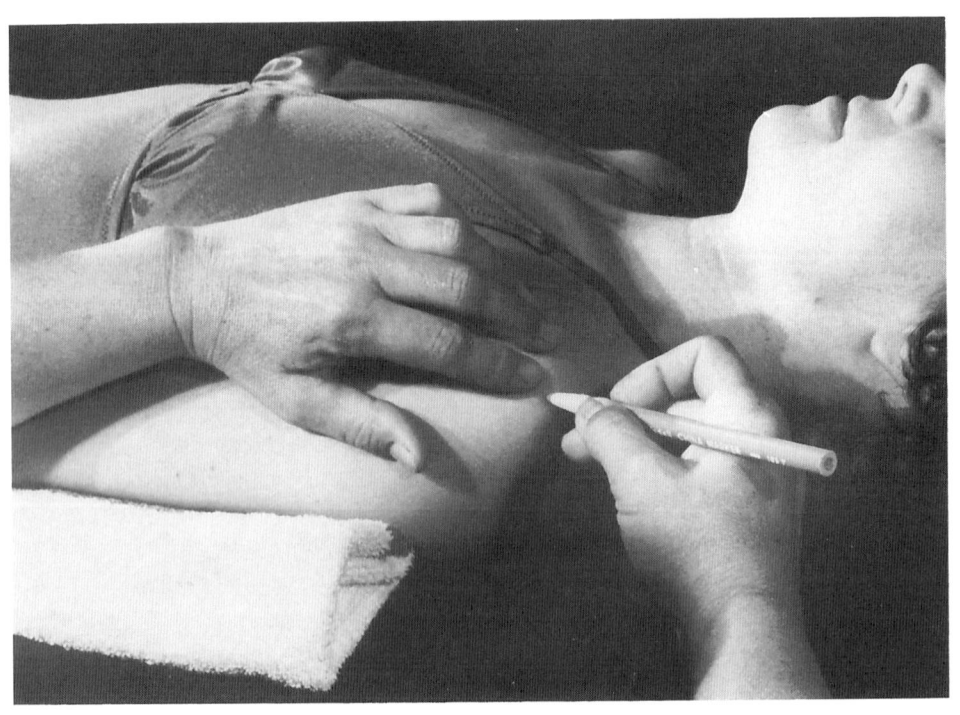

図 2-8 検者はスキンペンシルを使って被験者の左肩峰のところに印をつけている．骨指標を触診するために，検者が左手の示指および中指を使っていることに注意せよ．

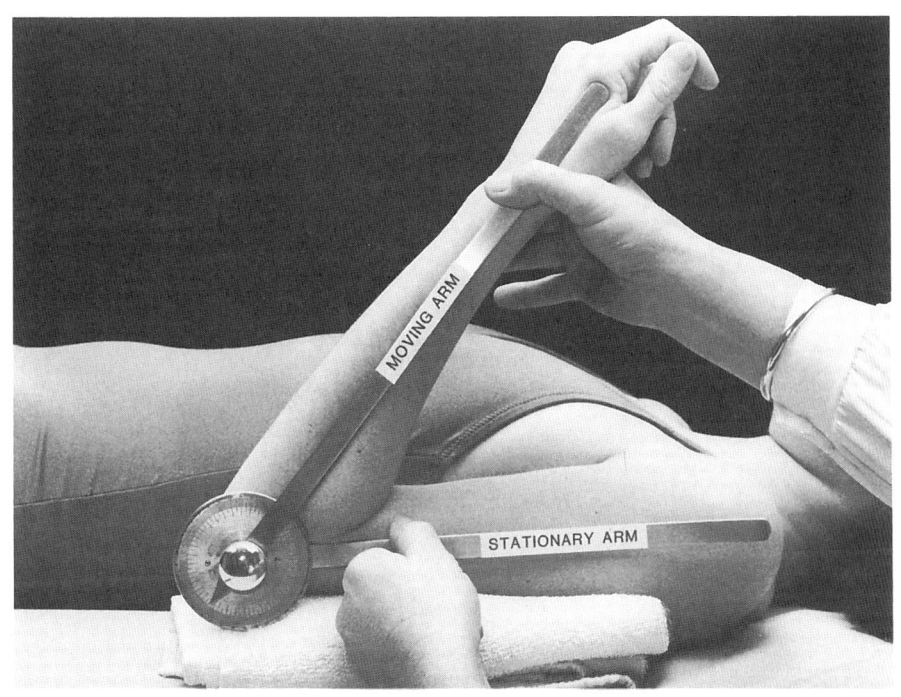

図 2-9 肘関節屈曲のROMを測定するために全円型角度計を使うときは，角度計の固定アーム（stationary arm）を近位部の長軸（被験者の左上腕骨）に平行に，可動アーム（moving arm）を遠位部の長軸（被験者の左前腕）に平行になるように当てる．

allax）を避けるために角度計と眼の高さを同じにしなければならない．検者が角度計より高くもしくは低く位置すると，角度計の当て方や目盛が歪んでしまう．角度計には一方は0°から180°への，もう一方には180°から0°へなど，いくつかの目盛が刻まれていることがある．検者はどちらの目盛を使うかを注意深く決定しなければならない．測定をする前に目測を行っておけば，目盛の読み間違いによる誤りがすぐにわかる．もう1つの誤りは目盛の間隔を勘違いするものである．例えば，ある角度計の最小目盛が5°であっても，検者は1°であると信じ込んでいるような場合である．この場合，検者は95°を91°と誤って読んでしまう．

本節の角度計の当て方を読んだ後，**実習3**を行ってみること．

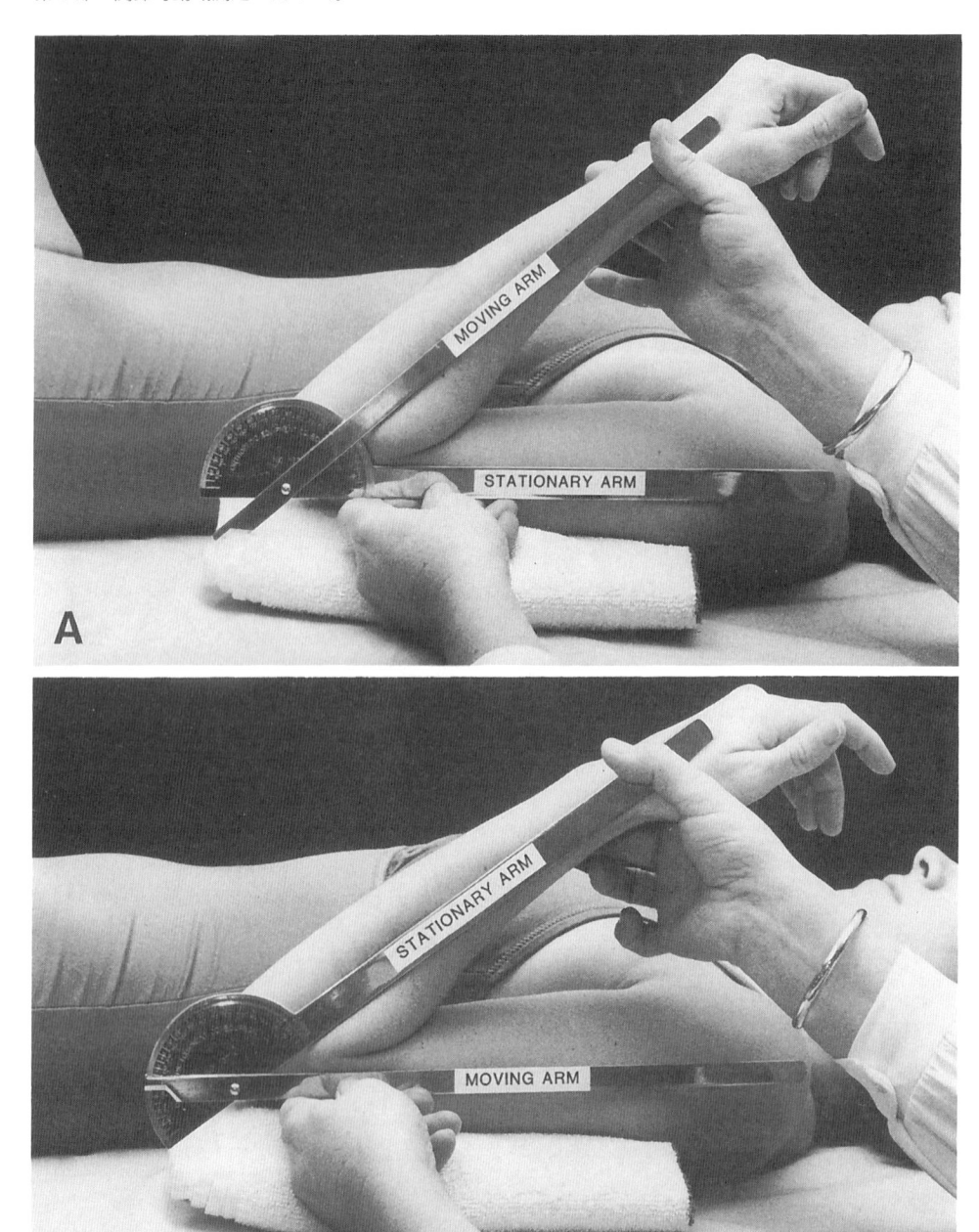

図 2-10 (A) 半円型角度計を使って肘関節屈曲を測定するとき，被験者の前腕に可動アーム（moving arm）を当てると可動アームの目盛を指す部分が本体部を越えて動くことになり，目盛を読むことができなくなる．

(B) 角度計のアームを逆にすると，固定アーム（stationary arm）を可動部分に平行に当てることになり，可動アームを近位部に平行に当てることになる．したがって，アームの目盛を指す部分は角度計の本体部上に残ることになり，目盛を読むことができる．

実習3　肘関節屈曲に対する角度計の当て方

　以下は角度計の当て方および目盛の読み取り練習のための課題である．

機器：各種の大きさのプラスチック製および金属製の半円型・全円型角度計．スキンペンシル．

課題：第5章の図5-1～5-3（p.72～73）参照．

1. 角度計と被験者を決める．
2. 被験者に背臥位をとらせる．被験者の右上肢を体側にぴったりつけ，前腕を回外（手掌が天井を向くように）させる．上腕骨の遠位端に丸めたタオルを敷き，肘関節が完全に伸展するようにする．
3. 以下の骨指標をみつけ，スキンペンシルで印をつける：肩峰，上腕骨外側上顆，橈骨頭，橈骨茎状突起．
4. 肩峰と外側上顆を指標にして，上腕骨の長軸に平行になるよう角度計の近位アームを当てる．角度計を当てているときに，角度計のアームが眼の高さにくるよう自分の姿勢に気をつける．
5. 橈骨頭と橈骨茎状突起を指標に，橈骨の長軸に平行になるよう遠位アームを当てる．
6. 支点が外側上顆上にきているか確認する．また，角度計の本体部がベッドに当たり傾いていないか確認する．
7. アームの当て方をもう一度チェックし，必要に応じて当て直す．
8. 角度計の目盛を読む．
9. 角度計を外し，次の肢位の測定に便利なよう近くに置いておく．
10. 被験者の前腕を屈曲の最終位をも含めていろいろな角度に屈曲方向に動かす．各角度で角度計を当て，目盛を読む．角度計を当てているときは，被験者の前腕を自分が支えていなければならないことを覚えておくこと．
11. 左上肢で3から10を繰り返す．
12. 各種の角度計を使って4から10を繰り返す．
13. 以下の質問に答える．
　　角度計のアームの長さは角度計の当て方の正確性に影響したか？　説明せよ．
　　この測定にもっとも適している角度計はどれか？　それはなぜか？
　　使用した角度計の種類（全円型・半円型）は当て方や目盛の読み取りに影響したか？　説明せよ．
　　検査した身体側が角度計を当てる能力に影響を与えたか？　それはなぜか？

記　録

ROM測定値は数値表や図表，評価法の教科書に載せてある評価用紙に記録する．どの記録用紙を使おうとも，測定値の解釈のために十分な情報が得られるものでなければならない．以下は記録用紙に含むべき項目である．

1. 被験者の氏名，年齢，性別
2. 検者の氏名
3. 測定の日時
4. 使用した角度計の材質と種類
5. 測定した身体側，関節，動き．例：左膝関節屈曲
6. ROM：開始肢位および最終肢位の角度と可動角度を含む
7. 測定した運動の種類（つまり，他動運動か自動運動か）
8. 主観的情報：測定中に被験者が訴えた不快感や痛みなど
9. 測定中に検者が得た客観的情報：防御的筋スパズムや軋轢音，ROM制限の関節包パターンもしくは非関節包パターン
10. 基本的測定肢位と異なる肢位を使ったとき，その肢位に関する情報

自動運動もしくは他動運動中に痛みのない正常なROMがあれば，ROMは正常（N；normal）または正常範囲（WNL；within normal limit）と記録する．ROMが正常であるかを決定するには，測定に使用した方法と同じ測定方法を使った研究で得られた同じ年齢・性の被験者群のROMとを比較しなければならない．これができない場合，被験者の左右を比較してみなければならない．両側とも障害されている場合は，第4章から第12章の冒頭に載せてあるROM平均値もしくは**付録A**（p.221）にある値を参考にする．

他動ROMが正常測定値と比較して増減している場合，ROMを測定し，記録しなければならない．可動範囲を明確にしておくために，開始肢位と最終肢位の両者を記録しておかなければならない．屈曲50°などのように可動角度だけの記録は，動きの開始や終了についての情報が得られない．同様に，屈曲−20°という記録は誤解を生じやすい．その理由は，屈曲の欠如はROMの最終位もしくは開始位のどちらにおいても起こりうるからである．

0°から始まり50°で終わる屈曲のような動きは，0〜50°と記録する（**図2-11 A**）．20°屈曲した位置から始まり，70°屈曲位で終わるような動きは，屈曲20〜70°と記録する（**図2-11 B**）．両者とも可動角度は同じ（50°）である．しかし，前者では運動は0°から始まっているのに対し，後者では20°から始まっている．開始肢位と最終肢位の両者が記録されているので，測定値を正しく解釈することができる．この動きの正常ROMが0〜150°である場合，0〜50°である被験者は屈曲の最終位での動きが欠如しており，全可動域の動きが行えない．20〜70°である被験者は開始肢位でのROMが欠如しており（0°の開始肢位をとることができない），屈曲の最終位での動きも欠如している．両者とも正常ROMより低下しているので，**可動域低下**（hypomobile）の用語を使う．

これとは逆に，ROMが正常よりも大きい状況が認められることがあり，これは**可動域過剰**（hypermobile）という．肘関節が可動域過剰である場合，屈曲の開始肢位は0°より過伸展した位置になるだろう．肘関節の開始肢位が20°過伸展した位置にある場合，ROMの開始肢位は過伸展20°と記録する（**図2-12**）．20°が屈曲制限ではなく過伸展であるということを明確にするために，一般には開始肢位であり，正常ROMである0°を含めて表すようにする．過伸展20°から始まり，屈曲150°で終わる動きは，20〜0〜150°と記録する．

可動域低下や可動域過剰を示すために＋や−の記号を使う人もいる．しかし，これらの記号の使い方は，その人によって様々である．混乱を避けるために，我々は＋/−の記号を使わないようにしている．0°から始まっていないROMや正常値よりも早く終わっているROMは可動域低下を示している．ROMの記録に一般的な開始肢位である0が加わっていることは，可動域過剰を示している．

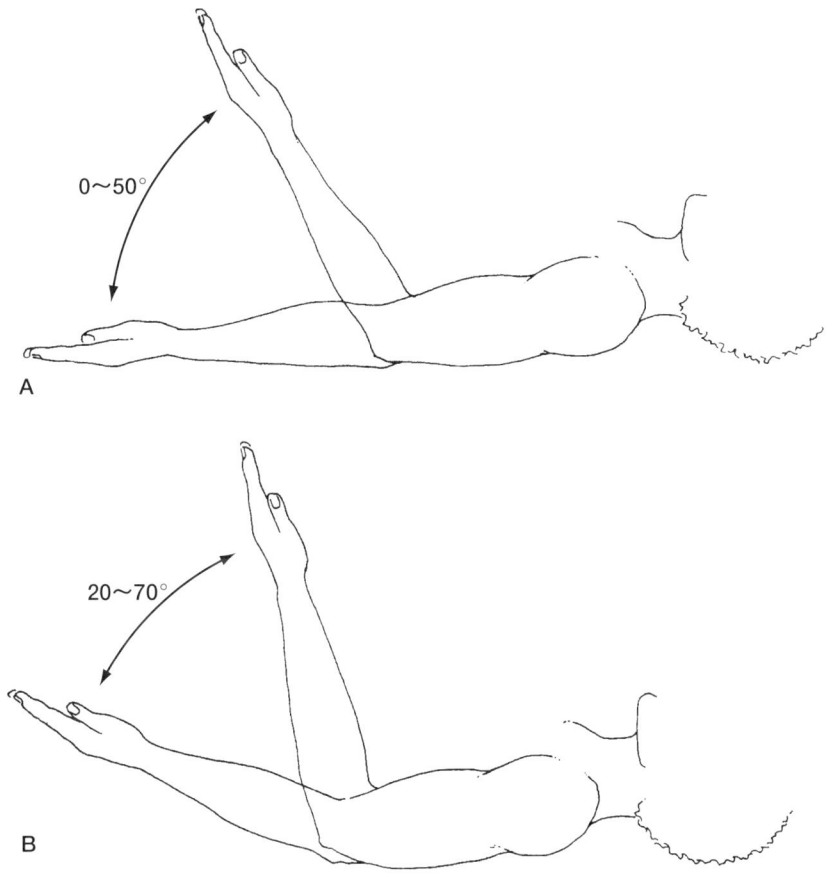

図 2-11 (A) ROM 測定の記録には開始肢位と最終肢位の角度が含まれるべきである．この図では，ROM は 0° から始まり 50° で終わっており，全可動角度は 50° である．
(B) この被験者の場合，ROM は 20° から始まり 70° で終わっている．この被験者も全可動角度は 50° である．運動の弧は異なるが，両被験者とも全可動角度は 50° である．

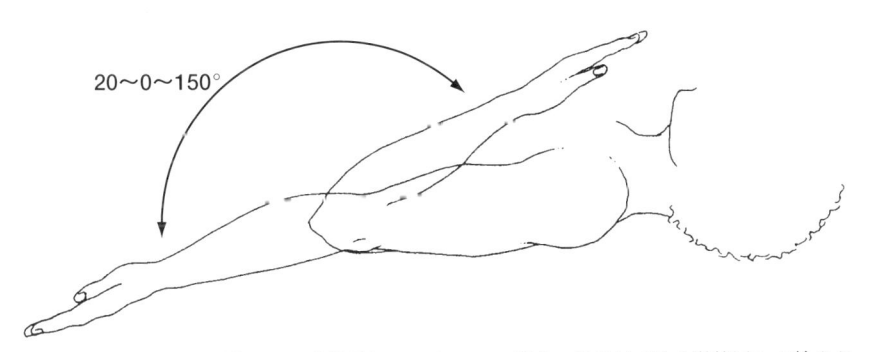

図 2-12 この被験者の肘関節は 20° 過伸展している．この場合，動きは 20° の過伸展から始まり，0° の肢位を経て 150° 屈曲位まで続く．

28　第1部　関節可動域測定のための序

氏名	Paul Jones			年齢　57		性別　男	
		左				右	
		JW	JW	検者	JW		
		94.4.1	94.3.18	日付	94.3.18		
				股			
		0〜98	0〜73	屈曲	0〜118		
		0〜5	0〜5	伸展	0〜12		
		0〜28	0〜18	外転	0〜32		
		0〜12	0〜6	内転	0〜15		
		0〜35	0〜24	内旋	0〜42		
		0〜40	0〜35	外旋	0〜44		
				備考：			

図2-13　この数値記録表には被験者の左右の股関節のROM測定値を記録してある．被験者は自分の氏名（イニシャル）と測定日をROM測定値を記録する欄の上部に記入する．右の股関節は1994年3月18日に1回，左は1994年3月18日と4月1日の2回測定してあることに注意すること．

数値記録表

　典型的な**数値記録表**には中央に関節の動きが記してある（図2-13）．その左側の欄には被験者の左側の測定値を記録する．右側の欄には右側の測定値を記録する．検者の氏名（イニシャル）と測定日は記録表の上部に記入するようになっている．2回目以降の測定値は同じ用紙に記録し，その欄の上部に検者のイニシャルと日付を記入して区別する．この様式は，問題のある動きを確認するために一連の測定値を比較するのが容易であり，時間経過による治療反応を追跡するのも容易である．数値記録表の例は**付録C**（p.227）に載せてある．

図　表

　図表はROM測定値を記録するために単独で，あるいは数値記録表と組み合わせて使用する．一般に，図表には開始肢位と最終肢位とを示した図が含まれている（図2-14）．輪郭図に重ねて目盛が記載してある．被験者のROMを示すために，検者は図の関節軸から開始肢位と最終肢位を示す線を記入する．検者のイニシャルと測定日は線の横に記入する．ROMを示す図の部分に強調のための陰をつける．2回目以降の記録は同じ用紙に新しい線で記録し，検者のイニシャルと新しい測定日を記入して区別する．

矢状一前額一横断一回旋法

　他の本や記録法にあるもう1つの記録法は，Gergardtと Russ[23,24]が開発した**矢状一前額一横断一回旋（SFTR）記録法**である．この方法は米国ではあまり使われていないが，近年になってMiller[6]がその利点について述べている．SFTRでは，ある運動面でのすべての動きを記載するために3つの数字を使う．最初と最後の数字はその運動面での最終ROMを示している．中央の数字は，正常運動における0°である開始肢位を示している．

　矢状面はS（sagittal）で示し，最初の数字は伸展の最終ROMを，中央は開始肢位を，最後は屈曲の最終ROMを表している．

> 例：肩関節伸展が50°，屈曲が170°である被験者の記録は次のようにする．
> 　肩関節S：50〜0〜170°．

　前額面はF（frontal）で示し，最初の数字は外転の最終ROMを，中央は開始肢位を，最後は内転の最終ROMを表している．前額面での脊柱のROMは最初に左を，次に右を記載するようにする．

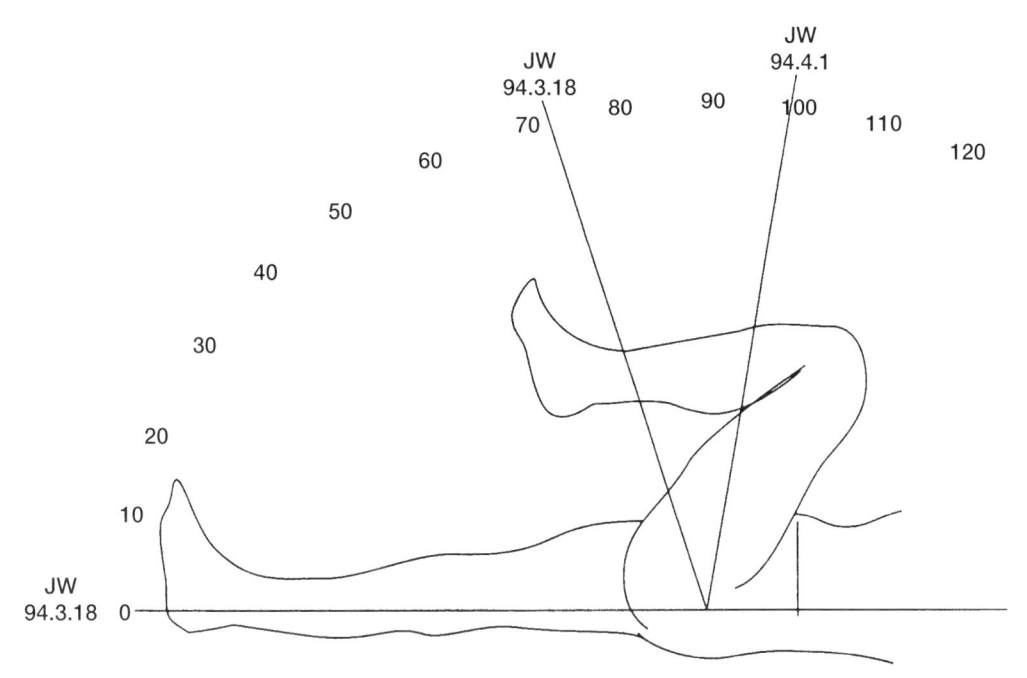

図 2-14 この図表記録用紙には被験者の左股関節屈曲の ROM 測定値を記録してある．1994 年 3 月 18 日の測定では左股関節の屈曲は 0〜73°であり，1994 年 4 月 1 日の測定では 0〜98°であることに注意すること．
(Range of Motion Test, New York University Medical Center, Rusk Institute of Rehabilitation Medicine の許可を得て掲載)

例：股関節外転が 45°，内転が 15°である被験者の記録は次のようにする．
　　股関節 F：45〜0〜15°．

横断面は T (transverse) で示し，最初の数字は水平外転の最終 ROM を，中央は開始肢位を，最後は水平内転の最終 ROM を表している．

例：肩関節水平外転が 30°，水平内転が 135°である被験者の記録は次のようにする．
　　肩関節 T：30〜0〜135°．

回旋は R (rotation) で示す．回外と外反を含む外旋の ROM を最初に記載し，次に回内と内反を含む内旋を記載する．脊柱の回旋 ROM は左を最初に記載し，次に右を記載する．測定中の四肢の肢位は，解剖学的肢位と異なるときは注記しておく．"F 90" は四肢の肢位が屈曲 90°で行われたことを示す．

例：股関節の外旋の最終 ROM が 35°，内旋が 45°で，これを股関節 90°屈曲して測定した場合，次のように記録する．
　　股関節 R：(F 90) 35〜0〜45°．

ROM 低下は中央の数字が 0 でないか，最終 ROM を示す最初もしくは最後の数字が正常値よりも少ないことでわかる．

例：肘関節屈曲の ROM が制限されており，20°から 90°までしか屈曲できない場合，記録は次のようにする．
　　肘関節 S：0〜20〜90°．
　　これは，開始肢位が屈曲 20°であり，屈曲の最終 ROM が 90°であることを示している．

拘縮もしくは強直した関節は2つの数字を使って示す．動きが固定されていることを明確に示すために，0°の開始肢位を含めるようにする．

> 例：肘関節が屈曲40°で固定されている場合，次のように記録する．
> 肘関節 S：0～40°．

評価方法に関するアメリカ医師会の指針

制限のある関節のもう1つの記録方法については，アメリカ医師会（AMA）の Guides to the Evaluation of Permanent Impairment[25] に述べられている．この本にはすべての身体系の恒久的な障害の評価（割合）が述べられており，それには呼吸器系，心臓血管系，消化器系，視覚系などが含まれている．もっとも長い章は，四肢や脊柱，骨盤の障害評価に関するものである．自動運動の制限，強直，切断，感覚喪失，血管変化，筋力喪失，痛み，関節軋轢，関節腫脹，関節不安定性，変形などを測定し，身体各部の障害の百分率（％）として換算する．身体各部の障害の％から四肢の障害の％に換算し，最終的には身体全体の障害の％に換算する．この恒久的な障害の割合は，障害の決定や，雇用主や保険会社からの一時補償金の決定のために，他の情報とともに使われることが多い．恒久的な障害をもった患者の治療を行う医師やセラピスト，障害の代償法を探っている人は，詳細についてはこの本を参照すべきである．

Guides to the Evaluation of Permanent Impairment に述べられている制限のある動きの記録方法も0～180°法である．中間の開始肢位は0°と記録する．動きは180°に向かって進んでいく．しかし，Guides to the Evaluation of Permanent Impairment で提唱されている記録方法は，本書で紹介している他の記録方法とは異なっている．この方法では，中間の開始肢位を越えて伸展がなされた場合，過伸展とし，＋の記号をつけて表す．例えば，手指のMCP関節の動きが，過伸展15°から屈曲45°までである場合，＋15～45°と記録する．＋の記号は関節が過伸展することを強調するために使用している．

この方法では，－の記号は関節に伸展欠如（extension lag）があることを強調するために使用する．中間（0°）の開始肢位に至らない場合，伸展欠如があり，－記号で表現する．例えば，手指のMCP関節の動きが，屈曲15°から屈曲45°までである場合，－15～45°と記録する．

関節可動域測定手順

ROM評価に先立って検者は以下のことを行わなければならない．
- どの関節や動きを測定する必要があるかを決定する．
- 肢位別に測定する順序を計画する．
- 角度計やタオル，記録用紙などの必要な道具を準備する．
- 被験者に測定手順を説明する準備をする．

説明手順

以下に述べた説明の順序とそれに続く解説は，被験者にROM測定を説明するときの参考になるだろう．

説明の順序
1. 自己紹介と目的の説明
2. 角度計の説明と実演
3. 解剖学的骨指標の説明と実演
4. 基本的測定肢位の説明と実演
5. 検者と被験者の役割の説明と実演
6. 被験者が理解したかの確認

説明においては専門用語よりも日常的な用語を使うようにする．そうすることで，被験者は手順について理解することができる．説明中に，検者は被験者と良好な信頼関係を確立し，評価過程に被験者の参加協力を得るようにしなければならない．例を読んだ後に**実習4**を行ってみること．

例：ROM測定の説明

1. 自己紹介と目的の説明

    自己紹介：私はJill Smithです（職種を述べる）．
    説明：今日はあなたの関節がどの位動くか，例えば肘がどの位動くかを測るためにきました．
    実演：Jillは肘を屈伸し，被験者が関節の動きを観察できるようにする．

2. 角度計の説明と実演

説明：関節の動きを測定するために使う器具を角度計といいます．分度器に似てますが，2本の棒（アーム）がついています．

実演：Jill は被験者に角度計を見せる．被験者に角度計を持たせ，質問があれば質問するよう促す．Jill は自分の肘に角度計を近づけて，角度計をどのように使うか実演してみせる．

3. 解剖学的骨指標の説明と実演

説明：正確に測定するために，いくつかの目印を使う必要があります．この目印を使うことで，アームを正しく当てることができます．この目印はとても大事なものなので，衣服，例えばシャツやブラウスを脱いでもらうようお願いしなければならないことがあります．また，目印を確認するために指で皮膚を押すことがあります．

実演：Jill は比較的確認しやすい尺骨茎状突起のような骨指標と，確認しにくく触診が必要な有頭骨などの骨指標を被験者に示す．

4. 基本的測定肢位の説明と実演

説明：測定を容易にし，そして正確なものにするために，基本的な測定の姿勢が決められています．可能ならば，この姿勢をとってもらうようお願いすることがあります．この姿勢をとるために私が喜んでお手伝いします．手助けが必要なときは，そのように言って下さい．

実演：坐位および背臥位をとってみせる．

5. 検者と被験者の役割の説明と実演

<u>自動運動</u>

説明：私があなたの腕を動かしたのと同じように，あなたの腕を動かしてみて下さい．

実演：被験者の腕を持ち，他動的に動かす．その後，被験者に同じ動きを行ってもらう．

<u>他動運動</u>

説明：私があなたの腕を動かし，関節の動きを測ります．あなたは力を抜いて，私の動きに任せて下さい．この測定で不快感が起こることがあってはいけませんので，そのようなことがあったら教えて下さい．そうしたら，すぐにあなたの腕を動かすことを止めます．

実演：被験者の腕を肘屈曲の可動範囲内でそっと，ゆっくり動かす．

6. 被験者が理解したかの確認

説明：何か質問がありますか？　他の部位の測定について実演して欲しいですか？　始めてよろしいですか？

実習 4　関節可動域測定の説明

機器：万能角度計．

課題：以下の 6 つの手順を被験者とともに実習する．

1. 自己紹介をし，ROM 測定の目的を説明する．自分自身の身体を使って関節の動きを示す．
2. 被験者に角度計を呈示し，どのようにして ROM を測定するか実演する．
3. 骨指標を確認し，触診しなければならないかを説明する．自分自身の身体で骨指標の確認の仕方を実演し，衣服を脱いだ方が良い理由を説明する．
4. 肢位の変更が必要となるであろう理由を説明し，実演する．
5. 被験者の役割を説明する．自分の役割を説明し，実演する．
6. 被験者が自分の説明を理解したかを確認する．

測定手順

ROM 測定についての説明が終わり，被験者が検査過程を理解したかを確認してから測定を始める．測定手順は以下の 12 の順序からなる．

測定の順序

1. 被験者を基本的測定肢位にする．
2. 関節の近位構成体を固定する．
3. 関節の遠位構成体を可動可能な範囲で動かす．他動 ROM はゆっくりと行い，最終位まで至ったか，最終域感はどうであるかに気をつけること．
4. ROM を推測する．
5. 関節の遠位構成体を開始肢位に戻す．
6. 解剖学的骨指標を触診する．
7. 角度計を当てる．
8. 開始肢位の目盛を読み，記録する．角度計を外す．
9. 関節の遠位構成体を固定する．
10. 関節の近位構成体を最終可動域まで動かす．
11. 再び角度計を当て，微調整する．必要なら解剖学的指標を触診しなおす．
12. ROM の値を読み，記録する．

実習 5 は測定の 12 の順序に沿っており，検者が肘関節の測定にこの測定手順を使う機会となっている．この実習は，検者が本を見ないでも行えるようになるまで練習すべきである．

実習 5　肘関節屈曲の関節可動域測定法

器具：万能角度計，スキンペンシル，記録用紙，鉛筆．
課題：第 5 章，図 5-1〜5-3（p.72〜73）参照．

1. 被験者を背臥位にする．検査する側の上肢は体側にぴったりつけておく．上腕の遠位端に丸めたタオルを敷き，肘関節が完全伸展するようにする．前腕は完全回外位にし，手掌が天井を向くようにする．
2. 肩関節の屈曲を防ぐために上腕の遠位端を固定する．
3. 前腕を他動的に動かしうる全範囲にわたって屈曲方向に動かす．最終域感を評価する．前腕前面の筋腹と上腕前面の筋腹が接触するので，一般に軟部組織性最終域感となる．
4. 開始肢位と最終肢位の ROM を目測する．
5. 前腕を開始肢位に戻す．
6. 骨指標（肩峰，上腕骨外側上顆，橈骨頭，橈骨茎状突起）を触診し，スキンペンシルで印をつける．
7. 角度計を当てる．近位アームは上腕の外側中央に沿って当てる．このとき，肩峰と外側上顆を指標にする．遠位アームは橈骨の外側中央に沿って当てる．このときの指標は橈骨頭と橈骨茎状突起である．2 つのアームの交点は上腕骨の外側上顆上にくるようにする．
8. 開始肢位の目盛を読み，記録する．角度計を外す．
9. 関節の近位構成体（上腕骨）を固定する．
10. 他動的に動かし，動かしうる範囲まで動かしたかを確認する．
11. 最終可動域が得られたら，再び角度計を当てる．必要ならもう一度骨指標を触診する．
12. 角度計の目盛を読み，記録する．その値と目測した値を比較し，角度計の読み取り値が正確であるかを確認する．

文　献

1. Rothstein, JM, Miller, PJ, and Roettger, F: Goniometric reliability in a clinical setting. Phys Ther 63:1611, 1983.
2. Moore, ML: The measurement of joint motion. Part II: The technic of goniometry. Physical Therapy Review 29:256, 1949.
3. Moore, ML: Clinical assessment of joint motion. In Basmajian, JV (ed): Therapeutic Exercise, ed 3. Williams & Wilkins, Baltimore, 1978.
4. Fox, RF and Van Breemen, J: Chronic Rheumatism, Causation and Treatment. Churchill, London, 1934, p 327.
5. Schenkar, WW: Improved method of joint motion measurement. New York Journal of Medicine 56:539, 1956.
6. Miller, PJ: Assessment of joint motion. In Rothstein, JM (ed): Measurement in Physical Therapy. Churchill Livingstone, New York, 1985.
7. Clarkson, HM and Gilewich, GB: Musculoskeletal Assessment: Joint Range of Motion and Manual Muscle Strength. Williams & Wilkins, Baltimore, 1989.
8. Petherick, M, et al: Concurrent validity and intertester reliability of universal and fluid-based goniometers for active elbow range of motion. Phys Ther 68:966, 1988.
9. Rheault, W, et al: Intertester reliability and concurrent validity of fluid-based and universal goniometers for active knee flexion. Phys Ther 68:1676, 1988.
10. Karpovich, PV and Karpovich, GP: Electrogoniometer: A new device for study of joints in action. Federation Proceedings 18:79, 1959.
11. Kettelkamp, DB, Johnson, RC, Smidt, GL, et al: An electrogoniometric study of knee motion in normal gait. J Bone Joint Surg Am 52:775, 1970.
12. Knutzen, KM, Bates, BT, and Hamill, J: Electrogoniometry of postsurgical knee bracing in running. Am J Phys Med Rehabil 62:172, 1983.
13. Carey, JR, Patterson, JR, and Hollenstein, PJ: Sensitivity and reliability of force tracking and joint-movement tracking scores in healthy subjects. Phys Ther 68:1087, 1988.
14. Clapper, MP and Wolf, SL: Comparison of the reliability of the orthoranger and the standard goniometer for assessing active lower extremity range of motion. Phys Ther 68:214, 1988.
15. American Academy of Orthopaedic Surgeons: Joint Motion: A Method of Measuring and Recording. AAOS, Chicago, 1965.
16. Rowe, CR: Joint measurement in disability evaluation. Clin Orthop 32:43, 1964.
17. Watkins, MA, et al: Reliability of goniometric measurements and visual estimates of knee range of motion obtained in a clinical setting. Phys Ther 71:90, 1991.
18. Youdas, JW, Carey, JR, and Garrett, TR: Reliability of measurements of cervical spine range of motion: Comparison of three methods. Phys Ther 71:98, 1991.
19. Low, JL: The reliability of joint measurement. Physiotherapy 62:227, 1976.
20. Moore, ML: The measurement of joint motion. Part I: Introductory review of the literature. Physical Therapy Review 29:195, 1949.
21. Salter, N: Methods of measurement of muscle and joint function. J Bone Joint Surg Br 34:474, 1955.
22. Minor, MA and Minor, SD: Patient Evaluation Methods for the Health Professional. Reston, VA, 1985.
23. Gerhardt, JJ and Russe, OA: International SFTR Method of Measuring and Recording Joint Motion. Hans Huber, Bern, 1975.
24. Gerhardt, JJ: Clinical measurement of joint motion and position in the neutral-zero method and SFTR: Basic principles. International Rehabilitation Medicine 5:161, 1983.
25. American Medical Association: Guides to the Evaluation of Permanent Impairment, ed 3. AMA, Milwaukee, 1990.

3 妥当性と信頼性

妥当性

ROM測定が有意義な情報となるためには，測定値に妥当性と信頼性がなければならない．Currier[1]は，妥当性とは「機器が測定しようとするものを測定する程度——その目的を満たす度合い」であると述べている．別のいい方をすれば，測定の妥当性とは，注目する変数の真の値を測定値がどの程度十分に再現しているかということである．ROM測定の目的は関節の肢位もしくは可動範囲を測定することである．したがって，実際の関節角度もしくは全ROMを真に再現しているのが妥当性のあるROM測定であるといえる．

ROM測定の妥当性についてはほとんどが内容妥当性があることを支持している．内容妥当性は，注目している変数の内容（本質）を機器が適切に測定し，再現しているかを判定して決定する[2~4]．ROM測定に関するほとんどの文献では妥当性について触れてはいない．骨指標に沿って万能角度計を当てることで得られる角度は，関節を構成する遠位および近位の骨が作る角度を真に再現していると仮定されている．つまり，角度計の当て方の変化は関節角度の変化を反映し，関節の動きの範囲を再現しているということを意味している．GajdosikとBohannon[5]は次のように述べている．「理学療法士は，ほとんどのROM測定の妥当性を自分の解剖学的知識，骨指標の視覚的・触覚的識別能，角度計を正確に当てる技術に基づいて判断している．一般に，知識と技術の正確な適用およびROM測定の結果の解釈のみで内容妥当性を保証する十分な証拠となる」(p.1871)．

臨床場面で使われている各種のROM測定の基準連関妥当性について検証したいくつかの研究がある．基準連関妥当性とは，十分確立された測定の「黄金基準(gold standard)」（これを基準（criterion）とする）による機器でなされた測定値と比較することによって測定機器の妥当性を確証しようとするものである[2,3]．非常に基本的なレベルでは，検者は特定の角度計の構造について，あるいは角度計の角度単位が円の角度単位を正確に再現しているかなどの疑問をもつだろう．角度計の角度は分度器の角度と比較することができる．一般に，角度計の構造は適切であり，妥当性に関しては，角度計が被験者の関節肢位やROMを正確に測定しているかが問題となる．

ROM測定の基準連関妥当性を確立するために使われる最善の黄金基準はレントゲン写真である．Gogiaら[6]は，30名の被験者の膝関節の肢位をレントゲン撮影するとともに，大きな360°プラスチック製万能角度計で測定した（1°単位）．膝関節の角度は0~120°とした．レントゲン写真と角度計の2者の間で強い相関と一致が得られた．したがって，膝関節肢位のROM測定は妥当性があると考えられた．Enwemeka[7]は，10名の被験者について万能角度計で測定した膝関節のROMとレントゲン写真で得られた角度とを比較して妥当性の検討を行った．ROMが屈曲30~90°にあるときは2者の測定には有意差はみられなかった（2者の測定値間の平均差は0.52~3.81°であった）．しかし，ROMが屈曲0~15°にあるときは有意差がみられた（平均差は4.59°であった）．AhlbachとLindahl[8]は，関節専用の角度計を使った股関節屈曲と伸展の測定値とレントゲン写真による測定値とはかなり一致していることを見出した．被験者14名の個々のデータが示されていたが，要約の統計は示されていなかった．Herrmann[9]は，11名の被験者を対象として頭部および頸部の屈曲・伸展をレント

ゲン写真と重力角度計による測定値とを比較した．両者の測定方法には強い相関と一致がみられた．

角度計による測定と写真の基準とを比較した研究者もいる．Fish と Wingate[10]の研究では，46 名の理学療法学生が万能角度計を使い，固定した肘関節に骨指標の目印がある場合とない場合の肢位を，そして肘関節屈曲の他動 ROM を測定した．基準として写真で測定した関節角度を使用した．角度計の平均測定値は写真で求めた測定平均値と 0.5〜5°の差があった．これらの差のいくつかは統計学的有意差があった．彼らは差異の原因の可能性として，骨指標を確認する際の誤り，他動 ROM 中の外的な力の差，金属製角度計を当てる際の視覚が遮られること，写真撮影中の視差，個人的に好む角度計近位アームの当て方の変法などに注目している．

信頼性

測定の信頼性とは，同一環境下で同一被験者が同じ変数を複数回測定したときの一致度のことである．ROM 測定は，同一被験者，同一環境で複数回測定した場合同じ結果が得られ，信頼性は高い．信頼性の高い測定には測定誤差はほとんど含まれない．測定の妥当性があるとすれば，検者は障害の欠如，存在，変化を決定するために信頼性の高い測定の結果を自信をもって使用できる．たとえば，信頼性の高い ROM 測定は，ROM 制限の存在やリハビリテーション目標に対する患者の進行の評価，治療介入の効果判定などに使うことができる．

信頼性の低い測定にはかなりの測定誤差が含まれる．信頼性のない測定は一貫性がなく，同一被験者，同一環境下で同じ変数を測定したときに同じ結果を得ることができない．信頼性の低い測定は信頼できず，臨床意志決定の過程に使用すべきではない．

関節可動域測定の信頼性に関する研究の要約

ROM 測定の信頼性は多くの研究の対象となってきた．研究計画や測定手技が異なっているために，これらの研究結果を比較するのは困難である．しかし，いくつかの研究で得られた知見を要約することができる．以下にそれらの概要を示した．第 4 章から第 12 章にかけて，それぞれの関節に関するより詳細な信頼性研究の概要を示した．また，これらについては文献や本を参照されたい[5,11,12]．

一般に，万能角度計を使った四肢の関節肢位や ROM の測定は良から優の信頼性があることがわかっている．上下肢の関節について，信頼性に関する多くの研究がなされている．固定した（fixed）関節の測定に関する信頼性を検証した研究もあるし，他動もしくは自動 ROM 測定の信頼性を検証した研究もある．一般に，固定した関節肢位を測定した研究は，ROM を測定した研究よりも信頼性の値が高いことを報告している[6,9,13,14]．ROM 測定は，固定した関節肢位の測定よりも変動や誤りの原因が多く，期待される結果ともいえる．ROM 測定時のその他の誤りの原因としては，関節軸の移動，他動 ROM 中の検者が加える徒手的力の差異，自動 ROM 中の被験者の努力の差異などが考えられる．

ROM 測定の信頼性は関節や動きによって少し異なっている．上肢関節の ROM 測定は下肢関節の ROM 測定よりも信頼性があることがわかっている[15,16]．また，Hellebrandt ら[17]の研究によれば，手関節屈曲，肩関節内旋と外転はその他の上肢の動きの測定よりも信頼性が低いとしている．Low[18]は，手関節伸展の ROM 測定は肘関節屈曲の測定よりも信頼性が低いとしている．万能角度計を使った頸椎や胸椎の ROM 測定に関する信頼性研究では，四肢関節の研究よりも全般的に信頼性が低いことが報告されている[19〜21]．脊柱運動の測定の信頼性を改善しようとして多くの測定器具や手技が開発されている．Gajdosik と Bohannon[5]は，関節の複雑さが逆に関節肢位や動きの測定の信頼性に影響を与えると示唆している．隣接した関節の動きや多関節筋によって影響を受ける関節の動きは，単純な蝶番関節の動きの測定よりも信頼性が低いと思われる．下肢や脊柱の ROM 測定では，骨指標を触診しにくいことや，重い身体部位を他動的に動かさなければならないことが信頼性を低下させることにつながっているものと思われる[5,15]．

ROM 測定手技に関する多くの研究において，検者内信頼性は検者間信頼性よりも高いことがわかっている[13〜29]．同一の検者が複数回測定した方が，異なる検者が測定したときよりも信頼性は高かった．これは，万能角度計やその他の測定機器（関節専用の角度

計，重力角度計，メジャー，自在曲線定規（flexible ruler）など）を使った四肢および脊柱の肢位やROM測定の研究でもそうである．2, 3の研究でのみ，検者間信頼性が検者内信頼性よりも高かった[30〜32]．これらの研究すべてにおいて，同一検者が時間をおいて測定した方が，異なる検者が測定したときよりも信頼性はかなり高かった．

ROM測定の信頼性は測定手順によって影響を受ける．いくつかの研究では，すべての検者が一貫した，十分定義された測定肢位や手技にしたがうと検者間信頼性が改善したとしている[23,25,26]．検者がいろいろな測定肢位や手技を使った場合，検者間信頼性は低かった．

ROM測定の平均値と1回の測定値とを比較して信頼性を検討した研究者もいる．Low[18]は，角度計を使った測定の信頼性を高めるために，1回の測定値よりも複数回の測定値の平均を使うことを推奨している．Cobe[33]とHewitt[34]の初期の研究においても，複数回の測定値の平均を使っている．しかし，Booneら[15]は，同一検者が1回の測定時間で繰り返し測定を行ったところ有意差がなかったとしており，同一検者による1回の測定値は複数回の測定値の平均と同様に信頼性があると述べている．Rothsteinら[26]は膝と肘関節のROMを研究し，2回の測定値の平均から得られた検者間信頼性は，1回の測定値によって得られた検者間信頼性よりもわずかに改善したとしている．

ROM測定手技に関するいくつかの本の研究者は，股関節や肩関節などの大関節では長いアームの角度計を使うよう提唱している[11,35,36]．そして，手関節や手指などの小関節には短いアームの角度計を使うことを勧めている．Robson[37]は統計学的モデルを使い，長いアームの角度計の方が短いアームの角度計よりも角度の測定が正確であると結論している．長いアームの角度計は角度計の軸を当てる際の誤りを減少させる．しかし，Rothsteinら[26]は，膝および肘関節の測定に各種の万能角度計（大きなプラスチック製および金属製，小さなプラスチック製）を使ったところ，信頼性に差はなかったとしている．Riddleら[24]は，大・小のプラスチック製万能角度計を使って肩関節のROMを測定し，信頼性には差がなかったとしている．

多くの研究において，ROM測定に使う測定機器の種類による測定値と信頼性を比較している．万能角度計や重力角度計，液角度計，関節専用の角度計，メジャーなどが比較されている．測定機器を比較した研究は，肩関節[17]，肘関節[13,17,38]，手関節[17]，手指[14]，股関節[39,40]，膝関節[39,41]，足関節[39]，頸椎[19,20,31,42]，胸腰椎[21,43〜49]で行われた．ほとんどの研究では測定機器によって測定値と信頼性に差異があったとしているが，差がなかったと報告している研究もある．

信頼性の研究および我々の臨床経験に基づく結論として，ROM測定の信頼性を改善するために以下の手順を推奨する．検者は角度計を当てる際に一貫した，十分に定義された測定肢位と解剖学的骨指標を使うべきである．2回目以降の他動ROMの測定では，検者は被験者を動かすために同じ徒手的力を加えるよう努力しなければならない．自動ROMの測定では，被験者は運動を行うために同じ努力を行うこと．測定変動性を減少させるために，同一被験者に対する繰り返し測定では同じ測定機器を使うことが重要である．例えば，最初の測定で万能角度計を使い，2回目の測定では傾斜計を使うようなことはせず，一貫して万能角度計を使うべきである．ほとんどの検者は，大関節の測定では大きな万能角度計が，小関節の測定では小さな角度計が使いやすく，正確であることがわかるだろう．経験の浅い検者は信頼性を高めるために数回の測定とその平均値を記録したいと考えるだろうが，一般には経験のある検者が優れた手技を使えば1回の測定で十分である．最後に，継時的な複数回にわたる測定は同一検者が行った方が，異なる検者が行うよりも信頼性があることを覚えておくことが重要である．

関節可動域測定の信頼性を評価する統計学的手法

臨床測定には変動として以下の3つが主に考えられる．①真の生物学的変動，②一時的変動，③測定誤差[50](p.39)．真の**生物学的変動**とは，年齢や性別，人種，遺伝，病歴，身体状況などの要因が原因となって，個々人が示す測定における変動をいう．**一時的変動**とは，被験者の医学的（身体的）状態や活動レベル，情緒的状態，日内変動リズムなどの要因の変化が原因となって，同一個人が異なったときに示す測定時の変動をいう．**測定誤差**とは，検者や測定器具，測定方法などの要因が原因となって，同一個人が同一条件下で異なったときに示す測定時の変動をいう．信頼性

はどの測定が測定誤差が少ないかを示す度合いを反映している．したがって，信頼性の高い測定は測定誤差も少ない．

Taber's Cyclopedic Medical Dictionary[51]では，統計学を次のように定義している．「数値データの系統的な収集，組織化，分析，解釈である」．統計学は数値データの変動を評価するため，つまりは測定の信頼性を評価するために使用することができる[50,52]．

統計学的手法には信頼性を検証し，表記するという目的があるが，それ以外に検者がROM測定を正確に解釈することやROM測定の文献を理解するという補助的な目的もある．本章ではいくつかの統計学的手法——**標準偏差，変動係数，Pearsonの積率相関係数，級内相関係数，測定の標準誤差**——について述べる．これらの統計的検証の計算例についても示した．統計的検証の基礎として使用されている仮説を含めて，より詳細については文献を参照のこと．

本章の終わりには，ROM測定で得られた測定値の信頼性を評価するための2つの演習問題を載せた．多くの研究者は，スタッフや患者間の信頼性を決定するために，臨床家が自分自身で研究を行うことを勧めている．Miller[12]は，そのような研究を行うための段階的方法を紹介している．

標準偏差

医学文献において，変動を示すためにもっともよく使われている統計学的手法は標準偏差である[50,52]．標準偏差はデータの平均値からの偏差を二乗し平均したものを平方した平方根である．標準偏差はSDもしくはsdで示す．観察された各データをxで，観察数をnで，合計をΣで示すと，**平均（$\bar{x}$）**は

$$平均 = \bar{x} = \frac{\Sigma x}{n}$$

標準偏差の2つの公式を以下に述べる．第1は定義的公式であり，第2は計算上の公式である．両方の公式とも同じ結果が得られる．定義的公式は理解するには便利であるが，計算上の公式の方が計算は容易である．

標準偏差＝SD

$$SD = \sqrt{\frac{\Sigma(x-\bar{x})^2}{n-1}}$$

$$SD = \sqrt{\frac{\Sigma x^2 - (\Sigma x)^2/n}{n-1}}$$

標準偏差は元データと同じ単位である．データが正常な（ベル型の）分布をしていると，平均値を中心とする上下1標準偏差には全データの約68％が含まれ，平均値を中心とする上下2標準偏差には全データの約95％が含まれる．

単一研究からいくつかの標準偏差が決定され，異なった種類の偏差が呈示されている可能性があることに注意しなければならない[50]．ここでは，これらの標準偏差のうち2つについて述べる．1つは，被験者群の測定平均値を中心値とし，主に被験者間変動を決定する標準偏差である．これは生物学的変動を示すものである．この標準偏差は，ある被験者のROMが同じ年齢や性の人々と比べて異常であるかを決定する場合に使う．もう1つは，個人から得られる測定平均値を中心値とし，被験者内変動を決定する標準偏差であり，これは測定誤差を示している．この標準偏差は測定の信頼性を示すために使用する．

この2つの標準偏差を決定する方法を例示した．**表3-1**は5名の被験者から得られたROM値を示している．各被験者に対して同一検者が3回の測定（観察）を行った．

生物学的変動（被験者間変動）を示す標準偏差を算出するには，最初に各被験者のROMの平均値を計算

表3-1　5名の被験者に対する繰り返し測定（単位：度）

被験者	1回目	2回目	3回目	合計	3回の測定の平均値（$\bar{x}$）
1	57	55	65	177	59
2	66	65	70	201	67
3	66	70	74	210	70
4	35	40	42	117	39
5	45	48	42	135	45

総平均（$\bar{x}$）＝（59＋67＋70＋39＋45）/5＝56°

第3章 妥当性と信頼性

表 3-2 生物学的変動を示す標準偏差の算出（単位：度）

被験者	3回の測定の平均値 ($\bar{x}$)	総平均 ($\bar{X}$)	($\bar{x}-\bar{X}$)	($\bar{x}-\bar{X})^2$
1	59	56	3	9
2	67	56	11	121
3	70	56	14	196
4	39	56	−17	289
5	45	56	−11	121

$\Sigma\ (\bar{x}-\bar{X})^2 = 9+121+196+289+121 = 736°$

標準偏差 (SD) $= \sqrt{\dfrac{\Sigma\ (\bar{x}-\bar{X})^2}{(n-1)}} = \sqrt{\dfrac{736}{(5-1)}} = 13.6°$

する．被験者5名のROMの平均値は**表 3-1**の欄の最後に示してある．被験者5名のROMの平均値の総平均は56°である．総平均を$\bar{X}$で示す．標準偏差は各被験者の平均と総平均との差によって決定される．差を二乗し，加算する．総和は標準偏差を決定するために定義的公式で使用する．生物学的変動を示す標準偏差の計算を**表 3-2**に示した．

生物学的変動を示す標準偏差は13.6°である．この標準偏差は主として被験者間変動を示している．被験者間変動についての知識は，被験者が同じ年齢や性の人々と比べて異常なROMであるかどうかを決定するのに役立つ．測定値が正常な分布をしていると仮定すると，この標準偏差から得られる解釈の1つは，全被験者のうち，約68%はROMの平均値が42.4〜69.6°の間に収まると予測されることである（総平均を中心とする±1標準偏差）．また，全被験者のうち，約95%はROMの平均値が28.8〜83.2°の間に収まると期待できる（総平均を中心とする±2標準偏差）．

測定誤差（被験者内変動）を示す標準偏差を算出するときも最初に各被験者のROMの平均値を計算する．しかし，この標準偏差は1人の被験者に対する3回の繰り返し測定の各値と平均値との差によって決定する．差を二乗し，加算する．合計は標準偏差の定義的公式で使用する．被験者1の測定誤差を示す標準偏差の計算を**表 3-3**に示した．

表 3-1を参考にし，各被験者に**表 3-3**と同じ手順をとると，各標準偏差は以下のようになる．

被験者1の標準偏差＝5.3°
被験者2の標準偏差＝2.6°
被験者3の標準偏差＝4.0°
被験者4の標準偏差＝3.6°
被験者5の標準偏差＝3.0°

全被験者の標準偏差は5名の標準偏差を合計し，5（被験者数）で割ることで決定する．

$\text{SD} = \dfrac{5.3+2.6+4.0+3.6+3.0}{5} = \dfrac{18.5}{5} = 3.7°$

標準偏差は3.7°となる．この標準偏差は被験者内変動を示し，特に短時間のうちに各被験者に繰り返し測定が行われたときの測定誤差を示すのに適切である．この例において，測定誤差を示す標準偏差（3.7°）は生物学的変動を示す標準偏差より小さいことに注意すること．測定誤差を示す標準偏差から得られる解釈の1つは，測定誤差であるがゆえに，1名の被験者に対する繰り返し測定の値のうち68%は，平均値の上下3.7°（1標準偏差）に収まると予見できることである．また，1人の被験者に対する繰り返し測定の値のうち95%は，平均値の上下7.4°（2標準偏差）に収まると期待できる．標準偏差が小さければ測定誤差も小さく，信頼性は高くなる．

変動係数

標準偏差よりも変動の百分率（%）を考慮した方が

表 3-3 被験者1に対する測定誤差を示す標準偏差の算出（単位：度）

測定値 (x)	平均 ($\bar{x}$)	($x-\bar{x}$)	($x-\bar{x})^2$
57	59	−2	4
55	59	−4	16
65	59	6	36

$\Sigma\ (x-\bar{x})^2 = 4+16+36 = 56°$

標準偏差 (SD) $= \sqrt{\dfrac{\Sigma\ (x-\bar{x})^2}{(n-1)}} = \sqrt{\dfrac{56}{2}} = 5.3°$

有効なときがある．標準偏差は観察（測定）データの単位で表される．変動係数は変動の尺度であり，平均値と関連していて標準化されている．したがって，異なった変数の変動を比較することができる．変動係数は標準偏差を平均で除したものを100%に換算して表したものである．これは百分率であり，元々の観察単位で表したものではない．変動係数はCVで表し，公式は以下の通りである．

$$変動係数 = CV = \frac{SD}{\bar{x}} \ (100\%)$$

表3-1に示した例で，生物学的変動を示す変動係数は生物学的変動の標準偏差（SD=13.6°）を使用する．

$$CV = \frac{SD}{\bar{x}} \ (100\%) = \frac{13.6}{56} \ (100\%) = 24.3\%$$

測定誤差を示す変動係数は測定誤差の標準偏差（SD=3.7°）を使用する．

$$CV = \frac{SD}{\bar{x}} \ (100\%) = \frac{3.7}{56} \ (100\%) = 6.6\%$$

この例では，測定誤差の変動係数（6.6%）は生物学的変動の変動係数（24.3%）よりも小さい．

測定誤差の変動係数の別名は**再現変動係数**である[53]．再現変動係数が小さければ，測定誤差も小さく，信頼性が高いことになる．この統計方法は，異なった測定単位による2つもしくはそれ以上の変数を比較する（例えばインチと角度で記録されたROM測定方法を比較する）際に特に有効である．

相関係数

伝統的に相関係数は2つの変数間の関係を測定するために使われている．結果は−1～+1の数字で示し，1つの変数と他の変数との関係をどの程度予見できるかを示している[2,4,50]．+1は完全な正の直線関係を示し，−1は完全な負の直線関係を示す．相関係数0は2つの変数間に直線的な関係がないことを示している．2回の連続した測定は相関が高く，+1に近づくと仮定されるので，相関係数は測定の信頼性を示すために使用する．信頼性を示すために使う相関係数の解釈の1つとして，0.90～0.99であれば信頼性が高く，0.80～0.89であれば良好な信頼性があり，0.70～0.79であればわずかな信頼性があり，0.69以下であれば信頼性は乏しいということがいえる[54]．

ROM測定は比率尺度のデータであるので，対になったROM測定値の信頼性を示すために使う相関係数は一般に**Pearsonの積率相関係数**である．Pearsonの積率相関係数はrで表し，公式を以下に示す．信頼性を示すためにこの統計方法を使う場合，xを最初の測定値とし，yを2回目の測定値とする．

$$r = \frac{\Sigma \ (x-\bar{x})(y-\bar{y})}{\sqrt{\Sigma \ (x-\bar{x})^2} \sqrt{\Sigma \ (y-\bar{y})^2}}$$

表3-1の例を参考にすると，Pearsonの積率相関係数は5名の被験者の1回目と2回目のROM測定値の相関を決定するために使うことができる．この例でのPearsonの積率相関係数の計算を**表3-4**に示した．結果の値$r=0.98$は1回目と2回目の測定値に高い正の直線的関係があることを示している．いい換えれば，2回の測定値は高い相関があるということであ

表3-4 1回目（x）と2回目（y）のPearsonの積率相関係数の算出（単位：度）

被験者	x	y	$x-\bar{x}$	$y-\bar{y}$	$(x-\bar{x})(y-\bar{y})$	$(x-\bar{x})^2$	$(y-\bar{y})^2$
1	57	55	3.2	−0.6	−1.92	10.24	0.36
2	66	65	12.2	9.4	114.68	148.84	88.36
3	66	70	12.2	14.4	175.68	148.84	207.36
4	35	40	−18.8	−15.6	293.28	353.44	243.36
5	45	48	−8.8	−7.6	68.88	77.44	57.76
					Σ=650.60	Σ=738.80	Σ=597.20

$\bar{x} = (57+66+66+35+45)/5 = 53.8°$
$\bar{y} = (55+65+70+40+48)/5 = 55.6°$

$$r = \frac{\Sigma \ (x-\bar{x})(y-\bar{y})}{\sqrt{\Sigma \ (x-\bar{x})^2} \sqrt{\Sigma \ (y-\bar{y})^2}} = \frac{650.6}{\sqrt{738.8}\sqrt{597.2}} = \frac{650.6}{(27.2)(24.4)} = 0.98$$

2回の測定が同一であるかを決定するために，相関をもっともよく表現する直線の方程式を決定すべきである．相関を表す直線の方程式において傾き b が1であり，切片 a が0であり，r の値が+1に近ければ2回の測定は同一であることを示す．直線の方程式は $y=a+bx$ である（x は1回目の測定値を，y は2回目の測定値を，a は切片を，b は傾きを表す）．
傾きの方程式は以下の通りである．

$$傾き=b=\frac{\Sigma\,(x-\bar{x})\,(y-\bar{y})}{\Sigma\,(x-\bar{x})^2}$$

切片の方程式は以下の通りである．

$$切片=a=\bar{y}-b\bar{x}$$

前掲の例で傾きと切片を計算すると次のようになる．

$$b=\frac{\Sigma\,(x-\bar{x})\,(y-\bar{y})}{\Sigma\,(x-\bar{x})^2}=\frac{650.6}{738.8}=0.88$$

$$a=\bar{y}-b\bar{x}=55.6-0.88\,(53.8)=8.26$$

この例での1回目と2回目の測定値の相関をもっともよく表す直線の方程式は，$y=8.26-0.88x$ である．r の値は高い相関を示しているが，2回の測定値は直線の方程式から同一とはいえない．

相関係数を解釈する際に1つ考慮しなければならないことは，測定値の幅によって相関係数の値が著しく影響を受けるということである[52]．測定において各人の生物学的変動が大きくなれば，r 値は極端に大きくなり，r は-1もしくは+1に近づくことになる．Pearsonの積率相関係数のもう1つの限界は，これが2つの変数もしくは測定値の相関しか同時に評価できないということである．

相関係数と直線の方程式の2つを計算し，解釈しなくてもよいよう，信頼性を評価するために**級内相関係数**を使う研究者もいる．級内相関係数はICCもしくはICCrで表す．ICCも2つもしくはそれ以上の測定値を同時に比較することができる．この統計学的手法は，出所の異なった変数を比較する変数モデルの分析によって決定される．ICCは，概念的には被験者の分散を被験者の分散合計に誤差分散を加えたもので除した比率として表せる[56]．ICC値を決定するための公式がいくつか紹介されている[55,56]が，ここでは触れてない．一般に，ICCは測定値間の一致度を示している．ICCの論理的限界は0と1である．1は完全な一致（繰り返しの測定値が同一である）を示し，0は一致していないことを示す．Pearsonの積率相関係数と同じように，ICCも被験者間の測定値の幅によって影響を受ける．被験者群が均質になれば，一致度を検出するICCの能力は減少する[56,57]．

測定の標準誤差

ここで述べる信頼性を評価するための最後の統計学的手法は，測定の標準誤差である．これは，測定誤差を評価する実践的解釈法であるという理由から支持を受けている[2,58]．DuBois[58]は次のように述べている．「測定の標準誤差は，得られた値のみがわかっているときに真の値を予見する誤差の標準偏差と似ている(p.401)」．真の値（測定値）は永久に知ることができないが，この統計値を予測するための公式が開発されている．測定の標準誤差は s_{meas} もしくは SE_{meas} で表す．生物学的変動の標準偏差を SD_x で，Pearsonの積率相関係数を r で表すと，測定の標準誤差（SE_{meas}）の公式は以下のようになる．

$$SE_{meas}=SD_x\sqrt{1-r}$$

測定の標準誤差は標準偏差の特殊例であるので，観察された測定値よりそれぞれ上下1標準誤差にはそのときの真の測定値68%が含まれることになる．別の表現をすれば，観察された測定値と真の測定値間の差異の約3分の2は測定の標準誤差より少ないということである．

ときに測定の標準誤差をSEMもしくは SE_M で表す研究者もいるがこれは同義ではなく，平均の標準誤差（SEMもしくは SE_M，$SE\,(\bar{x})$ で表す）と同様の解釈もなされない[2,50,52,59]．異なった統計学的手法に同じ略語を使うことは信頼性の文献を参照する際に混乱をもたらすことになる．平均の標準誤差は標本から得られた平均分布の標準偏差である[1,2,52]．これは，将来的に同じ大きさの標本から得られる平均値にどの程度の変動が期待できるかを表すものである．信頼性を評価するとき，平均値の変動よりも個々の測定値の変動に関心があるので，繰り返し測定の標準偏差もしくは測定の標準誤差の方が適切な統計的検証方法であるといえる[52,60]．

例に戻り，測定の標準誤差を計算してみる．r 値はPearsonの積率相関係数であり，5名の被験者の1回目と2回目の相関を表している．SD_x は被験者間の

生物学的変動を示す標準偏差である．

$$SE_{meas} = SD_x\sqrt{1-r} = 13.6\sqrt{1-0.98}$$
$$= 13.6\sqrt{0.02} = 1.9°$$

この例では，そのときの真の測定値の約3分の2は，観察測定値の1.9°内にあるといえる．

信頼性を評価するための演習

以下は，検者が自分のROM測定で得られた値の信頼性を評価する演習問題（**演習1**と**2**）である．臨床応用によって理解が深まるであろうとの考えから，標準偏差と変数の相関の計算を含めている．**演習1**では検者内信頼性を評価する．**検者内信頼性**とは同じ検者が同一の関節肢位もしくはROMを繰り返し測定した際の一致度のことである．検者内信頼性を検討することで検者はどの程度正確に測定できているか？　という疑問に答えることができる．**演習2**では検者間信頼性を評価する．**検者間信頼性**とは複数の検者が同一の関節肢位もしくはROMを繰り返し測定した際の一致度のことである．検者間信頼性を検討することで，ある検者は他の検者よりもどの程度正確に測定できているか？　という疑問に答えることができる．

演習1　検者内信頼性

1. 被験者と万能角度計を選ぶ．
2. 第2章の**実習5**に述べた手順にしたがって，肘関節屈曲のROMを3回測定する．
3. 各測定値を次ページの記録用紙のx欄に記録する．測定値はxで表す．
4. 測定値を比較する．各測定値間で5°以上の差があるときは，測定の各手順を正確に行ったか再確認し，この演習問題をやり直す．
5. 測定値が5°以内の差に収まるようになるまで3回の測定を繰り返す．
6. 信頼性を評価するために使う統計学的手法を理解するため，以下の手順を行い標準偏差と相関係数を計算せよ．
    a．3回の測定値を加算して合計を出す．Σは合計を表す記号である．x欄の下に合計を記入する．
    b．**平均**を算出するために測定回数である3で割る．測定回数はnで，平均は$\bar{x}$で表す．記録用紙に平均を計算するための空白が設けてある．
    c．各測定値から平均値を引く．結果を$x-\bar{x}$欄に記入する．
    d．$x-\bar{x}$欄の各々の数字を二乗する．結果を$(x-\bar{x})^2$欄に記入する．
    e．平方和を算出するために$(x-\bar{x})^2$欄の数字を合計する．結果を$(x-\bar{x})^2$欄の下に記入する．
    f．**標準偏差**を算出するために，この合計を2で割る．2というのは測定回数から1を引いたものである（$n-1$）．次に，この数字の平方根を求める．記録用紙に標準偏差を計算するための空白が設けてある．
    g．**相関係数**を算出するために，標準偏差を平均で割る．この数字に100を掛け%に換算する．記録用紙に相関係数を計算するための空白が設けてある．
7. 測定方法を学習した後に，他の関節や動きで上記を繰り返してみなさい．

演習1の記録用紙：検者内信頼性

被験者氏名＿＿＿＿＿＿＿＿＿＿＿＿＿＿＿　　日付＿＿＿＿＿＿＿＿＿＿＿＿＿＿＿
検者氏名　＿＿＿＿＿＿＿＿＿＿＿＿＿＿＿
関節と動き＿＿＿＿＿＿＿＿＿＿＿＿＿＿＿　　右または左＿＿＿＿＿＿＿＿＿＿＿＿＿
自動または他動運動＿＿＿＿＿＿＿＿＿＿＿　　角度計の種類＿＿＿＿＿＿＿＿＿＿＿＿

測定	x	$x-\bar{x}$	$(x-\bar{x})^2$	x^2
1				
2				
3				
$n=3$	$\Sigma=$		$\Sigma=$	$\Sigma=$

3回の測定の平均　　$\bar{x} = \dfrac{\Sigma x}{n} =$

標準偏差　　$= \sqrt{\dfrac{\Sigma (x-\bar{x})^2}{n-1}} =$

または SD　　$= \sqrt{\dfrac{\Sigma x^2 - (\Sigma x)^2/n}{n-1}} =$

変動係数　　$= \dfrac{SD}{\bar{x}} (100\%) =$

演習1の記録用紙：検者内信頼性．演習1に示した手順にしたがい，この記録用紙を使って測定値と計算結果を記入せよ．

演習 2　検者間信頼性

1. 被験者と万能角度計を選ぶ．
2. 第 2 章の**実習 5**（p. 32）に述べた手順にしたがって，肘関節屈曲の ROM を 1 回測定する．
3. 他の 2 人の検者にも第 2 章の**実習 5** に述べた手順にしたがい，同じ角度計を使って肘関節屈曲の ROM を測定させる．
4. 各測定値を次ページの記録用紙の x 欄に記録する．測定値は x で表す．
5. 測定値を比較する．各測定値間で 5°以上の差があるときは，この演習問題をやり直す．検者はお互いに他の検者の測定を観察し，角度計の当て方の誤り，固定の不十分さ，目盛の読み間違いなど，妥当性を説明するであろう手技上の違いがないかに注意する．
6. 信頼性を評価するために使う統計学的手法を理解するため，以下の手順を行い平均偏差と標準偏差，相関係数を計算せよ．
   a. 3 つの測定値を加算して合計を出す．Σ は合計を表す記号である．x 欄の下に合計を記入する．
   b. **平均**を算出するために測定回数である 3 で割る．測定回数は n で，平均は $\bar{x}$ で表す．記録用紙に平均を計算するための空白が設けてある．
   c. 各測定値から平均値を引く．結果を $x-\bar{x}$ 欄に記入する．
   d. $x-\bar{x}$ 欄の各々の数字を二乗する．結果を $(x-\bar{x})^2$ 欄に記入する．
   e. 平方和を算出するために $(x-\bar{x})^2$ 欄の数字を合計する．結果を $(x-\bar{x})^2$ 欄の下に記入する．
   f. **標準偏差**を算出すために，この合計を 2 で割る．2 というのは測定回数から 1 を引いたものである（$n-1$）．次に，この数字の平方根を求める．記録用紙に標準偏差を計算するための空白が設けてある．
   g. **相関係数**を算出するために，標準偏差を平均で割る．この数字に 100 を掛け％に換算する．記録用紙に相関係数を計算するための空白が設けてある．
7. 測定方法を学習した後に，他の関節や動きで上記を繰り返してみなさい．

演習 2 の記録用紙:検者間信頼性

被験者氏名＿＿＿＿＿＿＿＿＿＿＿＿＿＿　日付＿＿＿＿＿＿＿＿＿＿＿＿＿＿
検者氏名 1＿＿＿＿＿＿＿＿＿＿＿＿＿＿
検者氏名 2＿＿＿＿＿＿＿＿＿＿＿＿＿＿　関節と動き＿＿＿＿＿＿＿＿＿＿＿＿
検者氏名 3＿＿＿＿＿＿＿＿＿＿＿＿＿＿　右または左＿＿＿＿＿＿＿＿＿＿＿＿
自動または他動運動＿＿＿＿＿＿＿＿＿　角度計の種類＿＿＿＿＿＿＿＿＿＿

検者	x	$x-\bar{x}$	$(x-\bar{x})^2$	x^2
1				
2				
3				
$n=3$	$\Sigma=$		$\Sigma=$	$\Sigma=$

3 回の測定の平均　　$\bar{x}=\dfrac{\Sigma x}{n}$

標準偏差　　$=\sqrt{\dfrac{\Sigma\ (x-\bar{x})^2}{n-1}}=$

またはSD　　$=\sqrt{\dfrac{\Sigma x^2-(\Sigma x)^2/n}{n-1}}=$

変動係数　　$=\dfrac{\text{SD}}{\bar{x}}\ (100\%)=$

演習 2 の記録用紙:検者間信頼性.演習 2 に示した手順にしたがい,この記録用紙を使って測定値と計算結果を記入せよ.

文 献

1. Currier, DP: Elements of Research in Physical Therapy, ed 3. Williams & Wilkins, Baltimore, 1990, p 171.
2. Kerlinger, FN: Foundations of Behavioral Research, ed 2. Holt, Rinehart, and Winston, New York, 1973.
3. American Psychological Association: Standards for Educational and Psychological Tests. Am Psych Assoc, Washington, DC, 1974.
4. Rothstein, JM: Measurement and clinical practice: Theory and application. In Rothstein, JM (ed): Measurement in Physical Therapy. Churchill Livingstone, New York, 1985.
5. Gajdosik, RL and Bohannon, RW: Clinical measurement of range of motion: Review of goniometry emphasizing reliability and validity. Phys Ther 67:1867, 1987.
6. Gogia, PP, et al: Reliability and validity of goniometric measurements at the knee. Phys Ther 67:192, 1987.
7. Enwemeka, CS: Radiographic verification of knee goniometry. Scand J Rehabil Med 18:47, 1986.
8. Ahlback, SO and Lindahl, O: Sagittal mobility of the hip-joint. Acta Orthop Scand 34:310, 1964.
9. Herrmann, DB: Validity study of head and neck flexion-extension motion comparing measurements of a pendulum goniometer and roentgenograms. J Orthop Sports Phys Ther 11:414, 1990.
10. Fish, DR and Wingate, L: Sources of goniometric error at the elbow. Phys Ther 65:1666, 1985.
11. Moore, ML: Clinical assessment of joint motion. In Basmajian, JV (ed): Therapeutic Exercise, ed 3. Williams & Wilkins, Baltimore, 1978.
12. Miller, PJ: Assessment of joint motion. In Rothstein, JM (ed): Measurement in Physical Therapy. Churchill Livingstone, New York, 1985.
13. Grohmann, JEL: Comparison of two methods of goniometry. Phys Ther 63:922, 1983.
14. Hamilton, GF and Lachenbruch, PA: Reliability of goniometers in assessing finger joint angle. Phys Ther 49:465, 1969.
15. Boone, DC, et al: Reliability of goniometric measurements. Phys Ther 58:1355, 1978.
16. Pandya, S, et al: Reliability of goniometric measurements in patients with Duchenne muscular dystrophy. Phys Ther 65:1339, 1985.
17. Hellebrandt, FA, Duvall, EN, and Moore, ML: The measurement of joint motion. Part III: Reliability of goniometry. Physical Therapy Review 29:302, 1949. 65:1339, 1985.
18. Low, JL: The reliability of joint measurement. Physiotherapy 62:227, 1976.
19. Tucci, SM, et al: Cervical motion assessment: A new, simple and accurate method. Arch Phys Med Rehabil 67:225, 1986.
20. Youdas, JW, Carey, JR, and Garrett, TR: Reliability of measurements of cervical spine range of motion: Comparison of three methods. Phys Ther 71:2, 1991.
21. Fitzgerald, GK, et al: Objective assessment with establishment of normal values for lumbar spine range of motion. Phys Ther 63:1776, 1983.
22. Mayerson, NH and Milano, RA: Goniometric measurement reliability in physical medicine. Arch Phys Med Rehabil 65:92, 1984.
23. Watkins, MA, et al: Reliability of goniometric measurements and visual estimates of knee range of motion obtained in a clinical setting. Phys Ther 71:90, 1991.
24. Riddle, DL, Rothstein, JM, and Lamb, RL: Goniometric reliability in a clinical setting: Shoulder measurements. Phys Ther 67:668, 1987.
25. Ekstrand, J, et al: Lower extremity goniometric measurements: A study to determine their reliability. Arch Phys Med Rehabil 63:171, 1982.
26. Rothstein, JM, Miller, PJ, and Roettger, RF: Goniometric reliability in a clinical setting: Elbow and knee measurements. Phys Ther 63:1611, 1983.
27. Solgaard, S, et al: Reproducibility of goniometry of the wrist. Scand J Rehabil Med 18:5, 1986.
28. Patel, RS: Intratester and intertester reliability of the inclinometer in measuring lumbar flexion [abstract]. Phys Ther 72:S44, 1992.
29. Lovell, FW, Rothstein, JM, and Personius, WJ: Reliability of clinical measurements of lumbar lordosis taken with a flexible rule. Phys Ther 69:96, 1989.
30. Defibaugh, JJ: Measurement of head motion. Part II: An experimental study of head motion in adult males. Phys Ther 44:163, 1964.
31. Balogun, JA, et al: Inter- and intratester reliability of measuring neck motions with tape measure and Myrin Gravity-Reference Goniometer. J Orthop Sports Phys Ther 10:248, 1989.
32. Capuano-Pucci, D, et al: Intratester reliability and intertester reliability of the cervical range of motion. Arch Phys Med Rehabil 72:338, 1991.
33. Cobe, HM: The range of active motion at the wrist of white adults. J Bone Joint Surg Br 10:763, 1928.
34. Hewitt, D: The range of active motion at the wrist of women. J Bone Joint Surg Br 10:775, 1928.
35. Palmer, ML and Epler, M: Clinical Assessment Procedures in Physical Therapy. JB Lippincott, Philadelphia, 1990.
36. Clarkson, HM and Gilewich, GB: Musculoskeletal Assessment: Joint Range of Motion and Manual Muscle Strength. Williams & Wilkins, Baltimore, 1989.
37. Robson, P: A method to reduce the variable error in joint range measurement. Annals of Physical Medicine 8:262, 1966.
38. Petherick, M, et al: Concurrent validity and intertester reliability of universal and fluid-based goniometers for active elbow range of motion. Phys Ther 68:966, 1988.
39. Clapper, MP and Wolf, SL: Comparison of the reliability of the orthoranger and the standard goniometer for assessing active lower extremity range of motion. Phys Ther 68:214, 1988.
40. Ellison, JB, Rose, SJ, and Sahrman, SA: Patterns of hip rotation: A comparison between healthy subjects and patients with low back pain. Phys Ther 70:537, 1990.
41. Rheault, W, et al: Intertester reliability and concurrent validity of fluid-based and universal goniometers for active knee flexion. Phys Ther 68:1676, 1988.
42. White, DJ, et al: Reliability of three methods of measuring cervical motion [abstract]. Phys Ther 66:771, 1986.
43. Williams, R, et al: Reliability of the modified-modified Schober and double inclinometer methods for measuring lumbar flexion and extension. Phys Ther 73:26, 1993.
44. Reynolds, PMG: Measurement of spinal mobility: A comparison of three methods. Rheumatology and Rehabilitation 14:180, 1975.
45. Miller, MH, et al: Measurement of spinal mobility in the sagittal plane: New skin distraction technique compared with established methods. J Rheum 11:4, 1984.
46. Portek, I, et al: Correlation between radiographic and clinical measurement of lumbar spine movement. Br J Rheumatol 22:197, 1983.
47. Gill, K, et al: Repeatability of four clinical methods for assessment of lumbar spinal motion. Spine 13:50, 1988.
48. Lindahl, O: Determination of the sagittal mobility of the lumbar spine. Acta Orthop Scand 37:241, 1966.
49. White, DJ, et al: Reliability of three clinical methods of measuring lateral flexion in the thoracolumbar spine [abstract]. Phys Ther 67:759, 1987.
50. Colton, T: Statistics in Medicine. Little, Brown, Boston, 1974.
51. Thomas, CL (ed): Taber's Cyclopedic Medical Dictionary, ed 17. FA Davis, Philadelphia, 1993.
52. Dawson-Saunders, B and Trapp, RG: Basic and Clinical Biostatistics. Appleton & Lange, Norwalk, CT, 1990.
53. Francis, K: Computer communication: Reliability. Phys Ther 66:1140, 1986.
54. Blesh, TE: Measurement in Physical Education, ed 2. Ronald Press, New York, 1974. Cited by Currier, DP: Elements of Research in Physical Therapy, ed 3. Williams & Wilkins, Baltimore, 1990.
55. Shout, PE and Fleiss, JL: Intraclass correlations: Uses in assessing rater reliability. Psychol Bull 86:420, 1979.
56. Lahey, MA, Downey, RG, and Saal, FE: Intraclass correlations: There's more there than meets the eye. Psychol Bull 93:586, 1983.
57. Mitchell, SK: Interobserver agreement, reliability, and generalizability of data collected in observational studies. Psychol Bull 86: 376, 1979.
58. DuBois, PH: An Introduction to Psychological Statistics. Harper & Row, New York, 1965, p 401.
59. Bartko, JJ and Carpenter, WJ: On the methods and theory of reliability. J Nerv Ment Dis 163:307, 1976.
60. Bartko, JJ: Rationale for reporting standard deviations rather than standard errors of the mean. Am J Psychiatry 142:1060, 1985.

第 2 部
上肢の関節可動域測定

目　標
第2部では，読者は以下のことを学ぶ．

1. 理解すること
   各関節運動の適切な運動面と運動軸
   各関節運動の最終可動域を制限する構造学的要因
   期待される正常な最終域感

2. 述べること
   各関節運動の基本的測定肢位
   角度計の当て方
   関節可動域制限の関節包パターン
   機能的活動に必要な関節可動域

3. 説明すること
   年齢と性差が関節可動域に及ぼす影響
   測定誤差の要因が測定結果に及ぼす影響

4. 以下を含め肩・肘・手・手指の関節の関節可動域測定を実践できること
   測定手順を明確に説明する
   被験者を基本的測定肢位にする
   関節の近位構成体を適切に固定する
   最終関節可動域を正確に決定する
   最終域感を正確に確認する
   正しい骨指標を触診する
   角度計を正しく当てる
   正確に目盛を読み，記録する

5. 肢位別に肩・肘・手・手指関節の関節可動域測定の計画を立てること

6. 肩・肘・手・手指関節の関節可動域測定の検者内信頼性および検者間信頼性を評価すること

　上肢の各関節の基本的測定肢位，固定，正常な最終域感，角度計の当て方は第4章から第6章に示した．関節可動域測定の手順は第2章の実習5に示した12の順序にしたがうこと．

4 肩関節

肩甲上腕関節

構造
　肩甲上腕（glenohumeral）関節は滑膜性球（ball-and-socket）関節である．球部は上腕骨頭の凸部であり，それは内上方かつ後方に向いている．ソケット部は肩甲骨関節窩面の凹部である．ソケット部は上腕骨頭よりも浅く小さいが，線維軟骨性の関節唇で深く広くなっている．関節包は薄く弛みがあり，関節唇につながり，回旋筋腱と関節上腕靱帯（上・中・下）および烏口上腕靱帯によって補強されている．

骨運動
　肩甲上腕関節は3度の運動自由度がある．屈曲—伸展，外転—内転，外旋—内旋の動きが可能である．肩関節が全可動域にわたって動くためには，肩甲上腕関節・胸鎖関節・肩鎖関節・肩甲胸郭関節での上腕骨・肩甲骨・鎖骨の動きが必要である．

関節運動
　屈曲—伸展，外転—内転の動きは，関節窩面上での上腕骨頭の転がりと滑りによって起こる．上腕骨幹の動きとは反対方向に滑る．上腕骨頭は屈曲では後下方に，伸展では前上方に，外転では下方に，内転では上方に滑る．外旋では上腕骨頭は関節窩面上で前方に滑り，内旋では上腕骨頭は後方に滑る．

関節包パターン
　他動運動においてもっとも制限が大きいのは外旋であり，次に外転，比較的制限が少ないのは内旋である[1]．

胸鎖関節

構造
　胸鎖（SC；sternoclavicular）関節は滑膜性平面関節であり，鎖骨の内側端と胸骨および第1肋骨軟骨部とを連結している．各関節面は鞍状の形をしている．鎖骨の関節面は上下方向に凸状で，前後方向に凹状をしている．相対する関節面は胸骨柄と第1肋骨軟骨部で形成する切痕部にあり，上下方向に凹状で，前後方向に凸状をしている．関節円板により関節内部は2分割されている．

　連結する関節包は強く，前・後胸鎖靱帯によって補強されている．この靱帯により鎖骨内側端での前後方向の動きを制限している．鎖骨内側端の下面と第1肋骨の間にある肋鎖靱帯は鎖骨の挙上と前突（protraction）を制限している．鎖骨間靱帯は両側の鎖骨をつなぎ，鎖骨の過剰な下方への動きを制限している．

骨運動
　SC関節は3度の運動自由度があり，関節の動きは胸骨に対する鎖骨の動きによって起こる．鎖骨は挙上—下制，前突—後退（retraction），そして回旋の動きをする[2]．

関節運動
　鎖骨が挙上および下制するとき，鎖骨の凸面は胸骨柄の凹面上を鎖骨の外側端の動きと反対の方向に滑る．前突と後退のときは，鎖骨の凹部関節面は肋軟骨部の凸面上で鎖骨の外側端と同じ方向に滑る．回旋のときは鎖骨の関節面は相対する関節面上で軸回旋する．したがって，鎖骨は挙上のときは下方に，下制の

ときは上方に，前突のときは前方に，後退のときは後方に滑る．

肩鎖関節

構造

　肩鎖（AC；acromioclavicular）関節は滑膜性平面関節であり，肩甲骨と鎖骨を連結する．肩甲骨の関節面は肩甲骨の肩峰にある凹状の関節面である．鎖骨の関節面は鎖骨の外側端にある凸状の関節面である．この関節は線維軟骨性の円板を有し，薄い関節包で覆われている．関節包は上・下肩鎖靱帯で補強されている．鎖骨と肩甲骨烏口突起間にある烏口鎖骨靱帯によって安定性を高めている．

骨運動

　AC関節は3度の運動自由度があり，3つの運動面で鎖骨に対する肩甲骨の動きが可能である．主たる動きは前額面での肩甲骨の上方および下方回旋である[3]．他の2つの動きは，肩甲骨の傾斜（tilting）と翼状化（winging）である．傾斜は矢状面上での肩甲骨の関節窩と下角の動きである．翼状化（外転）は横断面上での肩甲骨椎骨縁の後外側への動きである[3]．

関節運動

　関節面の動きは，鎖骨の凸状面上で肩峰の凹面が滑ることによって起こる．肩峰が鎖骨に対して滑る方向は肩甲骨が動く方向と同じである．

肩甲胸郭関節

構造

　肩甲胸郭関節は解剖学的関節というよりは機能的関節と考えられる．この関節の関節面は，肩甲骨の前面と胸郭の後面が接する面である．

骨運動

　この関節で起こる動きは，肩甲骨の外転―内転，挙上―下制，上方回旋―下方回旋，傾斜そして翼状化である．

関節運動

　関節の動きは胸郭上での肩甲骨の滑りである．

関節可動域

　表4-1に多くの資料に基づくROMの平均値を示した．アメリカ整形外科学会（AAOS；American Academy of Orthopedic Surgeons）とアメリカ医師会（AMA；American Medical Association）が報告している測定値が得られた被験者の年齢，性別，被験者数については不明である．BooneとAzen[6]は，万能角度計を用い，男性被験者の自動ROMを測定した．

機能的関節可動域

　表4-2に各種の食事動作に必要な肩関節のROMについて要約を示した．

表4-1　肩関節の動き：主要な資料による平均値（単位：度）

動き	アメリカ整形外科学会[4] （AAOS）	アメリカ医師会[5] （AMA）	BooneとAzen[6] （被験者数=109）*	
			平均	標準偏差
屈曲	180.0	150.0	166.7	4.7
伸展	60.0	50.0	62.3	9.5
外転	180.0	180.0	184.0	7.0
内旋	70.0	90.0	68.8	4.6
外旋	90.0	90.0	103.7	8.5

*18ヵ月～54歳の健康男性の値

表 4-2 機能的活動に必要な肩関節の ROM

活動	動き	可動域（単位：度）
スプーンを使って食べる[7]	屈曲	7.8～36.1
	外転	6.6～21.8
	内旋	4.8～16.8
フォークを使って食べる	屈曲	10.7～35.2
	外転	7.1～18.6
	内旋	5.1～18.1
カップから飲む	屈曲	15.8～43.2
	外転	12.7～31.2
	内旋	5.2～23.4

年齢と性差の影響

表 4-3 に新生児から青年期にかけての肩関節 ROM と年齢との関係を示した．Watanabe ら[8]が報告している数値は，男性と女性の他動 ROM から得られたものである．Boone[9]の報告にある平均値は，万能角度計を用いて健常男性の自動 ROM を測定した値である．

異なる年齢集団での研究概要を表 4-3 に示したが，年齢群間の差は非常にわずかであった．最大値は最若年群でみられた．Watanabe ら[8]の報告では，日本人幼児の肩関節の伸展と外旋の ROM は成人の平均値より大きかった．Boone と Azen[6]は，12 歳以下の男児の肩関節伸展と外旋の自動 ROM は，他の年齢群の男性被験者よりも著しく大きかったとしている．しかし，Boone と Azen の報告では，男性被験者を 6 つのグループ（1～5 歳，6～12 歳，13～19 歳，20～29 歳，30～39 歳，40～54 歳）にわけてみた場合，肩関節の外転について有意差はなかったとしている．

表 4-4 に成人の肩関節の ROM に及ぼす年齢の影響についてまとめた．Boone[9]から引用した値は，万能角度計を用いた男性被験者の自動 ROM 測定で得られた値である．Walker ら[10]の論文からの数値も，万能角度計を用いて男性被験者を測定したものである．Downey ら[11]の結果は，万能角度計を用い女性 70 名

表 4-3 肩の動きに対する年齢の影響：新生児から青年期の平均値（単位：度）

	Watanabe ら[8]			Boone[9]					
	0～2 歳（被験者数=45）	1～5 歳（被験者数=19）		6～12 歳（被験者数=17）		13～19 歳（被験者数=17）	
動き	平均値の範囲*	平均	標準偏差	平均	標準偏差	平均	標準偏差
屈曲	172～180	168.8	3.7	169.0	3.5	167.4	3.9
伸展	79～89	68.9	6.6	69.6	7.0	64.0	9.3
内旋	72～90	71.2	3.6	70.0	4.7	70.3	5.3
外旋	118～134	110.0	10.0	107.4	3.6	106.3	6.1
外転	177～187	186.3	2.6	184.7	3.8	185.1	4.3

*他動 ROM の平均値の範囲

表 4-4 肩の動きに対する年齢の影響：20～93 歳の成人から高齢者の平均値（単位：度）

	Boone[9]						Walker ら[10]		Downey ら[11]	
	20～29 歳（被験者数=19)		30～39 歳（被験者数=18）		40～54 歳（被験者数=19）		60～85 歳（被験者数=30）		61～93 歳（被験者数=106）	
動き	平均	標準偏差	平均	標準偏差	平均	標準偏差	平均	標準偏差	平均	標準偏差
屈曲	164.5	5.9	165.4	3.8	165.1	5.2	160.0	11.0	165.0	10.7
伸展	58.3	8.3	57.5	8.5	56.1	7.9	38.0	11.0		
内旋	65.9	4.0	67.1	4.2	68.3	3.8	59.0	16.0	65.0	11.7
外旋	100.0	7.2	101.5	6.9	97.5	8.5	76.0	13.0	80.6	11.0
外転	182.6	9.8	182.8	7.7	182.6	9.8	155.0	22.0	157.9	17.4

と男性30名の被験者の自動ROMを測定して得られたものである．

表4-4に示した平均値では，伸展については若年群（20〜39歳）より高齢群（60歳以上）の平均値の方が低い傾向を示している．その他の動きでは，平均値の変化はわずかなものであるが，高齢群の標準偏差は若年群（20〜45歳）で報告された値よりも大きかった．標準偏差が大きいということは，高齢群では若年群よりもROMの変動が大きいということを示している．しかし，2つの高齢群の測定値が異なる研究者によって得られたという事実は，この情報からの結果を用いるときに考慮しなければならない．

表4-3と4-4に示した年齢に相応した変化についての結果に加えて，West[12]，Clarkeら[13]，Allanderら[14]，そしてWalkerら[10]も，年齢または性別，または両者に関連した傾向を認めている．West[12]は，高齢者は若年者よりも屈曲と伸展のROMがわずかに少なかったと述べている．Clarkeら[13]は，液角度計（hydrogoniometer）を用いた測定法で以下の3つの群（健常者，現在凍結肩の症状がある患者，治療が終了した肩の痛みがあった患者）の他動ROMを測定し，年齢と性別で差異があったとしている．彼らは，21〜80歳の60名の男女からなる健常者群において，高齢群は若年群よりも他動ROMが少なかったと述べている．健常男性群のROMは同年齢群の女性と比べて平均92%であり，もっとも著しい差異があったのは外転であった．現在症状のある31〜71歳の患者群（男性15名，女性15名）においても，男性の方が同年齢群の女性よりもROMの制限が大きかった．

Allanderら[14]の肩関節の他動ROMに関する論文では，33〜70歳の女性517名と男性203名を測定し，年齢，性別，そして左右の違いが関節の可動性に影響していたとしている．彼らによると，肩関節回旋のROMは加齢に伴い減少した．しかし，45〜60歳では5歳ごとの減少は平均わずか2.2°と少なかった．男性は女性よりも肩関節回旋のROMが少なかった．性別に関係なく，年齢群によっては左よりも右側のROMが少ないことがあった．

Walkerら[10]は，60〜84歳の女性では同年齢の男性群より肩関節の外転と伸展のROMが大きかったと報告している．この平均差は，肩関節の外転では女性が男性より20°大きく，肩関節の伸展では11°大きかった．

信頼性と妥当性

肩関節のROM測定の検者内信頼性および検者間信頼性については，Hellebrandtら[15]，Booneら[16]，Pandyaら[17]，そしてRiddleら[18]が研究している．Booneら[16]の論文を除いて，すべての論文では患者数を制御し，そして検者間信頼性より検者内信頼性の方が良いという確証を示している．ほとんどの論文で，信頼性は測定しようとする動きによって変化していた．いい換えれば，ある方向の動きの測定値の信頼性は他の動きの測定値の信頼性よりも良好であった．

Hellebrandtら[15]は，77名の患者について研究し，使用した角度計に関係なく，肩関節の外転と内旋の自動ROMの検者内信頼性は，他の肩関節の動きの検者内信頼性より低いとしている．彼は，これは検者の信頼性の不足というより，関節の構造的・機能的特色による困難さのためであると結論している．他の肩関節の動きの検者内信頼性は高かった．

Booneら[16]は，4名の理学療法士に万能角度計を使用させ，12名の健常男性の肩関節外旋の他動ROMを，週に一度，4週にわたって測定させた．そして，検者内信頼性の方が検者間信頼性よりも高かったとしている．肩関節外旋の測定値の変動は膝関節屈曲・伸展のそれと比べて小さく，膝関節の変動の方が大きかった．

Pandyaら[17]は，5名の検者に150名のデュシャンヌ型筋ジストロフィー症患者（1〜20歳）の肩関節外転のROMを測定させたところ，その検者内級内相関係数（ICC）は0.84であったとしている．肩関節の外転の検者間測定値はかなり低かった（ICC=0.67）．肘および手関節伸展の測定値と比べて，肩関節外転の測定値の信頼性は低かった．この結果はHellebrandtら[15]と同様であり，彼らは肩関節外転の検者内信頼性は他の肩関節の動きの検者内信頼性よりも低いとしている．

Riddleら[18]は，肩関節の動き（屈曲―伸展，外転，水平外転―水平内転，外旋―内旋）の他動ROMの検者内信頼性および検者間信頼性を決定するために，2部構成の研究を行った．検者は大きさの異なる2つの万能角度計（大・小）を用いて測定した．第1部の研究には21〜77歳の患者50名（男性24名，女性26

名）が参加し，屈曲・伸展・外転を測定した．検者内信頼性は検者間信頼性より大きかった．しかし，ICCの値は測定した動きによって様々であった．大・小どちらの角度計を使った場合でも，屈曲・伸展・外転の測定値に関する検者内信頼性のICCは0.94～0.98の範囲であった．この結果はHellebrandtら[15]やPandyaら[17]の説とは異なっている．彼らは，外転の検者内信頼性は低かったとしている．屈曲と外転の検者間信頼性のICCは0.84～0.89の範囲であった．伸展の測定値に対する検者間信頼性のICCは低く，小角度計での0.26から大角度計での0.27の範囲であった．第2部の研究には19～77歳の患者50名（男性30名，女性20名）が参加した．水平外転―内転および外旋―内旋の測定値の検者内信頼性のICCは0.87～0.99の範囲であった．水平外転，水平内転そして内旋の測定値の検者間信頼性はかなり低く，ICCは0.28～0.55であった．外旋の測定値に対する検者間信頼性のICCは，大角度計で0.88，小角度計で0.90であった．複数の検者が水平外転・水平内転・内旋・伸展を繰り返し測定した値は信頼性に欠けるので，これらの測定については同一検者が測定することを薦めている[18]．角度計の大きさや患者の診断名は信頼性に影響を与えることはないと考えられる．

測定手順

　肩関節が全可動域にわたって動くためには肩甲上腕関節，肩甲胸郭胸関節，肩鎖関節，そして胸鎖関節の動きを必要とする．より情報性の高い測定をしようとしたり，肩関節複合体（shoulder complex）における肩甲上腕関節の問題を見きわめる一助とするために，肩関節のROM測定において2つの測定方法を使うよう薦める．1つの方法は，主として肩甲上腕関節での他動的動きを測定するものである．もう1つは，肩関節複合体全体の他動ROMを測定する方法である．

　主として肩甲上腕関節での動きを測定する方法は，肩関節複合体における運動の構成要素を知る方法を学生に教える一助になるだろうことがわかっている．このROMを測定する方法の信頼性や正当性を評価した研究はないと思われる．

　第2の方法は肩関節のすべての動きを測定する．これは，肩関節複合体の機能的ROMの評価に有用である．肩関節複合体のROM値は**表4-1～4-4**に示した．肩関節のROMを測定する2つの方法については，以下の固定や最終域感の項に載せてある．

屈　曲

この動きは矢状面で冠状軸を軸として起こる．

基本的測定肢位

腰椎の前弯を減少させるために，被験者に膝関節屈曲位の背臥位をとらせる．肩関節は外転・内転・回旋0°の肢位にする．前腕は手掌が体幹の方に向くように回内・回外0°の肢位にする．

固　定
肩甲上腕関節の動き

肩甲骨の挙上，後方傾斜（下角が胸郭を押す），上方回旋を防ぐために肩甲骨を固定する（**図 4-1**）．

肩関節複合体の動き

脊柱の伸展を防ぐために胸郭を固定する．

正常な最終域感
肩甲上腕関節の動き

最終域感は烏口上腕靱帯の後部束，関節包の後部，小円筋，大円筋，棘下筋の緊張のために結合組織性のものとなる．

肩関節複合体の動き

最終域感は広背筋と大胸筋胸肋部線維の緊張のために結合組織性のものとなる．

角度計の当て方

図 4-2，4-3 参照．
1. 角度計の支点は肩峰の近くに合わせる．
2. 近位アームは胸郭の腋窩中央線に当てる．
3. 遠位アームは上腕骨外側上顆を指標に上腕骨の外側中央線に当てる．

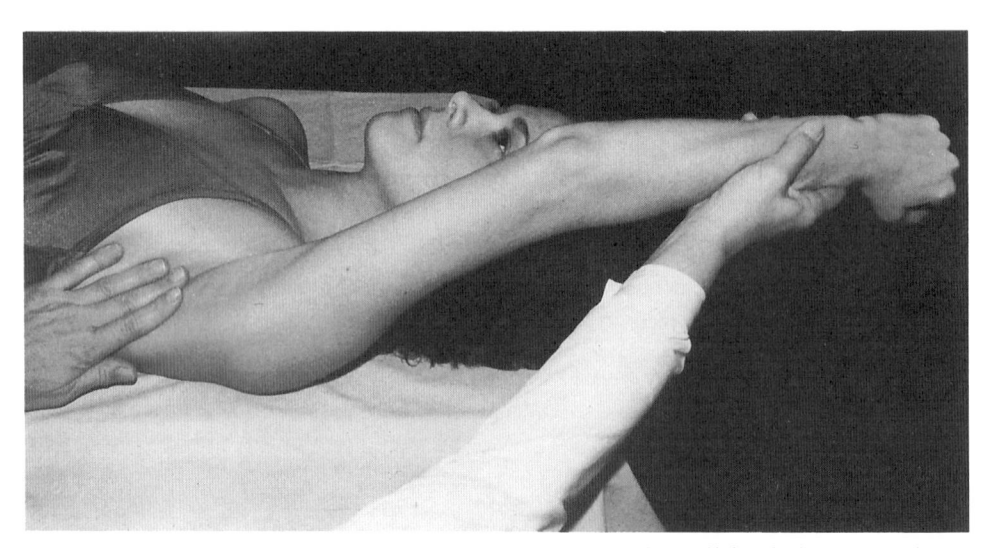

図 4-1　左上肢の肩甲上腕関節の最終可動域．被験者の肩甲骨外側縁上に検者の左手をおいて固定する．上肢をさらに屈曲しようとすると，肩甲骨の外側縁が前方および外側に動くので，検者は最終可動域に達したことを確認できる．固定している手で肩甲骨の動きを確認し，防止する．

第4章 肩関節 55

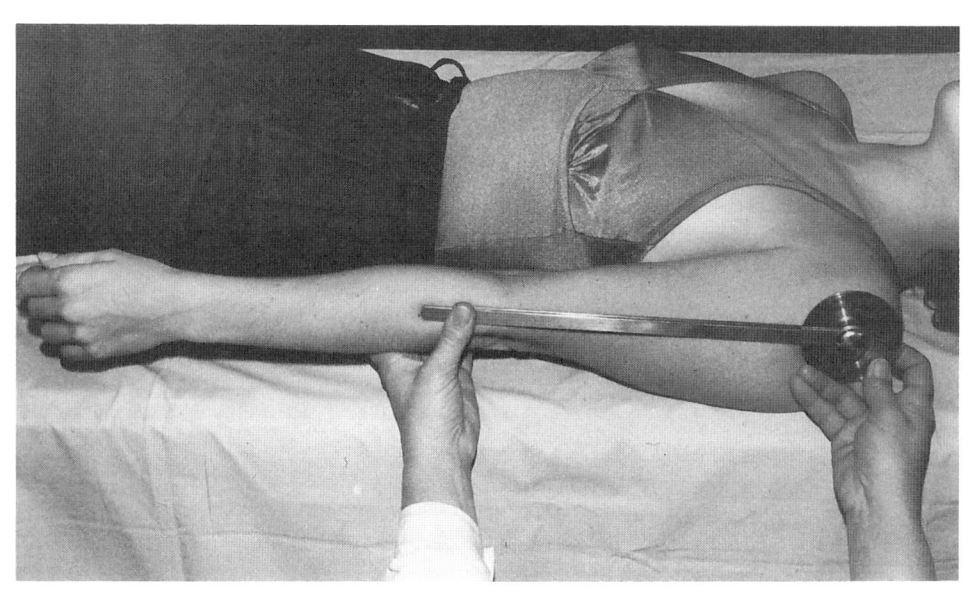

図 4-2 開始肢位．全円型金属製角度計の支点は被験者の肩峰に合わせる．角度計の両方のアームは，一方は胸郭の外側縁に沿って当て，もう一方は上腕骨の外側中央線および上腕骨外側上顆延長線上に当てる．

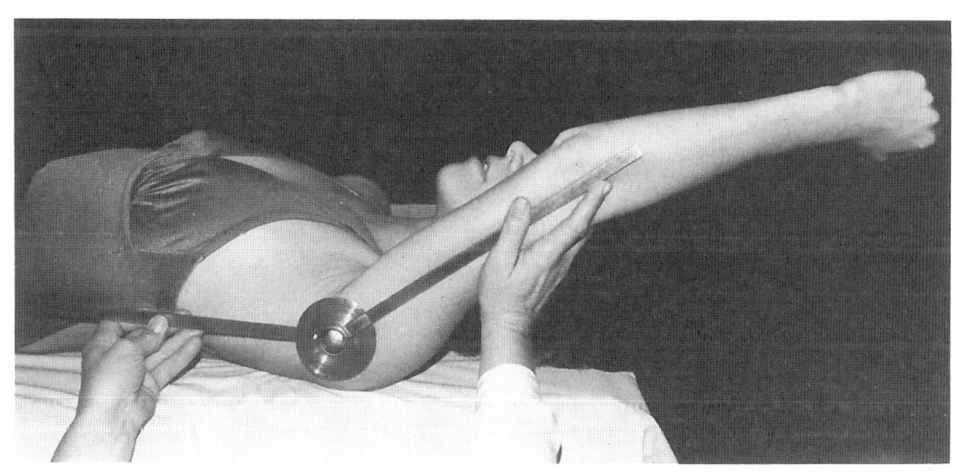

図 4-3 最終肢位．検者は右手で被験者の上肢を支え，角度計の遠位アームを外側上顆上に正しく当てる．左手で近位アームを胸郭の外側中央線上に当てる．

伸 展

この動きは矢状面で冠状軸を軸として起こる．

基本的測定肢位

腹臥位をとらせ，顔は測定する肩関節とは反対の方向に向ける．頭の下に枕は使用しない．肩関節は外転・回旋0°の肢位にする．上腕二頭筋長頭の緊張で動きが制限されないように肘関節は軽度屈曲位とする．前腕は手掌が体幹の方を向くように，回外・回内0°の肢位にする．

固 定

肩甲上腕関節の動き

肩甲骨の挙上，前方傾斜（下角が後方に突出する）を防ぐために肩甲骨を固定する（図4-4）．

肩関節複合体の動き

脊柱の前屈を防ぐために胸郭を固定する．

正常な最終域感

肩甲上腕関節の動き

最終域感は烏口上腕靱帯の前部束，関節包前部の緊張のために結合組織性のものとなる．

肩関節複合体の動き

最終域感は大胸筋鎖骨部線維，前鋸筋の緊張のために結合組織性のものとなる．

角度計の当て方

図4-5，4-6参照．

1. 角度計の支点は肩峰の近くに合わせる．
2. 近位アームは胸郭の腋窩中央線に当てる．
3. 遠位アームは上腕骨外側上顆を指標に上腕骨の外側中央線に当てる．

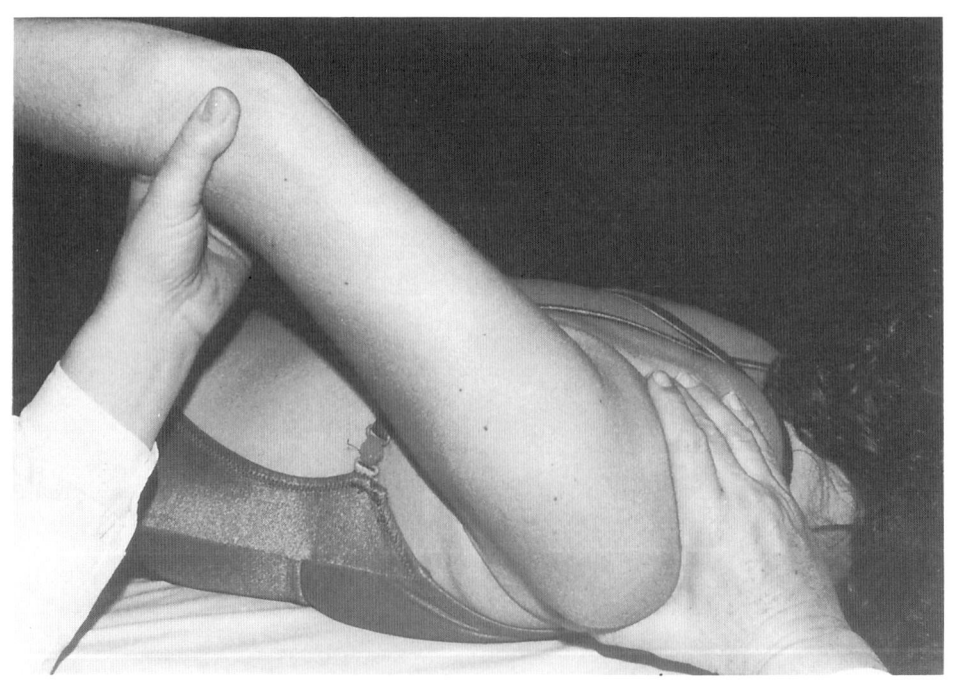

図4-4 右上肢の伸展の最終可動域．検者は右手で肩甲骨を持つ．さらに伸展させると，肩甲骨の挙上や前方傾斜が起こるので，伸展が最終可動域に達したことを確認できる．固定している手で肩甲骨の運動を確認し，防止する．

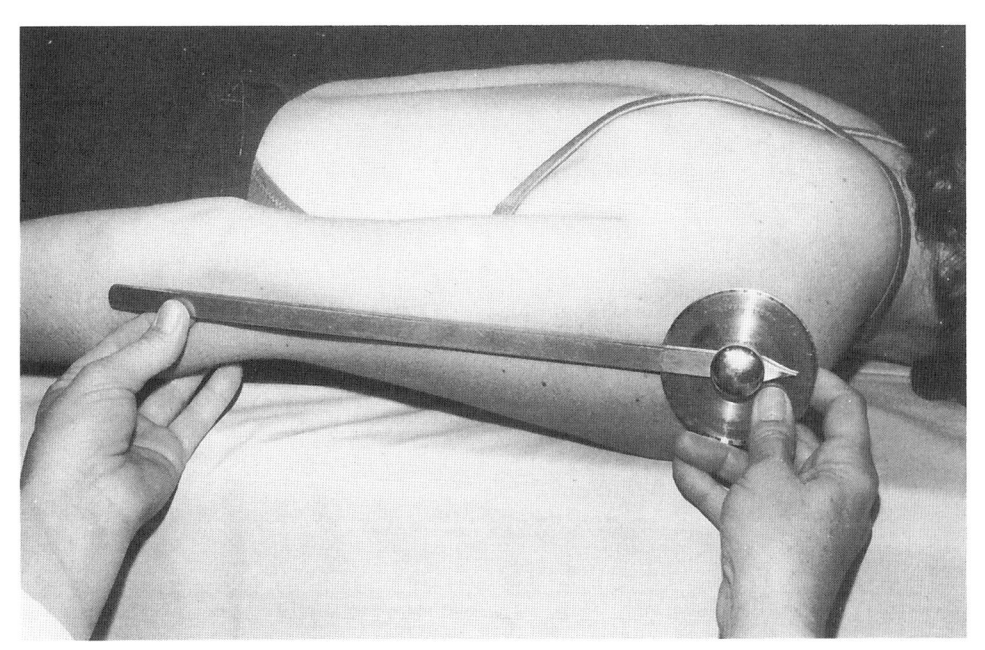

図 4-5 開始肢位．被験者は顔を測定する関節とは反対に向ける．角度計の支点は肩峰に合わせる．近位アームは胸郭の外側中央線に沿って当て，遠位アームは上腕骨の外側中央線および上腕骨外側上顆延長線上に当てる．

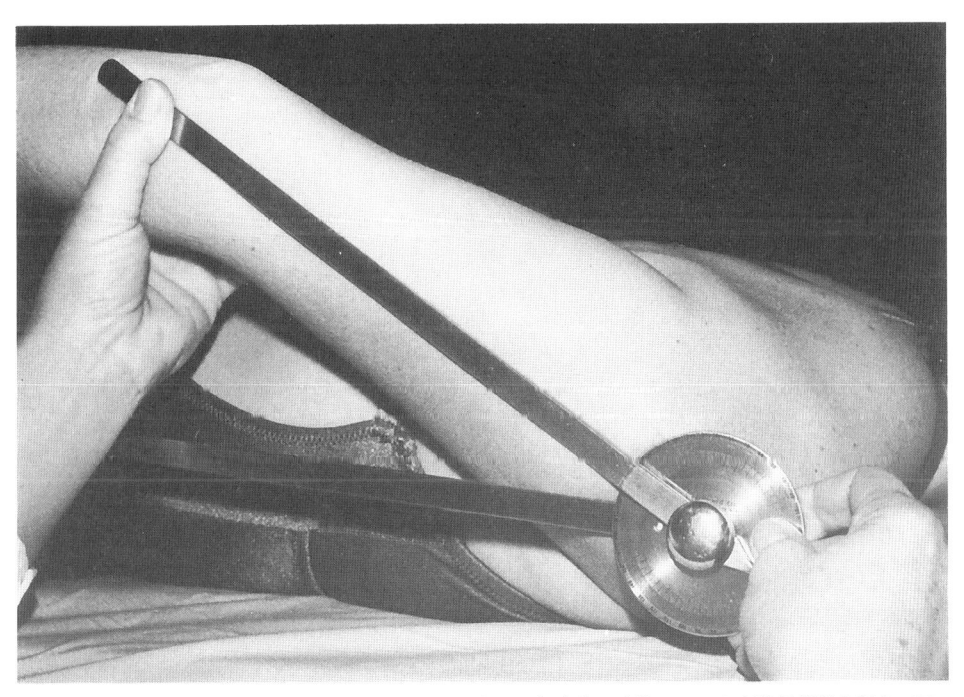

図 4-6 最終肢位．検者は左手で被験者の上肢を支え，角度計の遠位アームを上腕骨外側上課上に正しく当てる．角度計の支点を肩峰上に保ちながら，近位アームを胸郭の外側中央線に沿って当てる．

外 転

この動きは前額面で前後軸を軸として起こる．

基本的測定肢位

被験者に背臥位をとらせる．別の方法として，坐位や腹臥位で測定することもある．肩関節は屈曲・伸展 0°，そして手掌面が前方を向くように完全外旋位にする．上腕骨の外旋ができない場合，上腕骨大結節と関節窩上部や肩峰とが接触し，動きを制限するだろう．上腕三頭筋長頭の緊張で動きが制限されないように肘関節は伸展位とする．

固 定

肩甲上腕関節の動き

肩甲骨の上方回旋と挙上を防ぐために肩甲骨を固定する（図 4-7, 4-8）．図 4-8 には別法を示してある．

肩関節複合体の動き

体幹の側屈を防ぐために胸郭を固定する．

正常な最終域感

肩甲上腕関節の動き

通常，最終域感は関節上腕靭帯の中部束と下部束，関節包の下部，広背筋，大胸筋の緊張のために結合組織性のものとなる．

肩関節複合体の動き

最終域感は大・小菱形筋，僧帽筋の中部・下部線維の緊張のために結合組織性のものとなる．

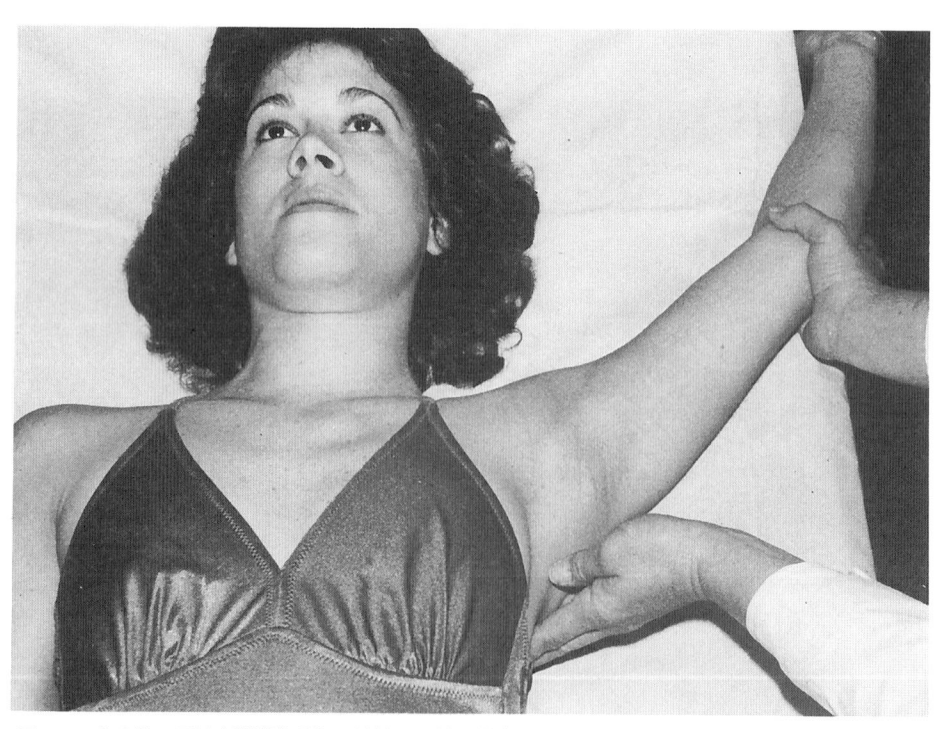

図 4-7　左上肢の肩甲上腕関節外転の最終可動域．検者は左手で肩甲骨を固定する．上肢をさらに外転しようとすると，肩甲骨の外側への動きが起こるところが外転の最終位である．この肩甲骨の動きは固定している手で確認できる．背臥位の測定肢位の方が，別法の測定方法である坐位よりも測定が容易だろう．なぜならば，背臥位では被験者の上肢と体幹はベッドで支えられているからである．

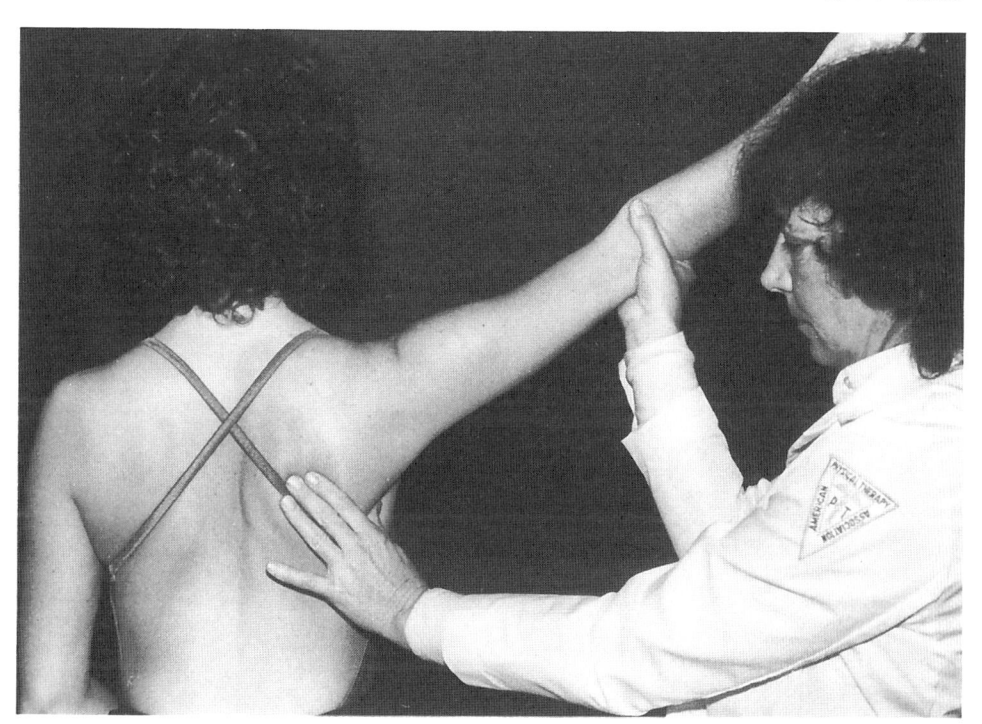

図 4-8　右上肢の外転の最終可動域．検者は左手で肩甲骨を固定する．上肢をさらに動かそうとすると，肩甲骨の下角が肋骨部から離れて外側に動くときが外転の最終位である．検者は左手で肩甲骨外側の動きを確認できる．坐位では体幹は背臥位よりも不安定なので，検者は胸郭の側屈に注意しなければならない．また，被験者に背部を真っ直ぐに保つように指示する必要があるかもしれない．

角度計の当て方（背臥位）

図 4-9, 4-10 参照.
1. 角度計の支点は肩峰の前面に合わせる.
2. 近位アームは胸骨前面の中央線に平行に当てる.
3. 最終可動域では，遠位アームは上腕骨の内側中央線に当てる.

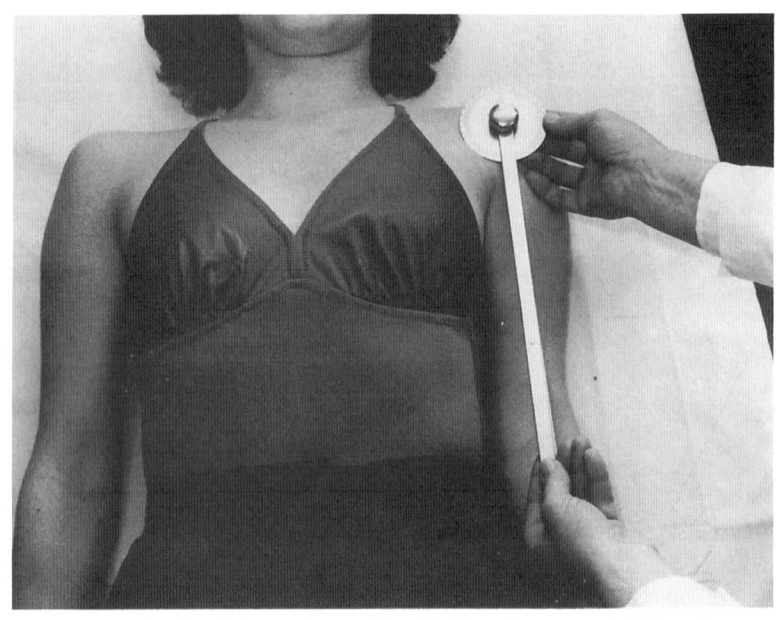

図 4-9 背臥位での開始肢位．角度計の支点を肩峰の前面上に合わせる．角度計の両方のアームは上腕骨の前面中央線と胸骨に平行に当てる．

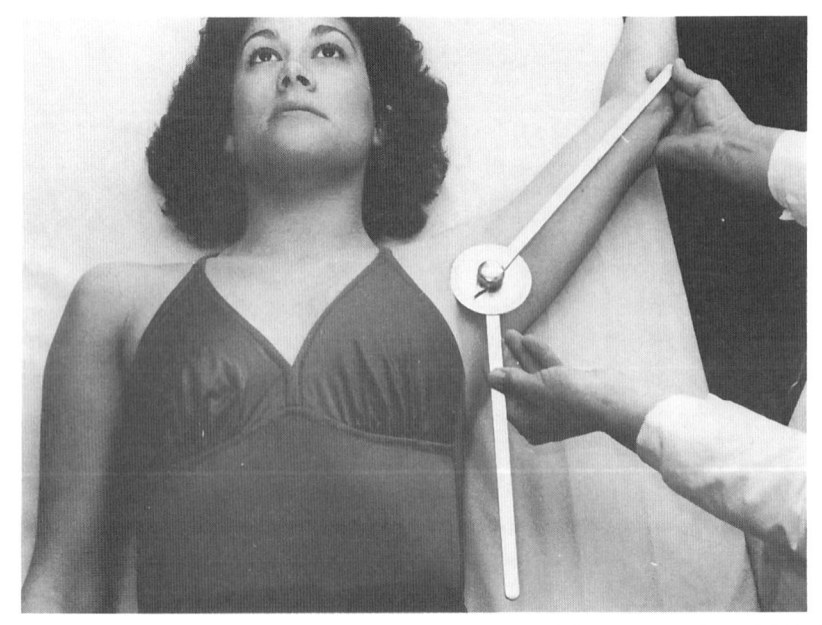

図 4-10 最終肢位．角度計の近位アームは胸骨と平行に当てる．遠位アームは上腕骨の内側中央線上に保つ．上腕骨の外旋に注意すること．

別法の角度計の当て方（坐位）

図 4-11, 4-12 参照.
1. 角度計の支点は肩峰の後面に合わせる.
2. 近位アームは脊柱の棘突起と平行に当てる.
3. 最終可動域では，遠位アームは外側上顆を指標に上腕骨の外側中央線に当てる.

内 転

この動きは前額面で前後軸を軸として起こる.

基本的測定肢位，固定，角度計の当て方

測定肢位，固定，角度計の当て方は肩関節外転測定の場合と同様である.

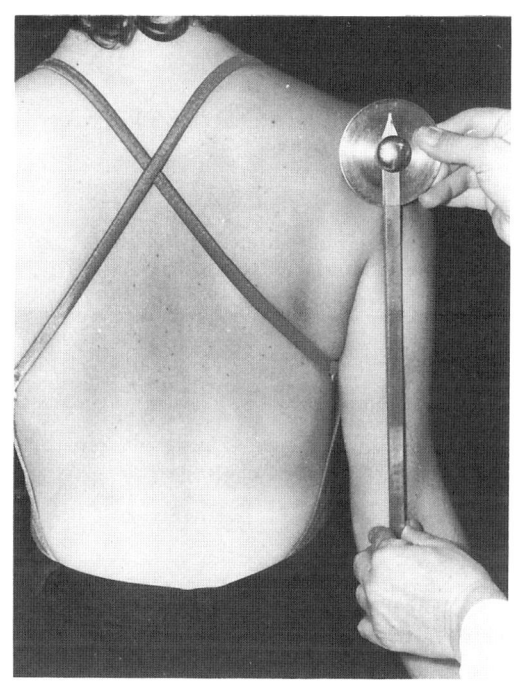

図 4-11 坐位で外転を測定するとき，角度計の支点は肩峰の後面に合わせる．角度計の両方のアームは上腕骨の後面中央線および脊柱の棘突起に平行に当てる．

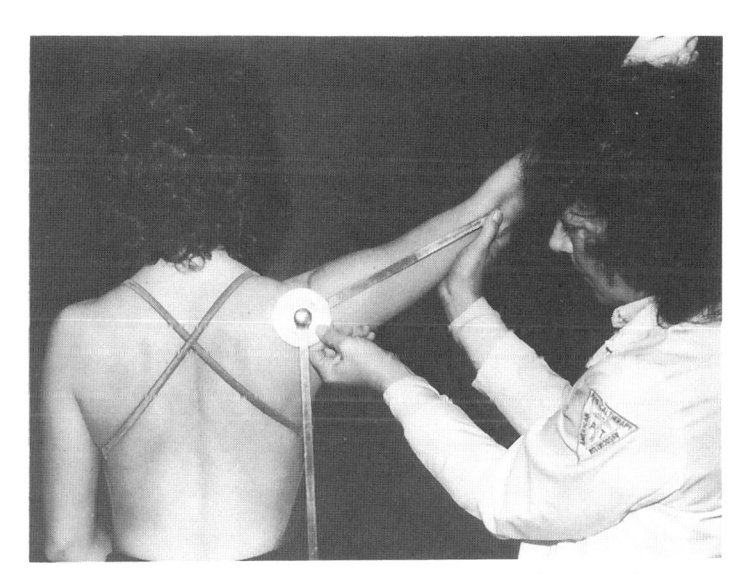

図 4-12 坐位での最終肢位．検者は右手で被験者の右上肢を支え，角度計の遠位アームを上腕骨の外側中央線に沿って当てる．近位アームは自由に動くようにしておき，床に対して垂直に，そして被験者の脊柱と平行になるようにしなければならない．他動 ROM の間，被験者の上肢の重みを検者が支えなければならないし，また側屈が起こらないかを確かめるために常に被験者の胸郭を見ておかなければいけないので，坐位での測定は背臥位よりも困難なときがある．

内　旋

被験者が解剖学的肢位をとっている場合，この動きは横断面で垂直軸を軸として起こる．

基本的測定肢位

被験者に背臥位をとらせ，測定する上肢は肩関節外転90°にする．前腕はベッドに対して垂直にし，手掌面を足部の方に向けて回外・回内0°になるようにする．上腕全体をベッド上に置くが，肘は支えない．上腕骨が肩峰と同じ高さになるように，上腕の下にタオルを敷く．

固　定

肩甲上腕関節の動き

ROMの初めでは，肩関節を90°外転位に保つために，上腕骨遠位端の固定が必要なことが多い．最終可動域に向かうにしたがって，肩甲骨の挙上と前方傾斜（下角が後方に突出する）を防ぐために肩甲骨を固定する（図4-13）．

肩関節複合体の動き

ROMの初めでは，肩関節を90°外転位に保つために，上腕骨遠位端の固定が必要なことが多い．最終可動域に向かうにしたがって，脊柱の屈曲を防ぐために胸郭を固定する．

正常な最終域感

肩甲上腕関節の動き

最終域感は関節包の後部，棘下筋，小円筋の緊張のために結合組織性のものとなる．

肩関節複合体の動き

最終域感は大・小菱形筋，僧帽筋の中部・下部線維の緊張のために結合組織性のものとなる．

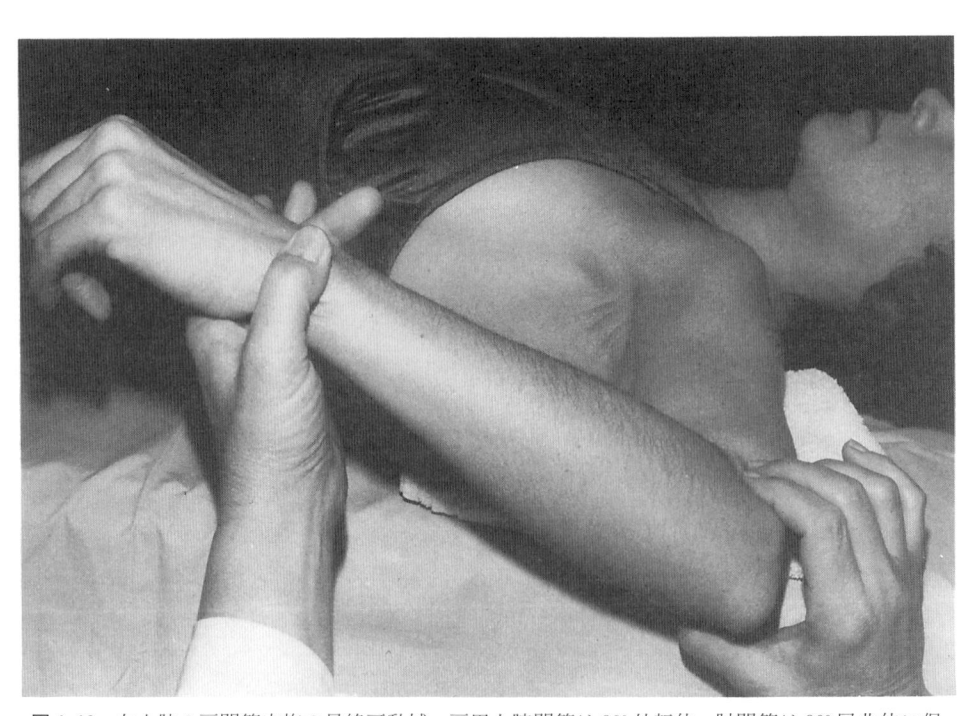

図4-13　左上肢の肩関節内旋の最終可動域．肩甲上腕関節は90°外転位，肘関節は90°屈曲位に保つ．検者は肩関節を外転位に保つために右手で上腕骨遠位端を固定する．運動を続けると肩甲骨を前方傾斜するような動きが起こるときが内旋の最終位である．肩甲骨の動きは，肩の前面と上面から観察できる．

角度計の当て方

図4-14,4-15参照.

1. 角度計の支点は肘頭上に合わせる.
2. 近位アームは床に対して平行か垂直になるように当てる.
3. 遠位アームは肘頭と尺骨茎状突起を指標に尺骨に当てる.

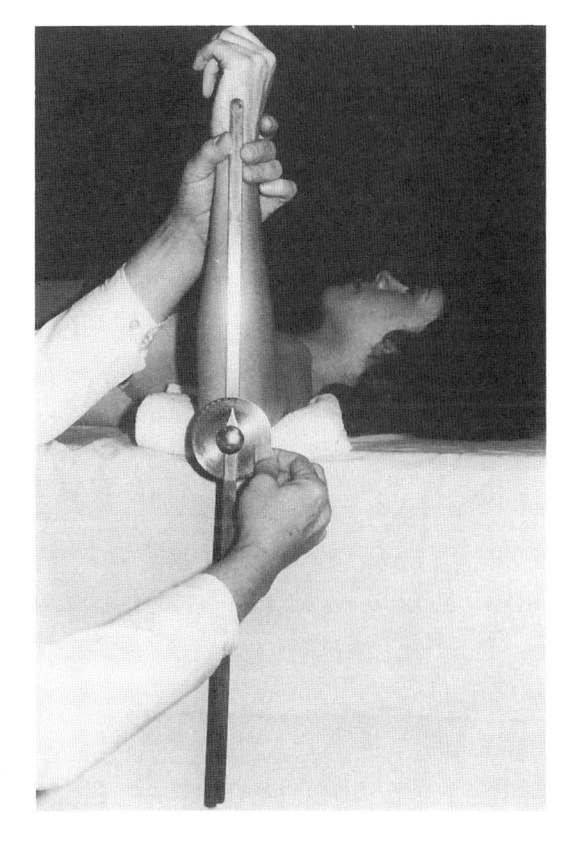

図4-14 開始肢位．検者は角度計の支点を肘頭に合わせる．角度計の遠位アームは内旋・外旋のどちらの測定でも尺骨茎状突起を通るように当てる．近位アームは自由に動くようにしておき，重力で近位アームが床に垂直になるようにしなければならない．

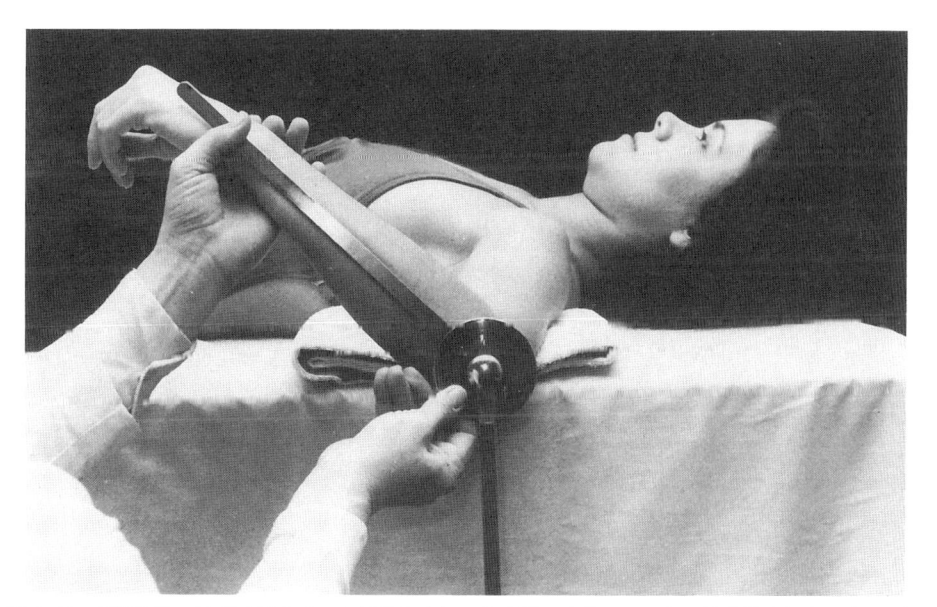

図4-15 最終肢位．検者は被験者の左前腕を支え，角度計の遠位アームを尺骨茎状突起上に当てて保持する．右手で角度計の支点を肘頭に合わせて保持する．近位アームは自由に動くようにしておき，重力で近位アームが床に垂直になるようにする．

外　旋

被験者が解剖学的肢位をとっている場合，この動きは横断面で垂直軸を軸として起こる．

基本的測定肢位

測定肢位は肩関節内旋測定の場合と同様である．

固　定

肩甲上腕関節の動き

ROMの初めでは，肩関節を90°外転位に保つために，上腕骨遠位端の固定が必要なことが多い．最終可動域に向かうにしたがって，肩甲骨の後方傾斜（下角が肋骨を押す）を防ぐために肩甲骨を固定する（図4-16）．

肩関節複合体の動き

ROMの初めでは，肩関節を90°外転位に保つために，上腕骨遠位端の固定が必要なことが多い．最終可動域に向かうにしたがって，脊柱の伸展を防ぐために胸郭を固定する．

正常な最終域感

肩甲上腕関節の動き

最終域感は関節上腕靱帯の3つの束，烏口上腕靱帯，関節包の前部，肩甲下筋，大胸筋，広背筋，大円筋の緊張のために結合組織性のものとなる．

肩関節複合体の動き

最終域感は前鋸筋と小円筋の緊張のために結合組織性のものとなる．

角度計の当て方

図4-17，4-18参照．

角度計の当て方は肩関節内旋測定の場合と同様である．

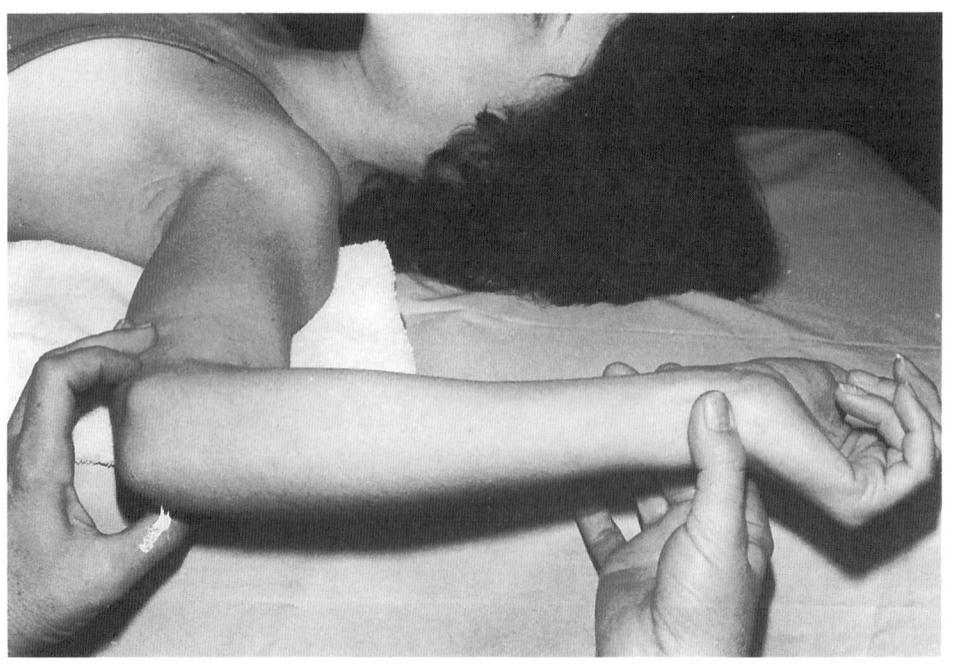

図4-16　左上肢の肩甲上腕関節外旋の最終可動域．検者は90°以上の外転を防ぐために，上腕骨の遠位端を固定する．検者は前腕を動かすために右手を使う．また，回外や肘伸展を防ぐためにも使う．肩甲骨が胸郭後部を圧迫するような動きが起こったとき，外旋は最終位に達している．

第4章 肩関節 65

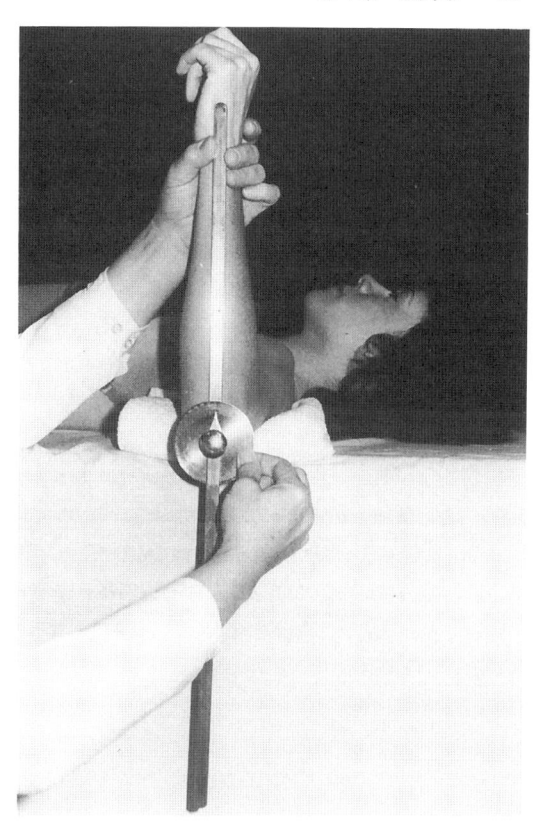

図 4-17 外旋での角度計の当て方は内旋測定の場合と同様である．しかし，検者は手の位置を変え，角度計の目盛部は，左手よりはむしろ右手で持つ必要があるだろう（図 4-18 参照）．

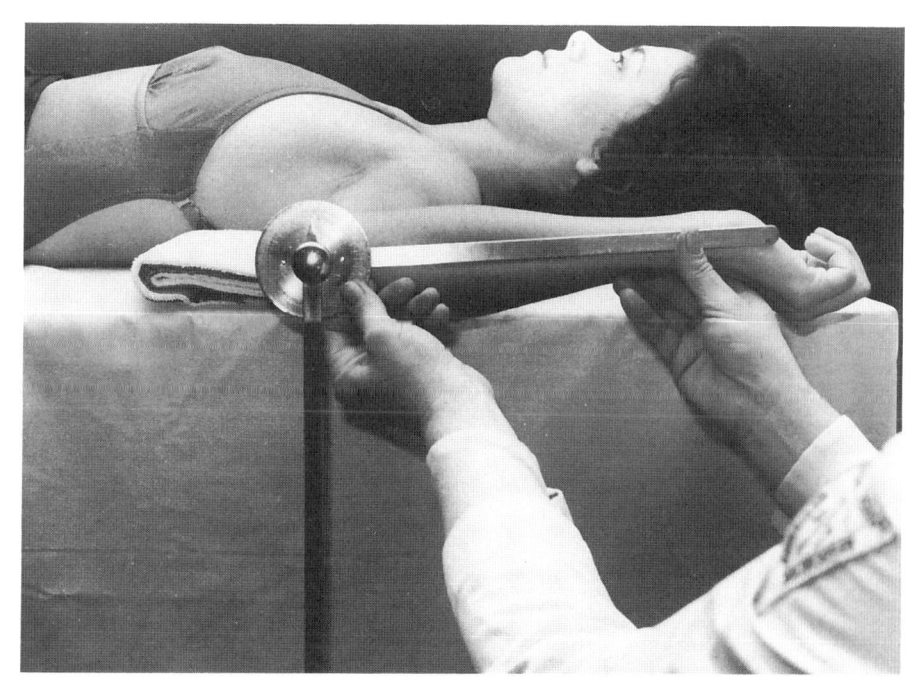

図 4-18 最終肢位．検者は目の高さで角度計の目盛を読むために，椅子か台に座る必要があるかもしれない．

文　献

1. Cyriax, JH and Cyriax, PJ: Illustrated Manual of Orthopaedic Medicine. Butterworths, London, 1983.
2. Culham, E and Peat, M: Functional anatomy of the shoulder complex. J Orthop Sports Phys Ther 18:342, 1993.
3. Norkin, C and Levangie, P: Joint Structure and Function: A Comprehensive Analysis, ed 2. FA Davis, Philadelphia, 1992.
4. American Academy of Orthopaedic Surgeons: Joint Motion: Method of Measuring and Recording. AAOS, Chicago, 1965.
5. American Medical Association: Guides to the Evaluation of Permanent Impairment, ed 3. AMA, Chicago, 1988.
6. Boone, DC and Azen, SP: Normal range of motion in male subjects. J Bone Joint Surg Am 61:756, 1979.
7. Safee-Rad, R, et al: Normal functional range of motion of upper limbjoints during performance of three feeding activities. Arch Phys Med Rehabil 71:505, 1990.
8. Watanabe, H, et al: The range of joint motions of the extremities in healthy Japanese people: The difference according to age. Phys Ther 71:878, 1991.
9. Boone, DC: Techniques of measurement of joint motion. (Unpublished supplement to Boone, DC and Azen, SP: Normal range of motion in male subjects. J Bone Joint Surg Am 61:756, 1979.)
10. Walker, JM, et al: Active mobility of the extremities in older subjects. Phys Ther 64:919, 1984.
11. Downey, PA, Fiebert, I, and Stackpole-Brown, JB: Shoulder range of motion in persons aged sixty and older [abstract]. Phys Ther 71:S75, 1991.
12. West, CC: Measurement of joint motion. Arch Phys Med Rehabil 26:414, 1945.
13. Clarke, GR, et al: Preliminary studies in measuring range of motion in normal and painful stiff shoulders. Rheumatology and Rehabilitation 14:39, 1975.
14. Allander, E, et al: Normal range of joint movement in shoulder, hip, wrist and thumb with special reference to side: A comparison between two populations. Int J Epidemiol 3:253, 1974.
15. Hellebrandt, FA, Duvall, EN, and Moore, ML: The measurement of joint motion. Part III: Reliability of goniometry. Physical Therapy Review 29:302, 1949.
16. Boone, DC, et al: Reliability of goniometric measurements. Phys Ther 58:1355, 1978.
17. Pandya, S, et al: Reliability of goniometric measurements in patients with Duchenne muscular dystrophy. Phys Ther 65:1339, 1985.
18. Riddle, DL, Rothstein, JM, and Lamb, RL: Goniometric reliability in a clinical setting: Shoulder measurements. Phys Ther 67:668, 1987.

5 肘と前腕

腕尺関節および腕橈関節

構造
上腕と前腕間の腕尺関節および腕橈関節は，滑膜性複合蝶番関節であると考えられる．腕尺関節の近位関節面は上腕骨の遠位前内側面にあり，凸状滑車をしている．遠位の関節面は尺骨近位部の凹状の滑車切痕である．

腕橈関節の近位関節面は上腕骨の遠位前外側面にある凸状の上腕骨小頭である．相対する関節面は橈骨近位端の凹状の橈骨頭である．

これらの関節を覆う関節包はかなり広く，ゆるく，薄い．この関節包は上橈尺関節をも覆っている．内側・外側側副靱帯は関節包の側面を補強し，内側―外側の安定性を高めている[1]．

上肢を解剖学的肢位にしたとき，上腕骨の長軸と前腕は肘で鋭角をなす．この角度は「運搬角度（carrying angle）」と呼ばれる．この角度は，男性では約5°，女性ではおおよそ10〜15°である．この角度が平均より大きい（より鋭角な）場合「外反肘」と呼ばれる．

骨運動
腕尺関節および腕橈関節は1度の運動自由度がある．つまり，矢状面で冠状軸を軸とする屈曲―伸展が可能である．肘関節が屈曲―伸展するとき，回旋の軸は滑車のほぼ中央にある[2]．

関節運動
腕尺関節では，伸展のときに尺骨の肘頭部が上腕骨の肘頭窩に入るまで，滑車上での尺骨の滑りが続く．屈曲時には，尺骨の鈎状突起が上腕骨の鈎突窩に達するまで，滑車溝に沿って滑車の縁を滑る．

腕橈関節では，伸展のときに凹状の橈骨頭が上腕骨小頭の凸面後方を滑る．屈曲時には，橈骨頭の縁が橈骨窩に入るまで小頭滑車溝を前方に滑る．

関節包パターン
関節包パターンはかなり多様であるが，通常，屈曲の方が伸展よりも制限される．たとえば，屈曲制限30°と伸展制限10°が相応すると思われる[3]．

上橈尺関節および下橈尺関節

構造
上橈尺関節
上橈尺関節の尺骨部は，尺骨近位部の外側面にある橈骨切痕と輪状靱帯を含んでいる．橈骨切痕と輪状靱帯は凹状の関節面を形成している．橈骨の関節面は橈骨頭の凸部である．

下橈尺関節
下橈尺関節の尺骨部は凸状の尺骨頭である．相対する関節面は橈骨の尺骨切痕と関節円板である．

橈骨と尺骨の間には，これらの骨をつなぐコラーゲン組織の広い膜である骨間膜があり，両関節の安定性を高めている．上橈尺関節の安定性を高めているのは次の3つの構造である——輪状靱帯と方形靱帯そして斜索．関節円板と前後の橈尺靱帯は下橈尺関節の安定性を高めている[1]．

骨運動
上・下橈尺関節は，連結機構がある関節である．し

たがって，1つの関節の動きは他の関節の動きと連動する．運動軸は橈骨頭から尺骨頭に伸びる長軸である．機械的に連結された関節は，1度の運動自由度をもつ滑膜性車軸関節である．回内と回外の動きが可能である．回内のときは橈骨が尺骨上へ交差し，回外のときは橈骨と尺骨は平行になる．

関節運動

上橈尺関節では，回内および回外時に橈骨頭の縁の凸部が輪状靱帯と橈骨切痕の凹面内を軸回旋する．橈骨頭の凸状の関節面は，回内のときは後方に，回外のときは前方に軸回旋する．

下橈尺関節では，橈骨の尺骨切痕の凹面が尺骨頭と関節円板上を滑る．橈骨の凹状の関節面は，回内のときは前方（手と同じ方向）に滑り，回外のときは後方（手と同じ方向）に滑る．

関節包パターン

CyriaxとCyriax[3]そしてMagee[4]によると，回内と回外の関節包パターンはほぼ等しいとしている[3,4]．しかし，HertlingとKesslerら[5]によると，上橈尺関節では回内よりも回外の制限の方が大きく，一方，下橈尺関節ではほとんど運動制限は起こらないとしている．

関節可動域

表5-1に肘関節の各動きのROM平均値を示した．表5-1のアメリカ整形外科学会（AAOS）とアメリカ医師会（AMA）が報告している測定値が得られた被験者の年齢，性別，被験者数については不明である．BooneとAzen[8]は，万能角度計を用いて男性被験者の自動ROMを測定した．

表5-1 肘および前腕の動き：主要な資料による平均値（単位：度）

動き	アメリカ整形外科学会[6]（AAOS）	アメリカ医師会[7]（AMA）	BooneとAzen[8] 18ヵ月〜54歳（被験者数=109)	
			平均	標準偏差
屈曲	150.0	140.0	142.9	5.6
伸展	0.0	0.0	0.6	3.1
回内	80.0	80.0	75.8	5.1
回外	80.0	80.0	82.1	3.8

表5-2 機能的活動における肘と前腕の動き：開始肢位と最終肢位，運動弧の平均値（単位：度）[9,10]

	屈曲			回内	回外	
	開始	最終	運動弧	開始	最終	運動弧
活動	平均	平均	平均	平均	平均	平均
シャツを着る	15.0	140.0	125.0[10]			
電話を使う	42.8	135.6	92.8	40.9	22.6	63.5[10]
いすから立つ	94.5	20.3	74.2	33.8	−9.5*	24.3[10]
カップから飲む	71.5	129.2	57.7[9]			
ドアを開ける	24.0	57.4	33.4	35.4	23.4	58.8[10]
フォークを使って食べる	93.8	122.3	28.5[9]			
新聞を読む	77.9	104.3	26.4	48.8	−7.3*	41.5[10]
水差しからつぐ	35.6	58.3	22.7	42.9	21.9	64.8[10]
スプーンを使って食べる	101.2	123.2	22.0[9]			
ナイフで切る	89.2	106.7	17.5	41.9	−26.9*	15.0[10]

*印は回内を示す

機能的関節可動域

表 5-2 に，Safaee-Rad ら[9]，そして Morrey ら[10] の業績から採用した各種の機能的活動に必要な肘関節および前腕の ROM を示した．Safaee-Rad ら[9]は，3次元動作解析装置を用い，3つの食事動作（スプーンで食べる，フォークで食べる，カップから飲む）について，上肢の4関節で必要な ROM を測定した．この研究に参加した被験者は，20～29歳の健常男性10名であった．被験者は各動作の前にテーブルにつき，肘関節は90°屈曲位，前腕と手関節は中間位とした．3つの動作の中で肘関節の屈曲をもっとも必要としたのは飲む動作であり（57.7°），スプーンで食べる動作がもっとも少なかった（22°）．

Morrey ら[10]は，3軸の電子角度計を用い，21～75歳の健常者33名（男性15名，女性18名）の肘関節の動きを測定した．Morrey らによれば，測定したほとんどの日常生活で必要とされる運動弧は，肘関節で屈曲約100°（30～130°），回旋で約100°（回外50°と回内50°）であった．頭の後ろに手を回すには屈曲140°，靴に手をのばすには屈曲約15°が必要であった．Morrey ら[10]の研究で，もっとも ROM が必要な活動は電話を使うことであった．

年齢と性差の影響

表 5-3 と 5-4 に肘関節および前腕の各動きにおける ROM の年齢と性差の影響について示した．表 5-3 と 5-4 の数値を比較してみると，男女幼児は老年者よりも屈曲と回内・回外の ROM が大きい．Boone と Azen ら[8]によると，最若年群（1～5歳）の男児は他の年齢群よりも回内と回外の総計で明らかに大きいとしているが，その差は1標準偏差より小さく，差はわずかであると考えられる．

Walker ら[13]によると，彼らの研究において，中間の開始肢位（0°）に肘関節を伸展できない高齢男性がいた．開始肢位の平均値は0°ではなく6°であった．Bergstrom ら[14]の79歳の女性52名と男性37名の研

表 5-3 肘および前腕の動きに対する年齢の影響：2週～19歳の新生児，小児および青年の平均値（単位：度）

	Watanabe ら[11]			Boone[12]				
	2週～2歳（被験者数=45）	18ヵ月～5歳（被験者数=19）		6～12歳（被験者数=17）		13～19歳（被験者数=17）	
動き	平均値の範囲	平均	標準偏差	平均	標準偏差	平均	標準偏差
屈曲	148～158	144.9	5.7	146.5	4.0	144.9	6.0
伸展		0.4	3.4	2.1	3.2	0.1	3.8
回内	90～96	78.9	4.4	76.9	3.6	74.1	5.3
回外	81～93	84.5	3.8	82.9	2.7	81.8	3.2

表 5-4 肘および前腕の動きに対する年齢の影響：20～85歳成人の平均値（単位：度）

	Boone[12]						Walker ら[13]	
	20～29歳（被験者数=19）		30～39歳（被験者数=18）		40～54歳（被験者数=19）		60～85歳（被験者数=30）	
動き	平均	標準偏差	平均	標準偏差	平均	標準偏差	平均	標準偏差
屈曲	140.1	5.2	141.7	3.2	139.7	5.8	139.0	14.0
伸展	0.7	3.2	0.7	1.7	−0.4*	3.0	−6.0*	5.0
回内	76.2	3.9	73.6	4.3	75.0	7.0	68.0	9.0
回外	80.1	3.7	81.7	4.2	81.4	4.0	83.0	11.0

*中間位または0°の開始肢位よりの平均角度を示す値

究では，右肘関節に5°以上の屈曲拘縮がある者11%，両側の屈曲拘縮がある者7%であった．

信頼性と妥当性

肘関節を含む信頼性に関する研究は，Hellebrandtら[15]，Booneら[16]，Rothsteinら[17]，FishとWingate[18]，Grohmann[19]，Petherickら[20]など，多くの研究者が行っている．Hellebrandtら[15]は，万能角度計を用いて77例の患者の肘関節屈曲の自動運動を測定し，測定値を2倍した平均値で統計的に有意な検者内差異を認めた．Booneら[16]は，肘関節屈曲の自動運動の測定で，検者内信頼性が検者間信頼性より高いことを認めた．

Booneら[16]に対してRothsteinら[17]は，肘関節の屈曲と伸展の他動ROMにおいて，検者内信頼性および検者間信頼性ともに高いICC（0.90以上）を認めた．この研究では，12名の検者が一般に使用する3種の万能角度計（大・小のプラスチック製，大きい金属製）を用い，24例を測定した．

FishとWingate[18]は，角度計を用いた他動ROM測定の標準偏差（2.4〜3.4°）は，写真計測での標準偏差（0.7〜1.1°）より大きかったとしている．彼らは，測定誤差は適切な骨指標を同定し得なかったこと，不正確な角度計の当て方，そして検者の力の加え方が様々だったことに起因すると述べている．

Grohmann[19]は，40名の検者に1名の被験者を測定させ，関節の上（over-the-joint）から角度計を当てる方法と従来の側面から当てる方法とで得られた測定値に有意差は認められなかったとしている．測定平均値の差は2°以下であった．

Petherickら[20]は，男性10名と女性20名を対象とした研究で，検者間信頼性は，液角度計を用いた方が万能角度計を使用したときより高かったと述べている．彼らは，液角度計と万能角度計を用いた場合とで一致妥当性はないので，これらを互換的に使用すべきではないと結論している．

測定手順

屈 曲
この動きは矢状面で冠状軸を軸として起こる．

基本的測定肢位
被験者に背臥位をとらせ，上肢を体側にぴったりとつけ，肩関節は屈曲・伸展・外転0°の肢位にする．肘関節を完全伸展させるために，上腕骨遠位端の下にタオルを敷く．前腕は手掌面が天井を向くように完全回外位にする．

固 定
肩関節の屈曲を防ぐために上腕骨の遠位端を固定する（図5-1）．

正常な最終域感
通常，最終域感は前腕の前面の筋腹と上腕の筋腹間の接触により軟部組織性のものとなる．筋腹が萎縮している場合，尺骨鉤状突起と上腕骨鉤突窩の間の接触および橈骨頭と上腕骨橈骨窩との間の接触のために，骨性の最終域感となるかもしれない．また，関節包後部と上腕三頭筋の緊張のために結合組織性のものとなるかもしれない．

角度計の当て方
図5-2，5-3参照．
1. 角度計の支点は上腕骨外側上顆上に合わせる．
2. 近位アームは肩峰の中心を指標に上腕骨中央線に当てる．
3. 遠位アームは橈骨頭と橈骨茎状突起を指標に橈骨外側中央線に当てる．

伸 展
この動きは矢状面で冠状軸を軸として起こる．

基本的測定肢位，固定，角度計の当て方
測定肢位，固定，角度計の当て方は肘関節屈曲測定の場合と同様である．

正常な最終域感
通常，最終域感は尺骨の肘頭と上腕骨の肘頭窩との接触のために骨性のものとなる．また，関節包の前部，側副靱帯，上腕二頭筋，上腕筋の緊張のために結合組織性のものとなるときがある．

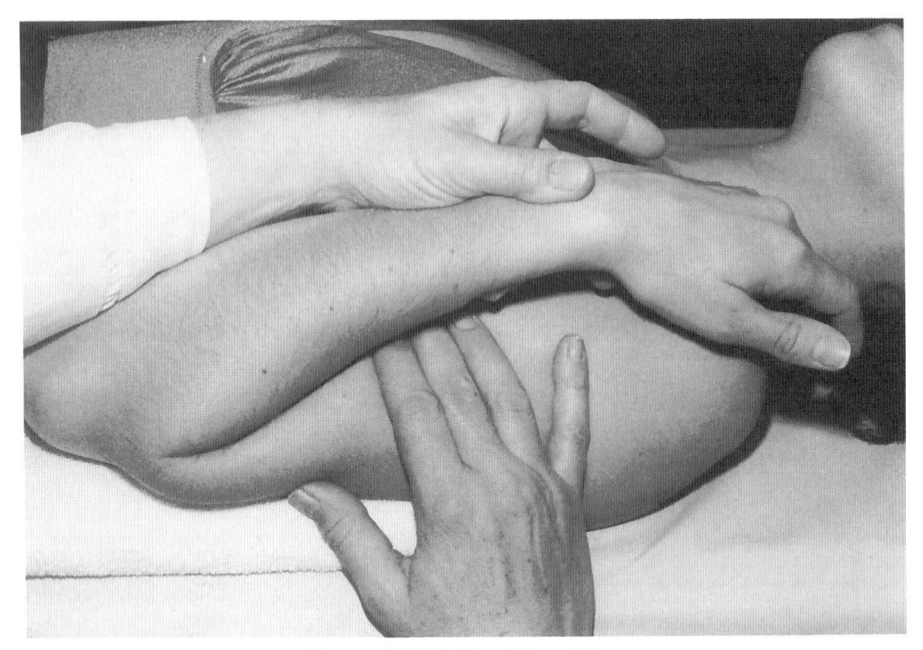

図 5-1　肘関節屈曲の最終可動域.

第5章　肘と前腕

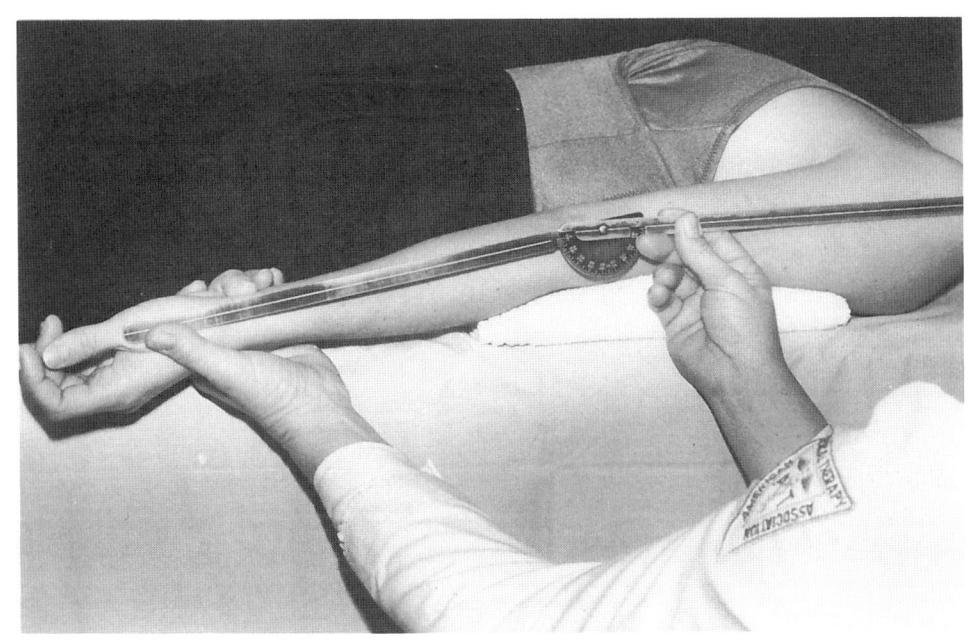

図 5-2　開始肢位．半円型金属製角度計の近位アームは，左上腕の外側中央線に沿って当てる．遠位アームは橈骨茎状突起を通るように前腕の外側中央線に沿って当てる．ベッドで肘関節の完全伸展を妨げないように，上腕骨遠位端と肘関節の下にタオルを置く．写真からもわかるように，被験者の肘は約 10° 過伸展している．

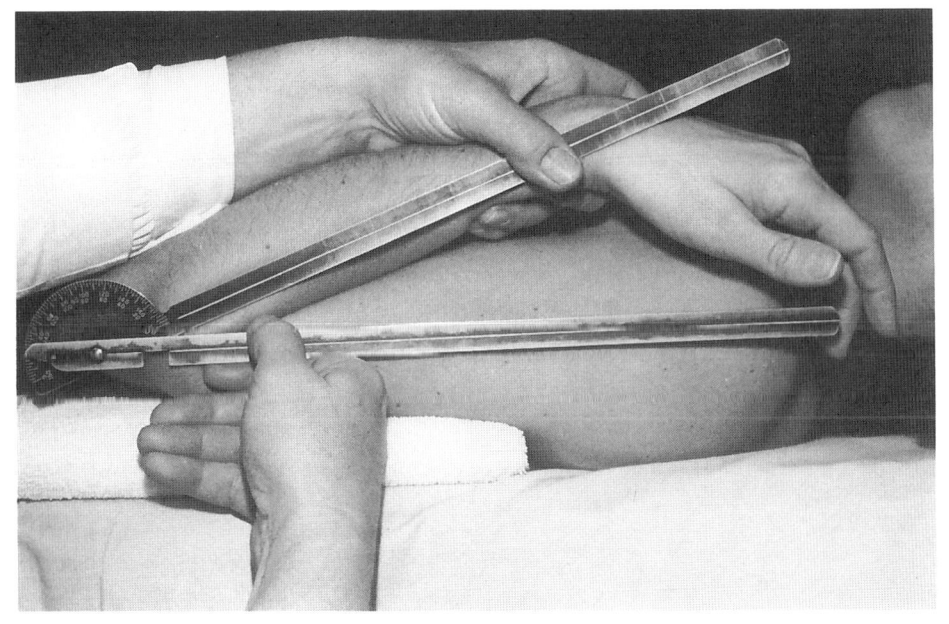

図 5-3　最終肢位．検者は左手で角度計の遠位アームを橈骨茎状突起上に当て保持する．右手で近位アームを上腕の外側中央線に沿って当て保持する．

回　内

被験者が解剖学的肢位をとっている場合，この動きは横断面で垂直軸を軸として起こる．

基本的測定肢位

被験者に坐位をとらせ，上腕を体側にぴったりとつけ，肩関節は屈曲・伸展・外転・内転・回旋0°の肢位にする．肘関節は90°屈曲させ，前腕を検者が支える．前腕は最初，母指が天井を向くように回外・回内の中間位にする．

固　定

肩関節の内旋・外転を防ぐために上腕骨の遠位端を固定する（図5-4）．

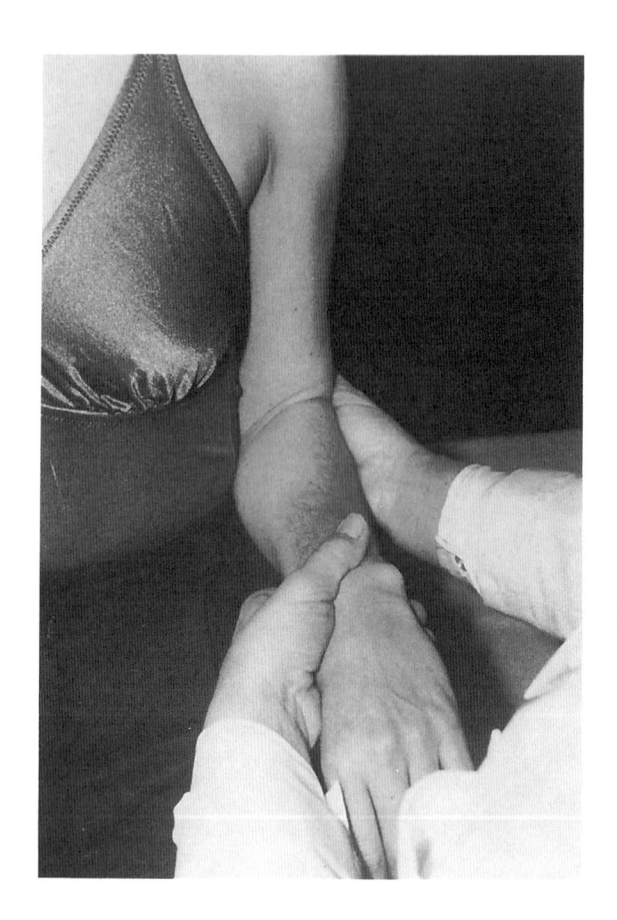

正常な最終域感

最終域感は橈骨と尺骨の接触のために骨性のものとなるかもしれない．または，下橈尺関節の背側橈尺靱帯，骨間膜，回外筋，上腕二頭筋の緊張のために結合組織性のものとなるかもしれない．

角度計の当て方

図5-5，5-6参照．
1. 角度計の支点は尺骨茎状突起の外側に合わせる．
2. 近位アームは上腕骨の前面中央線に平行に当てる．
3. 遠位アームは前腕のもっとも平らで筋腹のない部分，つまり橈骨と尺骨の茎状突起より少し近位の前腕の背面を横切って当てる．

図5-4　左前腕回内の最終可動域．被験者はベッドの端に座り，検者は被験者に向かい合って立つ．被験者の肘を包むように持っている検者の右手は，肩関節の内旋と外転の両方を防いでいる．左手は手関節や手というよりは橈骨を持つ．検者が被験者の手関節や手を持つと，手関節の動きを橈尺関節の動きと間違えるかもしれない．前腕をさらに回内しようとして抵抗があるときが回内の最終位である．

第 5 章　肘と前腕　75

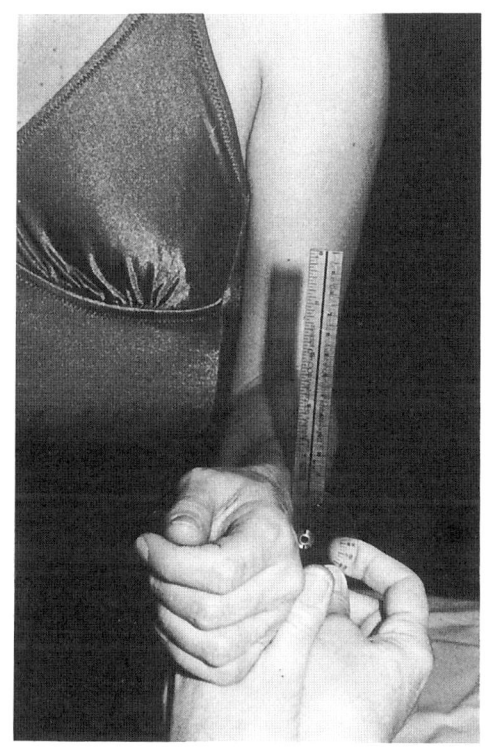

図 5-5　開始肢位．角度計は下橈尺関節の外側に置く．角度計の両方のアームは上腕の前面中央線と平行に当てる．

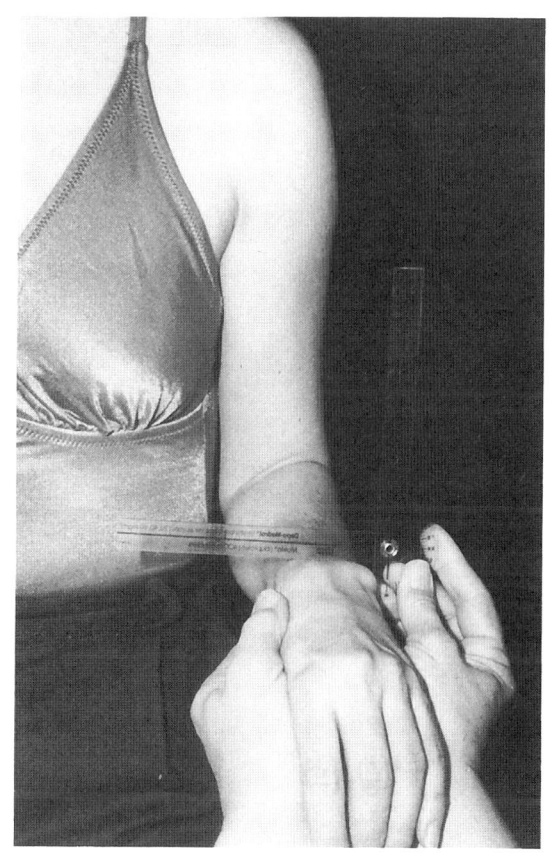

図 5-6　最終肢位．角度計の近位アームは上腕の前面中央線に平行に当てる．遠位アームは橈骨と尺骨の茎状突起のすぐ近位で前腕の背面を横切るように当てる．角度計の支点は尺骨茎状突起の近位かつ外側に合わせる．

回 外

被験者が解剖学的肢位をとっている場合，この動きは横断面で垂直軸を軸として起こる．

基本的測定肢位

測定肢位は前腕回内測定の場合と同様である．

固 定

肩関節の外旋と内転を防ぐために上腕骨の遠位端を固定する（図 5-7）．

正常な最終域感

最終域感は下橈尺関節の掌側橈尺靱帯，斜索，骨間膜，円回内筋，方形回内筋の緊張のために結合組織性のものとなる．

角度計の当て方

図 5-8，5-9 参照．
1. 角度計の支点は尺骨茎状突起の内側に合わせる．
2. 近位アームは上腕骨の前面中央線に平行に当てる．
3. 遠位アームは前腕のもっとも平らで筋腹のない部分，つまり茎状突起より少し近位の前腕の背面を横切って当てる．

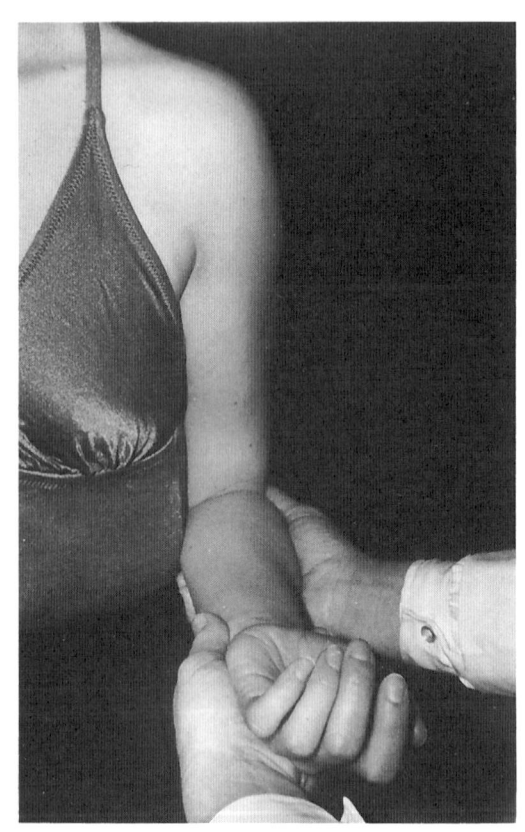

図 5-7　左前腕回外の最終可動域．検者は右手で被験者の肘関節を 90°屈曲位にし，肘を体幹につけて保持する．橈骨を持った左手は前腕を支える．前腕をさらに回外しようとして抵抗があるとき，そして肩関節の内転もしくは外旋が起こるときが回外の最終位である．

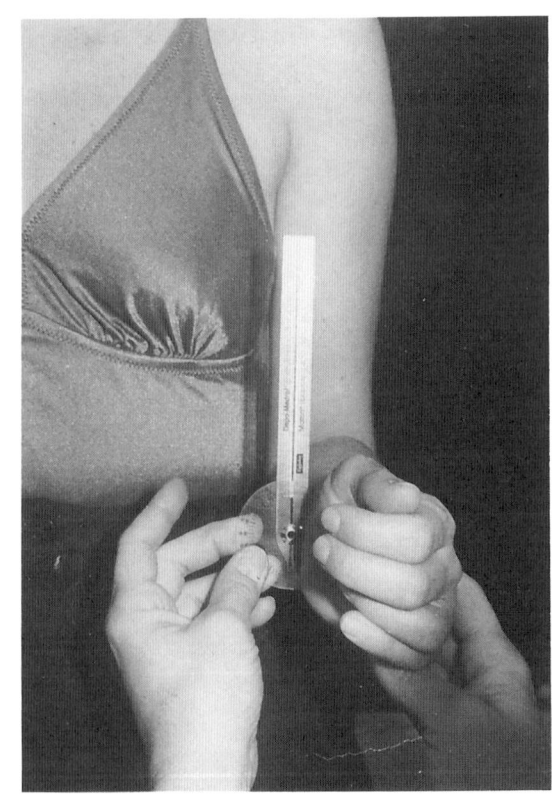

図 5-8　開始肢位．角度計の支点は下橈尺関節の位置で前腕の内側に合わせる．角度計の両方のアームは上腕の前面中央線に平行に当てる．検者は右手で被験者の前腕を支え，肘関節を 90°屈曲位に保つ．

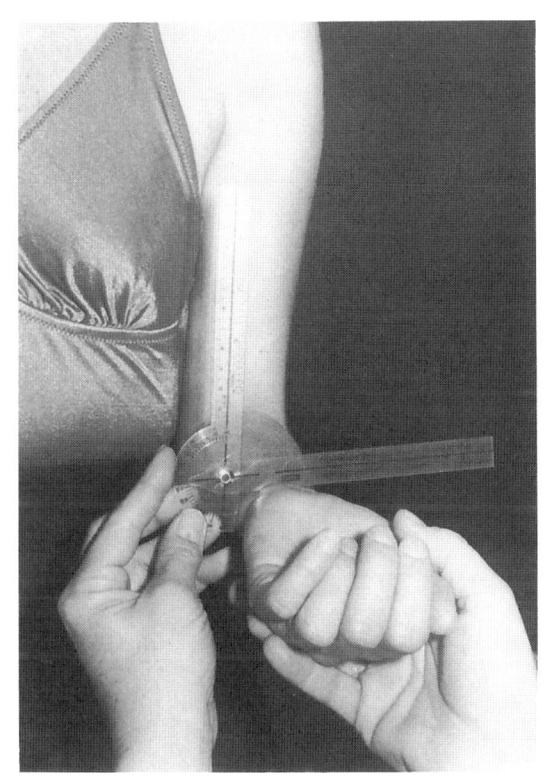

図 5-9 最終肢位．角度計の遠位アームは下橈尺関節の位置で前腕の内側面に合わせる．検者の右手の位置は写真を見やすくするために変えてあり，正しくない．検者は右手で被験者の手ではなく，橈骨を持たなければならない．

文 献

1. Norkin, CC and Levangie, PK: Joint Structure and Function: A Comprehensive Analysis, ed 2. FA Davis, Philadelphia, 1993.
2. Morrey, BF and Chao, EYS: Passive motion of the elbow joint. J Bone Joint Surg Am 58:50, 1976.
3. Cyriax, JH and Cyriax, PJ: Illustrated Manual of Orthopaedic Medicine. Butterworths, London, 1983.
4. Magee, DJ: Orthopedic Physical Assessment. WB Saunders, Philadelphia, 1987.
5. Hertling, D and Kessler, RM: Management of Common Musculoskeletal Disorders, ed 2. JB Lippincott, Philadelphia, 1993.
6. American Academy of Orthopaedic Surgeons: Joint Motion: Methods of Measuring and Recording. AAOS, Chicago, 1965.
7. American Medical Association: Guides to the Evaluation of Permanent Impairment, ed 3. AMA, Chicago, 1988.
8. Boone, DC and Azen, SP: Normal range of motion in male subjects. J Bone Joint Surg Am 61:756, 1979.
9. Safaee-Rad, R, et al: Normal functional range of motion of upper limb joints during performance of three feeding activities. Arch Phys Med Rehabil 71:505, 1990.
10. Morrey, BF, Askew, KN, and Chao, EYS: A biomechanical study of normal functional elbow motion. J Bone Joint Surg Am 63:872, 1981.
11. Watanabe, H, et al: The range of joint motions of the extremities in healthy Japanese people: The difference according to age. Cited in Walker, JM: Musculoskeletal development: A review. Phys Ther 71:878, 1991.
12. Boone, DC: Techniques of measurement of joint motion. (Unpublished supplement to Boone, DC and Azen, SP: Normal range of motion in male subjects. J Bone Joint Surg Am 61:756, 1979.)
13. Walker, JM, et al: Active mobility of the extremities in older subjects. Phys Ther 64:919, 1984.
14. Bergstrom, G, et al: Prevalence of symptoms and signs of joint impairment. Scand J Rehabil Med 17:173, 1985.
15. Hellebrandt, FA, Duvall, EN, and Moore, ML: The measurement of joint motion. Part III: Reliability of Goniometry. Physical Therapy Review 29:302, 1949.
16. Boone, DC, et al: Reliability of goniometric measurements. Phys Ther 58:1355, 1978.
17. Rothstein, JM, Miller, PJ, and Roettger, RF: Goniometric reliability in a clinical setting: Elbow and knee measurements. Phys Ther 63:1611, 1983.
18. Fish, DR and Wingate, L: Sources of goniometric error at the elbow. Phys Ther 65:1666, 1985.
19. Grohmann, JEL: Comparison of two methods of goniometry. Phys Ther 63:922, 1983.
20. Petherick, M, et al: Concurrent validity and intertester reliability of universal and fluid-based goniometers for active elbow range of motion. Phys Ther 68:966, 1988.

6 手関節と手

橈骨手根関節および手根中央関節

構 造

橈骨手根関節は顆状関節であり，手を前腕に結合している．近位の関節面は橈骨遠位の外側および内側の関節面と橈尺関節円板で形成される．関節円板の近位面は遠位橈尺関節の一部を構成する．関節円板の遠位面は橈骨手根関節の関節面の一部を構成している[1]．橈骨の関節面と関節円板は連続した凹面を形づくっている[2]．遠位の関節面は舟状骨，月状骨，三角骨，3つの手根骨からなる．手根骨は骨間靱帯によって結合され，凸面を形成する．関節は強靱な関節包で覆われ，関節包靱帯によって補強されている．

手根中央関節は解剖学的な関節というより機能的な関節と考えられる．手根中央関節間において関節包は連続している．関節面は相互に凸状と凹状をなし，近位面は舟状骨，月状骨，三角骨からなり，遠位面は大菱形骨，小菱形骨，有頭骨，有鈎骨からなる．橈骨手根関節および手根中央関節は2度の運動自由度をもつ顆状関節である[2]．

骨運動

手関節複合体（wrist complex：橈骨手根関節と手根中央関節）は，矢状面で冠状軸を軸とする屈曲―伸展，前額面で前後軸を軸とする橈側偏位―尺側偏位（外転―内転あるいは橈屈―尺屈）が可能である．2つの関節はさまざまな程度でこれらの動きに関与する．

関節運動

橈骨手根関節における動きは，近位手根骨列の凸面が橈骨と橈尺関節円板の凹面上を滑ることで起こる．近位手根骨列は手の動きとは逆の方向に滑る．手関節屈曲のときは手根骨が橈骨と関節円板上を背側方向に，手関節伸展のときは手掌に向かって腹側方向に動く．尺屈のときは手根骨が橈側方向に滑る．橈屈のときは手根骨が尺側方向に滑る．

手根中央関節における動きは，遠位手根骨列が近位手根骨列の関節面上を滑ることで起こる．屈曲のときは，有頭骨と有鈎骨でつくる凸面が舟状骨，月状骨および三角骨の凹面上の一部を背側方向に滑る．大菱形骨と小菱形骨の関節は凹面で，舟状骨の凸面上を掌側に滑る．伸展のときは，有頭骨と有鈎骨が舟状骨，月状骨，および三角骨の関節面上を掌側方向に滑り，大菱形骨と小菱形骨は舟状骨の関節面上を背側方向に滑る．橈屈のときは，有頭骨と有鈎骨が尺側に滑り，大菱形骨と小菱形骨は背側に滑る．尺屈のときは，有頭骨と有鈎骨が橈側に滑り，大菱形骨と小菱形骨は掌側に滑る[3]．

関節包パターン

手関節における関節包パターンは屈曲と伸展を同等に制限する．また，橈屈と尺屈の際，わずかな制限がある[4]．

手関節の関節可動域

表6-1に手関節のすべての動きのROMを示した．アメリカ整形外科学会（AAOS）[5]およびアメリカ医師会（AMA）[6]の報告している値が得られた年齢，性別，被験者数は不明である．表6-1に示したBooneとAzen[7]による値は，万能角度計を用いて健常男性被験者の自動ROMを測定して得られたものである．

表 6-1　手関節の動き：主要な資料による平均値（単位：度）

動き	アメリカ整形外科学会[5] (AAOS)	アメリカ医師会[6] (AMA)	Boone と Azen[7] 18ヵ月～54歳 （被験者数＝109）	
			平均	標準偏差
屈曲	80.0	60.0	76.4	6.3
伸展	70.0	60.0	74.9	6.4
橈屈	20.0	20.0	21.5	4.0
尺屈	30.0	30.0	36.0	3.8

機能的関節可動域

表 6-2 に種々の機能的活動における手関節の ROM 値を示した．表 6-2 の平均値は，25～60歳の男性12名，女性7名における手関節 ROM の測定から得られた．各被験者はそれぞれの活動を繰り返し3回行った．表から，多くの活動は手関節の伸展を必要とすることがわかる．ただ，ナイフで切ること，電話機を使うことは屈曲を必要とする．グラスを口に運ぶときの伸展（運動弧＝12.8°）はもっとも少ないのに対して，椅子から立ち上がるときの伸展（運動弧＝62.8°）はもっとも大きい．椅子からの立ち上がり時の60°を越える伸展 ROM は，AMA が示している伸展 ROM の平均値より大きい（表 6-1 参照）．したがって，患者にとって椅子からの立ち上がりが必要な活動であるなら，手関節伸展の完全な ROM が必要となる．しかし，表によれば，その他の大部分の活動は屈曲0～5°，伸展0～37°の範囲で完了することができる．

表 6-3 には種々の身辺処理活動に必要な手関節の ROM 値を示した．表 6-3 の平均値から，身辺処理活動中の多くの肢位で手関節の屈曲が必要であることが見てとれる．また，身辺処理活動では，表 6-2 に示した日常生活活動ほどは手関節の広範な動きは必要ないと考えられる．手関節の最大の屈曲は手を胸部にもっていくときのわずか27.8°（平均＋標準偏差）であり，表 6-1 に示した平均値の2分の1よりやや少ない．伸展の平均値は日常生活活動に必要な値以下である．表 6-3 によれば，すべての肢位は屈曲0～28°（平均＋標準偏差），および伸展25°（平均＋標準偏差）に収まると考えられる．

年齢と性差の影響

新生児と乳幼児の手関節 ROM 値を表 6-4 に示した．Watanabe ら[9]の知見と Boone[10]の知見との比較から結論を引き出すには注意を要するが，屈曲と伸展において，Watanabe ら[9]の平均値は，Boone[10]が研究した1～5歳群と6～12歳群の両群における男児の値よりも大きかった．Boone[10]が研究した2つの若年群の尺屈および橈屈の ROM 値は，表 6-5 にある他の年齢群の値よりも大きかった．尺屈の値は橈屈の値より大きかった．

表 6-5 には青年と成人の手関節 ROM 値を示した．表 6-5 に示した Boone[10]および Walker ら[11]の値は，万能角度計を使って男性の被験者から得たものである．13～54歳まで，手関節の動きに対する年齢の影響は非常にわずかなように思われる．最高齢群（60～85歳）の屈曲・伸展・尺屈の値は他の年齢群の値より低いが，橈屈ではほとんど変化がみられない．しか

表 6-2　主な日常生活活動の遂行に必要な手関節の ROM：一軸性電気角度計を用いて得られた伸展 ROM の平均値（単位：度）

	Brumfield と Champoux[8] 25～60歳（被験者数＝19）		
活動	開始	終了	運動弧
グラスを口に運ぶ	11.2	24.0	12.8
ピッチャーから注ぐ	8.7	29.7	21.0
ナイフで切る	−3.5*	20.2	23.7
フォークで口に運ぶ	9.3	36.5	27.2
新聞を読む	1.7	34.9	33.2
電話機を使う	−0.1*	42.6	42.7
椅子から立ち上がる	0.6	63.4	62.8

*−記号は屈曲を示す．
Brumfield と Champoux[8] から，許可を得て改変．

表 6-3 身辺処理活動中に想定される手関節の肢位：一軸性電気角度計により得られた平均値（単位：度）

	Brumfield と Champoux[8]			
	25～60 歳（被験者数＝19）			
	屈曲		伸展	
活動肢位	平均	標準偏差	平均	標準偏差
手を手首に	15.6	8.3		
手を首に	4.6	8.5		
手を胸部に	18.9	8.9		
手を仙骨部に	0.6	9.8		
手を後頭部に			12.7	9.9
手を足部に			14.2	10.6
手を頭頂(頭)部に	2.3	12.5		

Brumfield と Champoux[8] から，許可を得て改変．

表 6-4 手関節の動きに対する年齢の影響：新生児と児童（2週～12歳）の平均値（単位：度）

	Watanabe ら[9]	Boone[10]			
	2週～2歳（被験者数＝45）	18ヵ月～5歳（被験者数＝19）		6～12歳（被験者数＝17）	
動き	平均値の範囲	平均	標準偏差	平均	標準偏差
屈曲	88～96	82.2	3.8	76.3	5.6
伸展	82～89	76.1	4.9	78.4	5.9
橈屈		24.2	3.7	21.3	4.1
尺屈		38.7	3.6	35.4	2.4

表 6-5 手関節の動きに対する年齢の影響：青年と成人（13歳～85歳）の平均値（単位：度）

	Boone[10]								Walker ら[11]	
	13～19歳（被験者数＝17）		20～29歳（被験者数＝19）		30～39歳（被験者数＝18）		40～54歳（被験者数＝19）		60～85歳（被験者数＝30）	
動き	平均	標準偏差	平均	標準偏差	平均	標準偏差	平均	標準偏差	平均	標準偏差
屈曲	75.4	4.5	76.8	5.5	74.9	4.0	72.8	8.9	62.0	12.0
伸展	72.9	6.4	77.5	5.1	72.8	6.9	71.6	6.3	61.0	6.0
橈屈	19.7	3.0	21.4	3.6	20.3	3.1	21.6	5.1	20.0	6.0
尺屈	35.7	4.2	35.1	3.8	36.1	2.9	34.7	4.5	28.0	7.0

し，測定方法が違っているかもしれないので，異なる研究者によって得られた値の比較には注意を払わねばならない．

上記に加え，手関節の動きに対する年齢の影響に関して2つの研究による結果を述べる．Hewitt[12]は，11〜45歳の112名の研究から，異なる年齢群で自動運動の平均値にわずかな差があることを見出した．11〜15歳17名の群は，一般的な平均値より屈曲と橈屈はやや少ないが，尺屈と伸展の値は大きかった．Allanderら[13]は，33〜70歳のアイスランド人女性309名，およびスウェーデン人女性208名，男性203名の研究から，加齢に伴い両手関節の屈曲と伸展のROMが減少することを見出した．男性は5歳ごとにROMが平均2.2°減少した．

以下の2つの研究は，手関節に影響を与える性差および左右側に関連した証拠を提供している．Cobe[14]は，20〜30歳の大学生（男性100名，女性15名）の研究から，手関節のすべての動きで女性の自動ROMが大きかったと報告している．性差に関してもう1つの差異が認められた．男性の左手関節のROMは，尺屈を除くすべての動きで右手関節より大きかった．それとは対照的に，女性のROMの全平均は，橈屈を除き，左側より右側の方がより大きいことがわかった．Cobeは，男性が右上下肢を用いて重作業を行った結果が，左側の動きに比べ右側の動きを減少させたのではないかと考察している．

Allanderら[13]もまた左右差を発見したが，彼らは男性，女性とも左手に比べ右手のROMが少ないことを見出した．しかし，男性の右手の動きは女性より小さく，全般に男性は女性よりも動きが小さかった．

信頼性と妥当性

Hewitt[12]およびCobe[14]が行った手関節の動きに関する初期の研究によれば，両研究者とも手関節の自動運動の繰り返し測定でかなりの差異があることを観察した．もっとも大きな変動は橈屈および尺屈で生じ，Hewitt[12]はその原因を被験者側の運動コントロールの欠如とした．

Cobe[14]は，同一被験者の自動ROMの継時的な測定において，被験者が運動を完全に行おうと協力的に試みたにもかかわらず，「驚くべき差」があったことを発見した．手関節の動きは骨性の接触で制限されないことから，Cobeは手関節の動きにおけるこれらの差違は，軟部組織の抵抗に抗して人が最大努力を行うことに熟達していないことが原因と結論づけた．Cobeは，平均値の妥当性は高いが，ROMの変化は5°以上あった場合に有意であると考えられると提唱した．

検者内信頼性および検者間信頼性に関するその後の研究は，Hellebrandtら[15]，Low[16]，Allanderら[13]，Booneら[17]，BirdとStowe[18]，Solgaardら[19]，Horger[20]およびLa StayoとWheeler[21]が行っている．これらの研究者の多くは，検者内信頼性は検者間信頼性より高く，信頼性は測定する動きによって変動することを見出した．

Hellebrandtら[15]は，手関節屈曲を継続して測定した平均値の差は万能角度計でわずか1.07°，手関節専用の測定機器で2.13°であったにもかかわらず，手関節屈曲の測定は信頼性の低い測定の1つであると結論した．

Low[16]は，手関節伸展の検者内信頼性は検者間信頼性より高かったとしている．Lowの研究では，50名の検者が万能角度計を使って彼（Low）の手関節の自動伸展を測定したが，肘関節の屈曲に比べて手関節の動きは日々の変動が大きかった．手関節伸展の測定において，検者間の偏差は10.5°であった．Lowによれば，検者内誤差は検者間誤差より明らかに低いので，1人の検者がすべての測定を行うべきだとしている．

Booneら[17]は，12名の男性ボランティア（26〜54歳）を対象に，4名の検者が万能角度計を使って尺屈を測定する研究を行った．測定は4週間にわたって繰り返された．検者内信頼性は検者間信頼性より高いことがわかった．彼らは，複数の検者が同一の動きを測るときは，5°以上のROMの増減がみられたときにのみ実際の変化があったとすべきであると結論した．

BirdとStowe[18]は，他動ROMの測定誤差より自動ROMの測定誤差が大きかったと結論づけた．

Solgaardら[19]は，年齢37歳（中央値）の健常被験者31名（男性8名，女性23名）を対象に手関節と前腕の動きを研究し，検者内標準偏差は5.2〜8.0°，検者間標準偏差は6.0〜10.1°であったと報告した．測定は万能角度計で行った．検者間の変動係数（パーセント変動）は，尺屈および橈屈が屈曲・伸展・回内・

回外より大きかった．左右の手関節におけるROMの差異は無視できる程度であった．彼らは，ROMの制限を評価するとき，対側の手関節を参照に使うことができると結論した．

Horger[20]は，評価や治療のために作業療法または手の外科クリニックに処方された男性33名，女性15名を対象に研究を行った．患者の年齢は18〜71歳，平均38.8歳であった．作業療法士11名と理学療法士2名が万能角度計を使って，手関節の自動および他動ROMを測定した．13名のうち6名は手の外科専門のセラピストであり，1日に5回，手関節の動きを測定した．残りのセラピストは，1ヵ月に約3回，手関節の測定を行った．セラピストは測定方法を自ら選択することが許されていた．専門セラピストは屈曲と伸展の測定で尺側に角度計を当てたのに対し，他のセラピストは橈側に角度計を当てた．

Horger[20]は，手関節の検者内信頼性のICCを求め，自動・他動運動ともにすべての動きで高い信頼性（0.90以上）を認めた．矢状面（屈曲—伸展）における測定の一致度は，前額面（橈屈—尺屈）の測定より高かった．彼は，疼痛の存在が自動・他動運動のどちらの測定においても検者内信頼性を低下させたと判断したが，自動運動の測定は他動運動の測定より制限されていた．全体的に，検者内信頼性は検者間信頼性より高かった．しかし，専門セラピストの検者間信頼性は，他動的橈屈を除くすべての動きで優れていた．それに対し，他のセラピストでは，自動運動による伸展・屈曲・内転，および他動運動による伸展と屈曲の検者間信頼性はわずかな信頼性があるにすぎなかった．自動運動の測定における検者間信頼性係数は，橈屈を除き，他動運動の係数より高かった．信頼性は，加える力の違い，外傷や変形による解剖学的な変化などの要因によって影響されることはあまりなかった．

La StoyaとWheeler[21]は，3種の角度計の当て方（尺側から，橈側から，背側—掌側から）を用いて，手関節の屈曲および伸展の他動ROM測定における検者内信頼性と検者間信頼性を研究した．米国内の手の外科クリニック8施設から，32名のセラピストが検者として参加した．セラピストは，3つの方法すべてを用いて140の手関節を測定するために，長さ約15cmのプラスチック製万能角度計を使った．8つのクリニックのうち6施設で，測定方法において有意差が認められた．手関節屈曲の他動ROMにおける検者内ICCの平均は，橈側からの当て方で0.86，尺側からで0.87，背側からで0.90であった．伸展の他動ROMにおける検者内ICCの平均は，橈側からで0.80，尺側からで0.89，掌側からで0.93であった．信頼性に影響を与えることが確認された要因を重要度の順に挙げると，患者，説明不能な誤差，診断分類，事前の治療，測定手技，セラピストであった．彼らは，角度計の当て方により差が出るので，測定方法は変更すべきではないと薦めている．また，この研究において，背側—掌側測定法の信頼性が高いことがわかったので，彼らは手関節屈曲と伸展の他動ROMを測る方法の1つに加えるべきだと提案した．AMAは手関節の動きの恒久的な障害の段階づけにこの測定法を使うよう推奨している．

測定手順：手関節

屈曲（掌屈）
この動きは矢状面で冠状軸を軸として起こる．

基本的測定肢位
被験者に机のすぐ横で坐位をとらせる．肩関節は90°外転位，肘関節は90°屈曲位にする．前腕は手掌が床面を向くように回外・回内中間位にする．前腕は机の上に置くが，手は自由に動かせるようにしておく．手関節の橈屈・尺屈および手指の屈曲はさせない（手指が屈曲すると指伸筋，示指伸筋，小指伸筋の緊張で動きが制限される）．

固　定
前腕の回外や回内を防ぐために橈骨と尺骨を固定する（図6-1）．

正常な最終域感
最終域感は背側橈骨手根靱帯と背側の関節包の緊張のために結合組織性のものとなる．

角度計の当て方
図6-2，6-3参照．
1. 角度計の支点は三角骨の近く，手関節の外側面上に合わせる．
2. 近位アームは肘頭と尺骨茎状突起を指標に尺骨の外側中央線に当てる．
3. 遠位アームは第5中手骨の外側中央線に当てる．

別法の角度計の当て方
この角度計の当て方は，AMAのGuides to the Evaluation of Permanent Impairment[6]において推奨されている方法である．
1. 角度計の支点は手関節の背側面上，有頭骨の上に合わせる．
2. 近位アームは前腕の背側中央線に当てる．
3. 遠位アームは第3中手骨の背側に当てる．

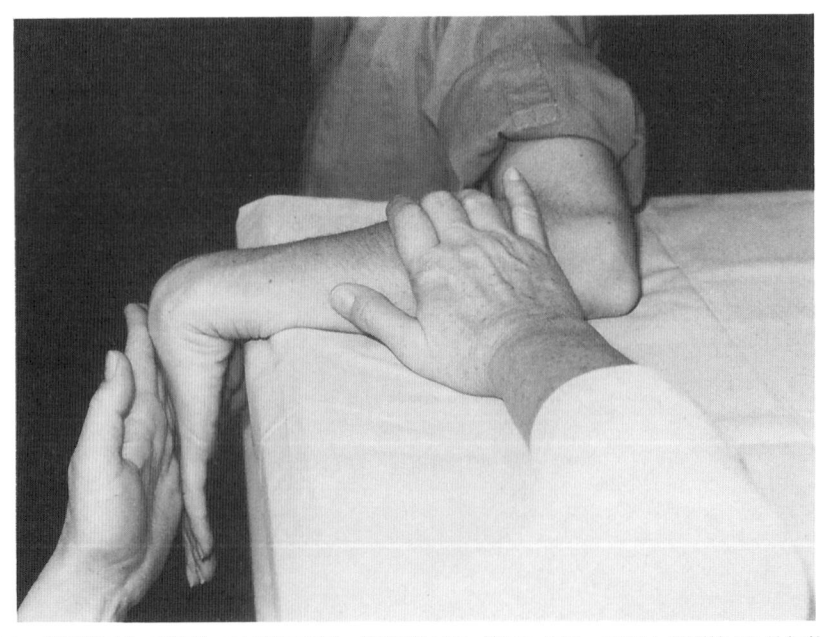

図6-1　手関節屈曲（掌屈）の最終可動域．被験者は低い椅子に座り，肩甲上腕関節90°外転位で上腕を机にのせる．肘関節は90°屈曲位にし，前腕の約4分の3は机にのせる．手を自由に動かすために十分な空間を残しておく．最終可動域まで完全に動かすために，検者は手背を押す．

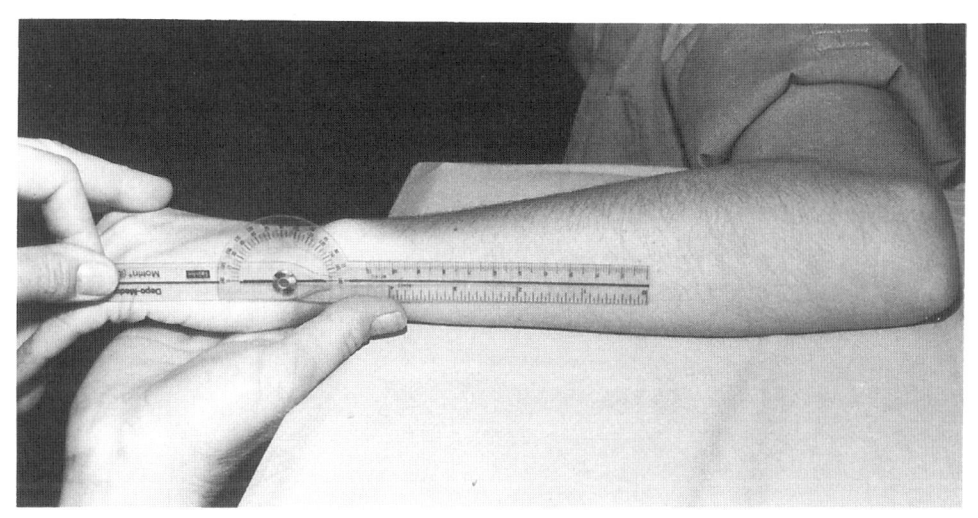

図 6-2 開始肢位．角度計の支点は三角骨の位置に合わせる．近位アームは肘頭と尺骨茎状突起を指標に尺骨の線上に当てる．遠位アームは第5中手骨に沿って当てる．

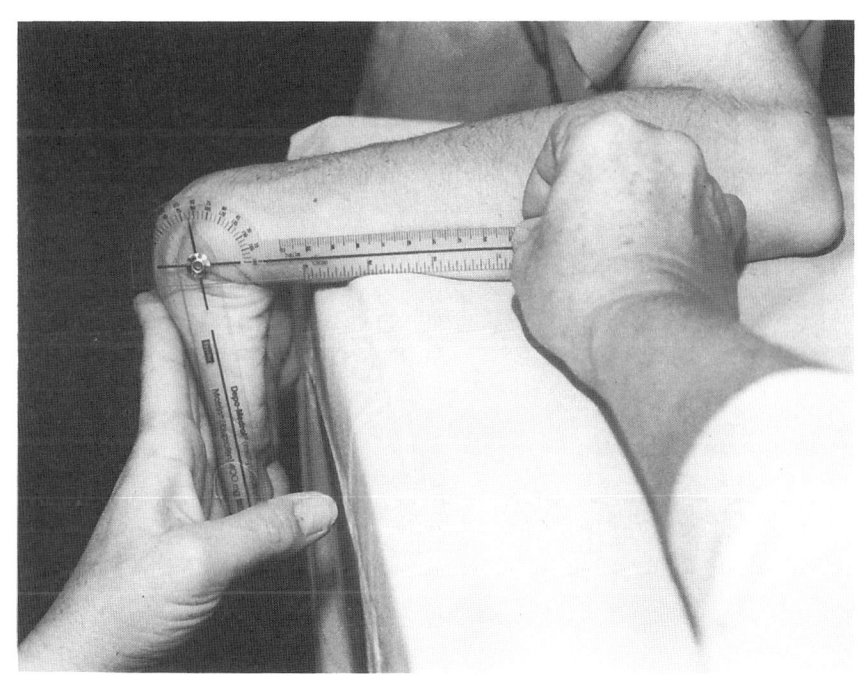

図 6-3 最終肢位．角度計の支点は尺骨茎状突起のやや遠位で手根骨の外側に位置するように合わせる．遠位アームは第5中手骨に沿って当てる．検者は左手で被験者の手の背面中央を押すことによって手関節の掌屈を維持する．第5中手骨を直接押すことは避ける．そのような押し方は角度計の当て方をゆがめてしまう．

伸展（背屈）

基本的測定肢位と固定
測定肢位と固定は，手関節屈曲測定の場合と同様である．浅指屈筋と深指屈筋の緊張が運動を制限するので，手指の伸展は避ける（図6-4）．

正常な最終域感
通常，最終域感は掌側橈骨手根靱帯と掌側の関節包の緊張のために結合組織性のものとなる．しかし，橈骨と手根骨の接触により骨性のものとなるかもしれない．

角度計の当て方
角度計の当て方は手関節屈曲測定の場合と同様である（図6-5，6-6）．

別法の測定肢位と角度計の当て方
この測定肢位は，AMAのGuides to the Evaluation of Permanent Impairment[6]において推奨されている方法である．前腕の肢位は回外位とする．
1. 角度計の支点は手関節の上，有頭骨の位置に合わせる．
2. 近位アームは前腕の掌側中央線に当てる．
3. 遠位アームは第3中手骨の掌側中央線に当てる．

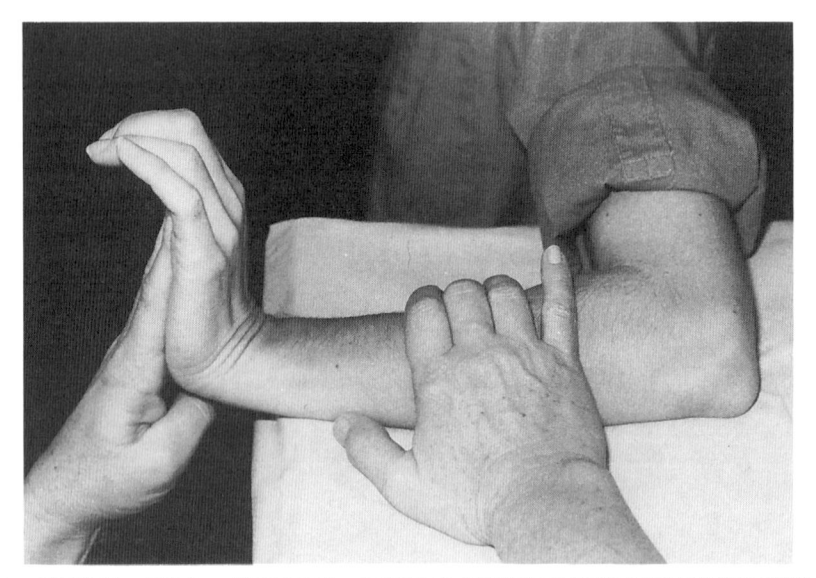

図6-4 手関節伸展（背屈）の最終可動域．検者は右手で被験者の肘関節を90°屈曲位に固定し，さらに肩甲上腕関節が外旋するのを防ぐ．左手で被験者の左手関節を伸展位に保持する．4つの中手骨に対して均等に圧を分配するよう注意する．

第6章　手関節と手　87

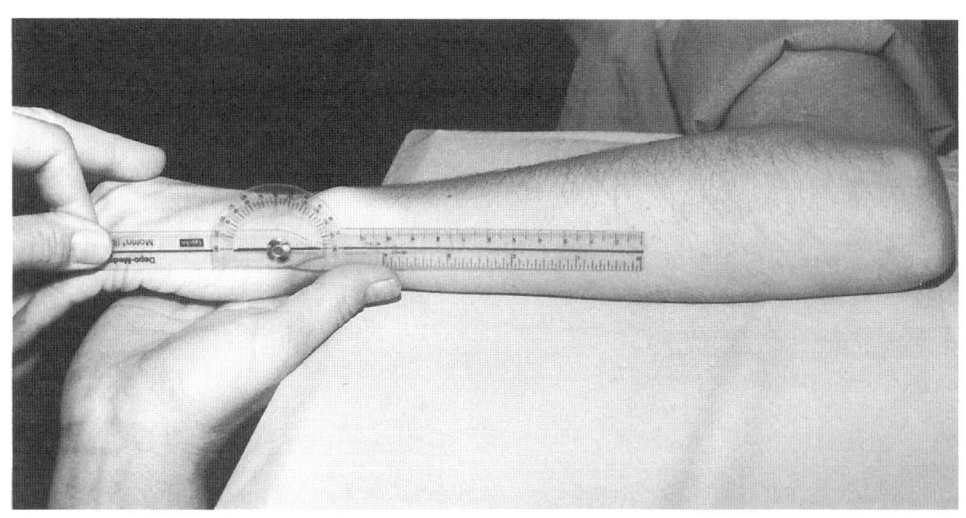

図 6-5　開始肢位．角度計の当て方は手関節掌屈測定と同様である．

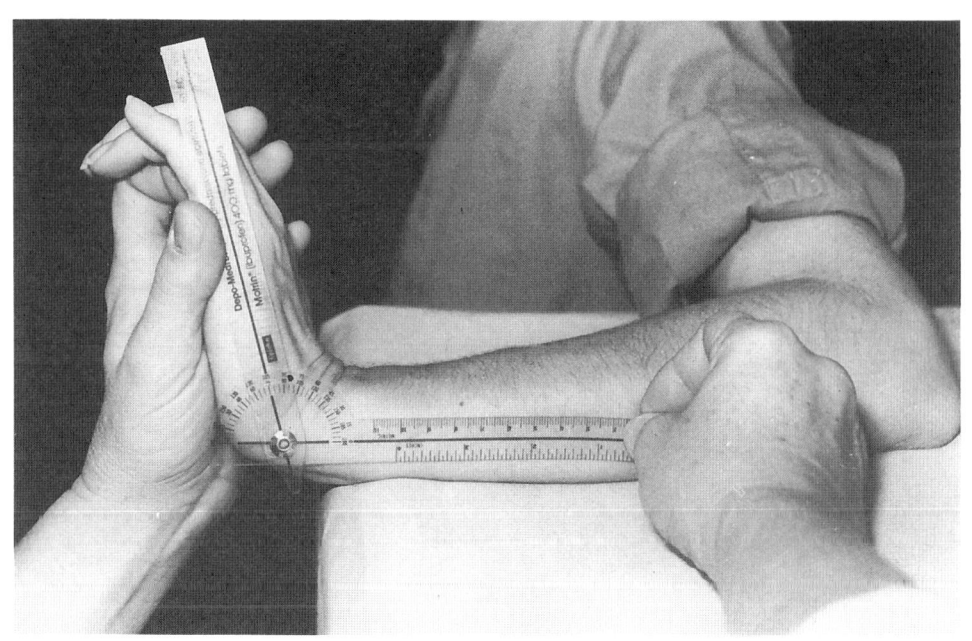

図 6-6　最終肢位．検者は左手で角度計の遠位アームを第5中手骨に合わせて保持すると同時に，手関節を伸展位に保つ．第5中手骨を圧迫することは避ける．

橈側偏位（橈屈）

この動きは前額面で前後軸を軸として起こる．

基本的測定肢位

測定肢位は手関節屈曲測定の場合と同様である．

固　定

前腕の回内・回外を防ぎ，また肘関節が90°以上屈曲しないように，橈骨と尺骨の遠位端を固定する（図6-7）．

正常な最終域感

通常，最終域感は橈骨茎状突起と舟状骨の接触のために骨性のものとなるが，尺側側副靱帯，尺骨手根靱帯および関節包尺側部の緊張のために結合組織性のものとなるかもしれない．

角度計の当て方

図 6-8，6-9 参照．

1. 角度計の支点は有頭骨の上，手関節背面の中央に合わせる．
2. 近位アームは上腕骨外側上顆を指標に前腕の背面中央線に当てる．
3. 遠位アームは第3中手骨の背面中央線に当てる．中指を指標にしてはならない．

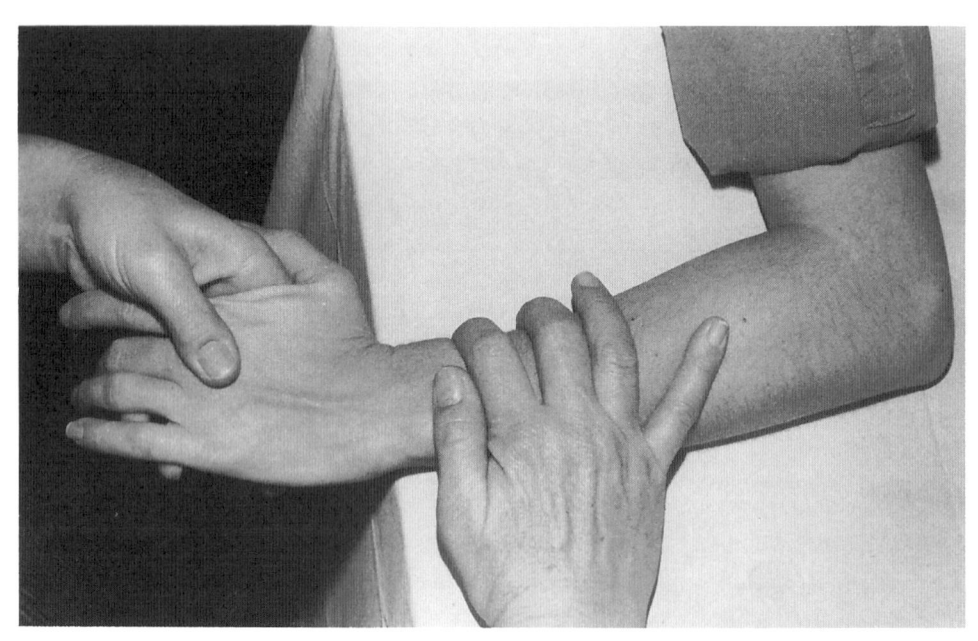

図 6-7 橈屈の最終可動域．被験者は低い椅子に座り，肩甲上腕関節を90°外転し，上腕を机の上にのせる．検者の右手は，手関節を橈屈の方向へ動かしたとき，肘関節が90°以上屈曲するのを防ぐ．左手は被験者の手の重みを支える．検者は手関節の屈曲や伸展の動きを防ぐ．

第 6 章　手関節と手　89

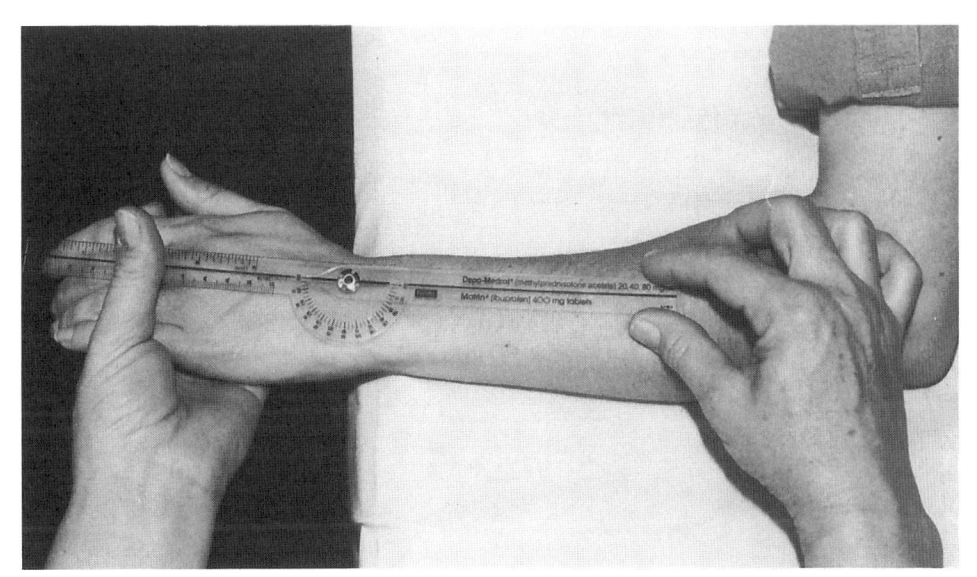

図 6-8　開始肢位は橈屈・尺屈，どちらの測定の場合も同様である．検者は角度計の支点を手関節の背面，有頭骨の近くに合わせる．近位アームは前腕背面中央線に当て，遠位アームは第 3 中手骨に沿って当てる．近位アームを正しく当てるため，検者は左手で被験者の中手骨を横切るように持ち，手の重みを支える．検者は被験者の手を前腕と同じ高さに保ち，手関節の屈曲や伸展を防ぐ．

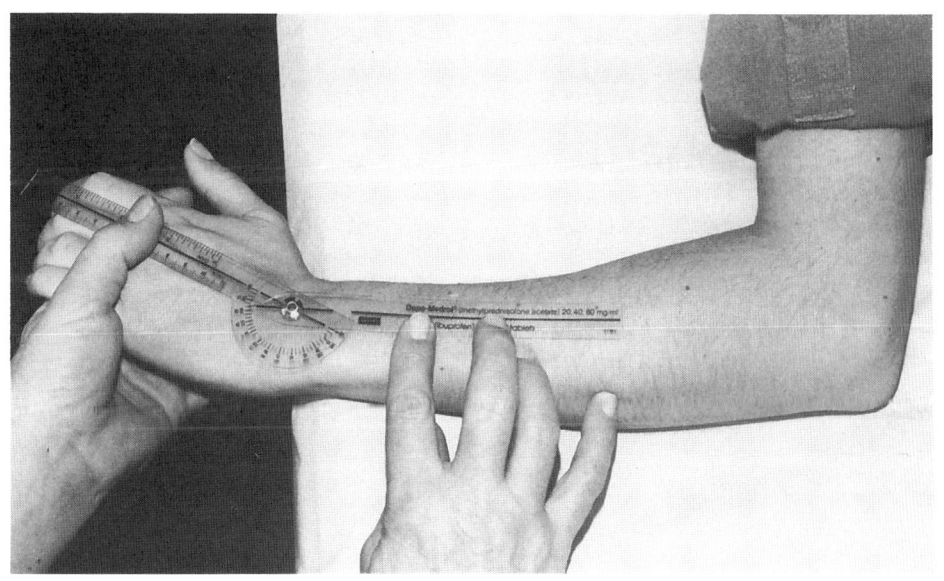

図 6-9　最終肢位．検者は中手骨の位置で手を支え，手関節を屈曲・伸展中間位に維持する．左上腕骨外側上顆を通る線を指標に，右手で近位アームを前腕背面中央線に合わせ保持する．

尺側偏位（尺屈）

基本的測定肢位と固定
測定肢位は手関節橈屈測定の場合と同様である（図6-10）.

正常な最終域感
最終域感は橈側側副靱帯と関節包橈側部の緊張のために結合組織性のものとなる.

角度計の当て方
角度計の当て方は手関節橈屈測定の場合と同様である（図6-11, 6-12）.

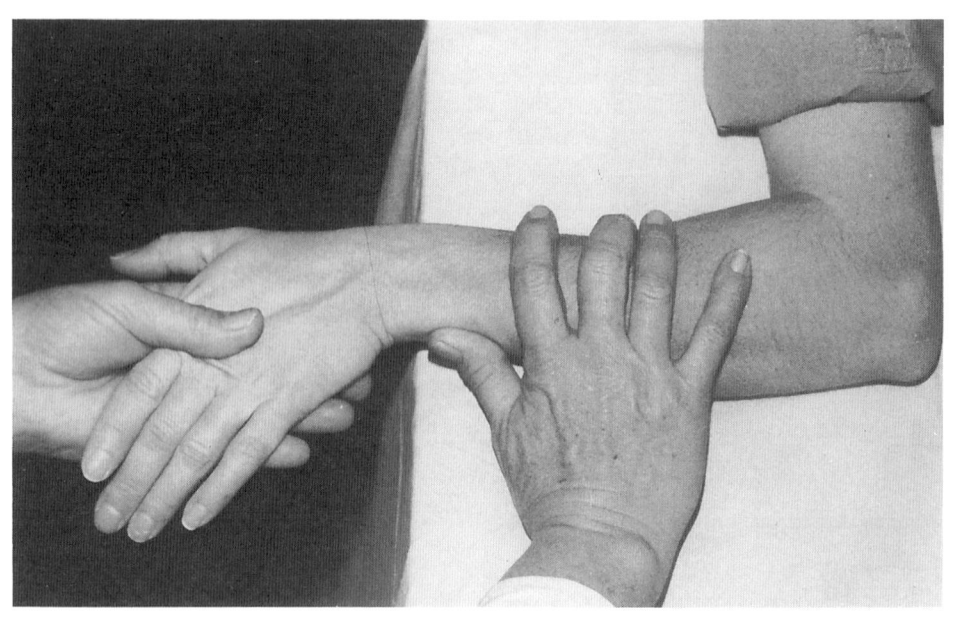

図6-10 尺屈の最終可動域. 肘関節の伸展を防ぐため, 検者は右手で被験者の肘関節を90°屈曲位に保つ. 左手で被験者の手の重みを支え, 手関節を屈曲・伸展中間位に維持する. 第2, 第3中手骨をしっかり握ることで, 検者は手関節の動きを調節できる.

第6章 手関節と手 91

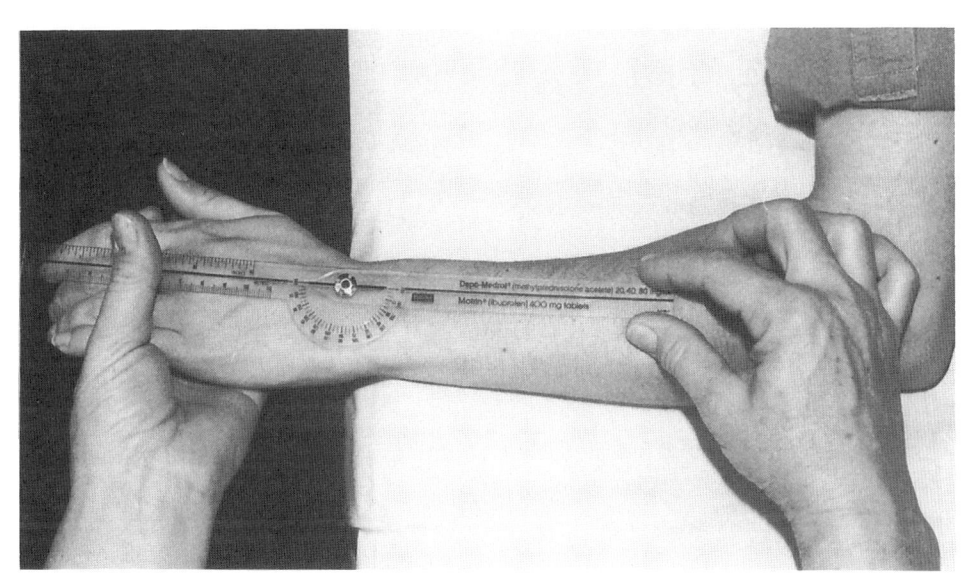

図 6-11 開始肢位.橈屈測定の開始肢位と同様である.

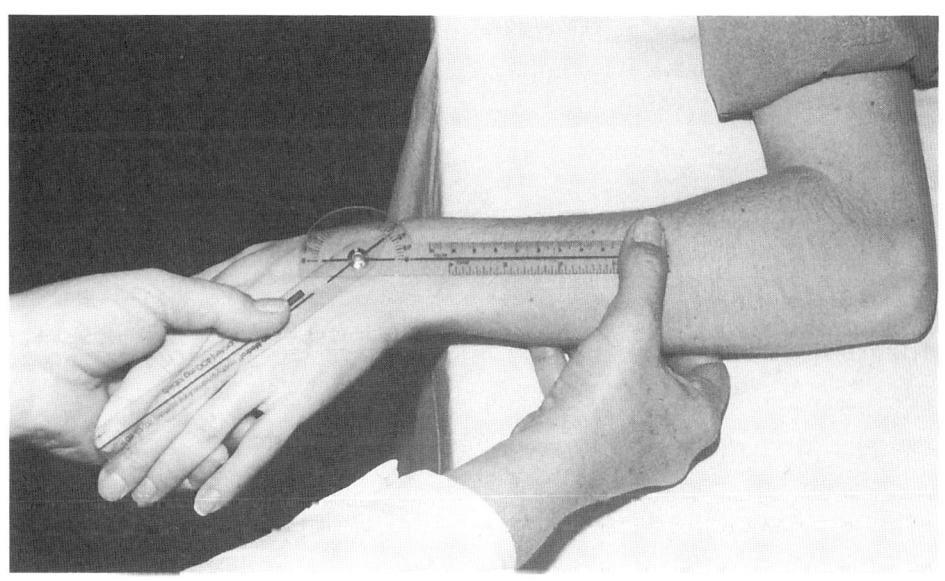

図 6-12 最終肢位.検者は右手で角度計の近位アームを上腕骨外側上顆を通る線に当て,保持する.
左手で遠位アームを被験者の第3中手骨に当てる.

中手指節関節（手指）

構　造
中手指節（MCP）関節は，第2から第5中手骨遠位端の凸面と各々の基節骨底の凹面で構成される．関節は線維性関節包で被われており，側副靱帯および深横中手靱帯により補強されている．さらに，掌側板および骨間筋と伸筋の腱によって支持されている．

骨運動
MCP関節は2度の運動自由度がある2軸の顆状関節であり，矢状面上の屈曲―伸展，前額面上の外転―内転が可能である．

関節運動
凹状の基節骨底は，中手骨頭の凸面を基節骨骨幹と同じ方向に滑る．屈曲のときは，基節骨底が手掌に向かって滑るのに対し，伸展時には中手骨頭上を背面に滑る．外転のときは，基節骨底は指の動きと同じ方向に滑る．

関節包パターン
動きは屈曲・伸展ともに等しく制限される[4]．

近位指節間関節および遠位指節間関節（手指）

構　造
近位指節間（PIP）関節と遠位指節間（DIP）関節の構造は非常に類似している．各々の指節骨には凹状の底と凸状の頭がある．関節面はより近位の指節骨頭と隣接した遠位の指節骨底からなる．各々の関節は，2つの側副靱帯と掌側板によって支持されている．

骨運動
手指のPIP・DIP関節の運動自由度は1度であり，滑膜性蝶番関節として分類される．矢状面上での屈曲―伸展に加えて，DIP関節ではある程度の他動的過伸展が可能である．

関節運動
関節面の運動には，近位の指節骨頭の凸面上を遠位の指節骨底の凹面が滑る動きが含まれる．動いている指節骨底の滑りは骨幹の動きと同じ方向に起こる．例えば，PIP関節が屈曲するとき，中節骨底は手掌に向かって滑る．PIP関節伸展時には，中節骨底は手背方向に滑る．

関節包パターン
屈曲・伸展の動きともに等しく制限される[3,4]．

手指の関節可動域

MCP関節のROMは各関節で異なるが，一般に第2指から第5指に向かうにしたがい増大する．第2指の屈曲は約90°で，第5指はおよそ110°である[2]．過伸展の程度は様々で，比較基準として対側の手指を用いるべきである．20～45°の過伸展は普通である[20]．外転・内転のROMは伸展時にもっとも大きく，完全屈曲時は最小となる．第2指と第5指は第3指と第4指より外転―内転のROMが大きい．

手指のPIP関節の屈曲ROMは手指の他の関節に比べて大きい．第2指の105°から第5指の135°までと，第2指から第5指に向かうにしたがいROMは増大する．DIP関節の屈曲ROMは第2指の80°から第5指の90°までである．PIP関節ではMCP関節やDIP関節に比べ過伸展は少ない．**表6-6**に手指と母指のROM平均値の概要を示した．

機能的関節可動域
個人の身辺処理，日常生活活動，多数の職業的活動，余暇活動を実行するために手関節と手指は共同して働く．手が適切に課題を遂行するためには，可動性，筋力，協調性および十分な感覚が必要である．手の機能を定義し，記述する分類体系は本書で扱うにはあまりにも範囲が広い．StanleyとTribuzi[22]の教科書には多くの手の機能的検査が紹介されている．

年齢と性差の影響
ROMに対する年齢と性差の影響に焦点を当てた研究では，一般に手指の関節を除外しているので，これらの関節に関する情報は少ない．とはいえ，Beight-

表 6-6　手指の動き：平均値（単位：度）

関節	動き	アメリカ整形外科学会[5] （AAOS）	アメリカ医師会[6] （AMA）
MCP（第2～5指）	屈曲	0～90	0～90
	伸展	0～45	0～20
	外転		
PIP（第2～5指）	屈曲	0～100	0～100
DIP（第2～5指）	屈曲	0～90	0～70
	伸展	0～10	0～30
CMC（母指）	外転	0～70	0～50
	屈曲	0～15	
	伸展		
MCP（母指）	屈曲	0～50	0～60
IP（母指）	屈曲	0～80	0～80

onら[23]の研究がある．彼らは過可動性の指標として，第5 MCP関節の他動的過伸展（90°以上）と母指の他動的対立（前腕の屈筋面に向かっての）を用い，アフリカのある村における男性456名と女性625名を研究した．彼らは，関節の弛緩性（laxity）は加齢とともに減少するが，どの年代においても女性は男性より関節の弛緩性が大きいことを見出した．

Allanderら[13]は，女性517名と男性208名（33～70歳）の研究において，母指のMCP関節は肩関節，股関節および手関節よりも生物学的変動が大きいことを見出した．母指MCP関節のROM測定値には一貫した年齢による影響が認められなかった．ある年齢群で，女性は対照群の男性よりもMCP関節の可動性（mobility）が大きく，右側の動きは左側より少なかった[13]．

Fairbankら[24]は，健常青年446名を対象にした関節可動性の研究において，女性は男性よりも関節弛緩性が大きい傾向にあることを確認した．彼らは，関節可動性を測定する上でもっとも適した関節の動きは母指外転と手指伸展であると指摘している．

信頼性と妥当性

年齢と性差による影響に関する研究が少ないように，手指のROM測定に関する信頼性と妥当性を評価した研究は極めて少ない．HamiltonとLachenbruch[25]は，7名の検者に3種の角度計を使用させ，手指のMCP・PIP・DIP関節の屈曲を測定させた．測定は4日間，毎日実施した．彼らは，検者間信頼性が検者内信頼性よりも低かったとしている．背側（関節の上に当てる）関節角度計，振り子角度計（pendulum goniometer）および万能角度計の間で有意差は認められなかった．Bear-LehmanとAbreu[26]によれば，経験豊かな検査者が標準的な手順にしたがって測定した手指のROM測定においても5°範囲の誤差は許容できるとしている．

測定手順：中手指節関節（手指）

この節を含む以下の節では，臨床で一般に用いられている手指や母指の動きの測定方法を述べる．ここに記載した方法は，ほとんどの人の測定に適したものである．しかし，腫脹や骨の変形があれば，検者は他の測定方法を工夫しなければならない．手のROMの開始と最終域のコピー，写真，トレースなどが，特に役立つであろう．

屈　曲

この動きは矢状面で冠状軸を軸として起こる．

基本的測定肢位

被験者に坐位をとらせ，前腕と手は机の上にのせる．前腕は回内・回外中間位にする．手関節は屈曲・伸展・橈屈・尺屈0°の肢位にする．測定するMCP関節は内転・外転中間位に保ち，PIP・DIP関節の極端な屈曲は避ける．

固　定

手関節の動きを防ぐために中手骨を固定する．横中手靱帯の緊張が動きを妨げるので，他指のMCP関節を伸展位で固定してはならない（図6-13）．

正常な最終域感

最終域感は基節骨と中手骨掌側面の接触のために骨性のものになるか，あるいは関節包背側と側副靱帯の緊張のために結合組織性のものになるだろう．

角度計の当て方

図6-14，6-15参照．
1. 角度計の支点はMCP関節の背側面上に合わせる．
2. 近位アームは中手骨の背側中央線に当てる．
3. 遠位アームは基節骨の背側中央線に当てる．

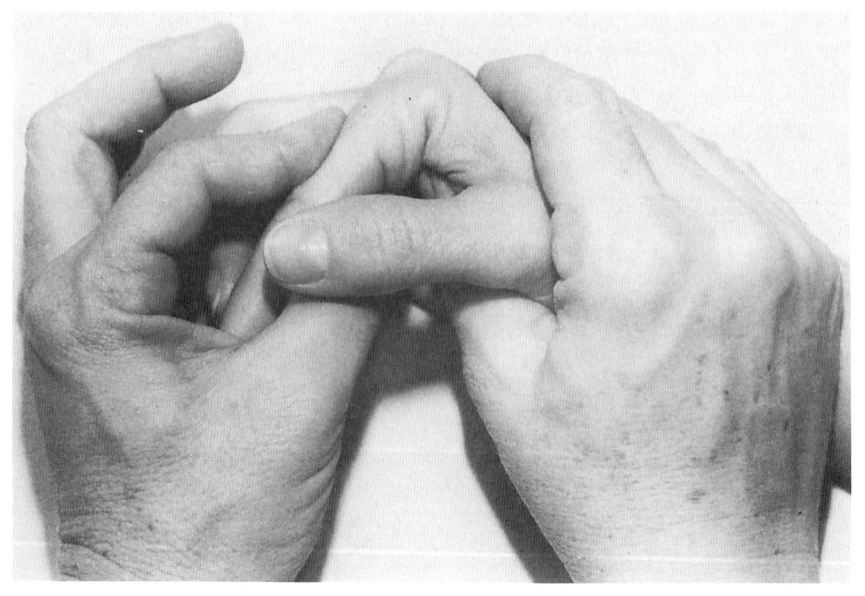

図6-13　第2MCP関節の最終可動域．検者は右手で第2中手骨を固定し，手関節を屈曲・伸展中間位に保持する．被験者の基節骨を検者の左手の母指と示指でつまみ，第2MCP関節を屈曲位に保持する．

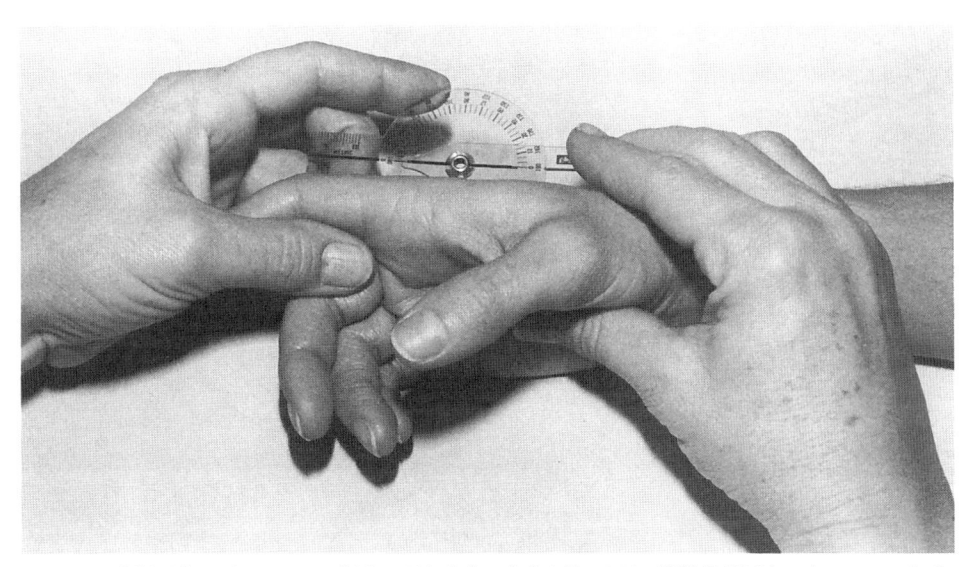

図 6-14 開始肢位．プラスチック製半円型角度計の支点を第2 MCP関節背側面上に合わせる．右手で角度計の近位アームを第2中手骨の背側中央線に当てる．遠位アームは第2基節骨の背側中央線に当てる．検者は左手の母指で被験者の基節骨を支えながら，第2 MCP関節を内転・外転中間位に保つ．

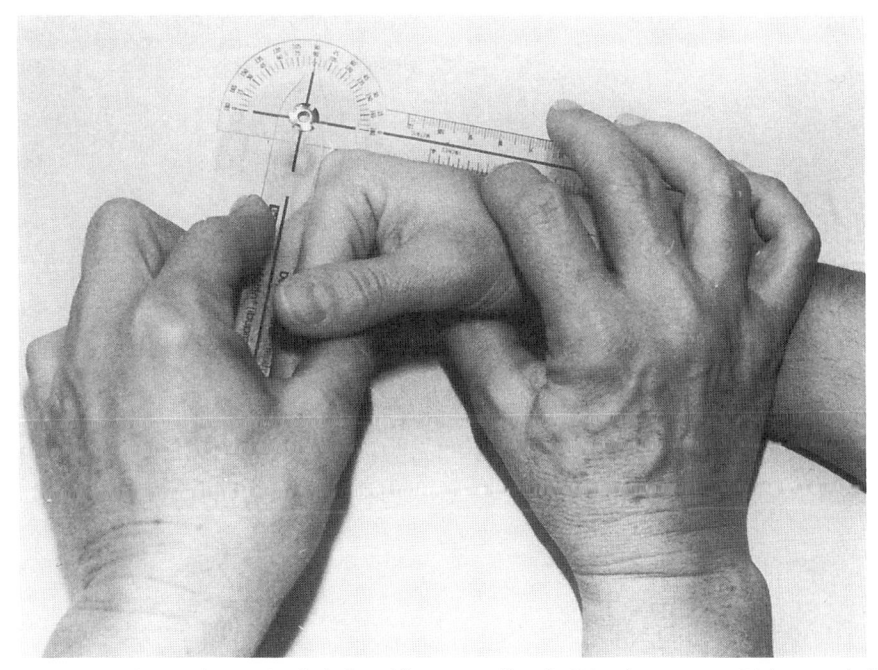

図 6-15 最終肢位．検者は右手で角度計の近位アームを第2中手骨に合わせ，かつ固定する．角度の支点をMCP関節の上方やや遠位に合わせるように注意する．

伸　展

この動きは矢状面で冠状軸を軸として起こる．

基本的測定肢位

被験者に坐位をとらせ，前腕と手は机の上にのせる．前腕は回内・回外中間位にする．手関節は屈曲・伸展・橈屈・尺屈0°の肢位にする．測定するMCP関節は内転・外転中間位に保ち，PIP・DIP関節の伸展や過度の屈曲は避ける（PIP・DIP関節が伸展していると，浅指屈筋と深指屈筋の緊張が動きを妨げるおそれがある．PIP・DIP関節が完全屈曲していると，虫様筋と骨間筋の緊張が動きを妨げる可能性がある）．

固　定

手関節の動きを防ぐために中手骨を固定する．横中手靱帯の緊張が動きを妨げるので，他指のMCP関節を完全屈曲位で固定してはならない（図6-16）．

正常な最終域感

最終域感は関節包の掌側と掌側線維軟骨板（掌側板）の緊張のために結合組織性のものとなる．

角度計の当て方

角度計の当て方はMCP関節屈曲測定の場合と同様である（図6-17，6-18）．

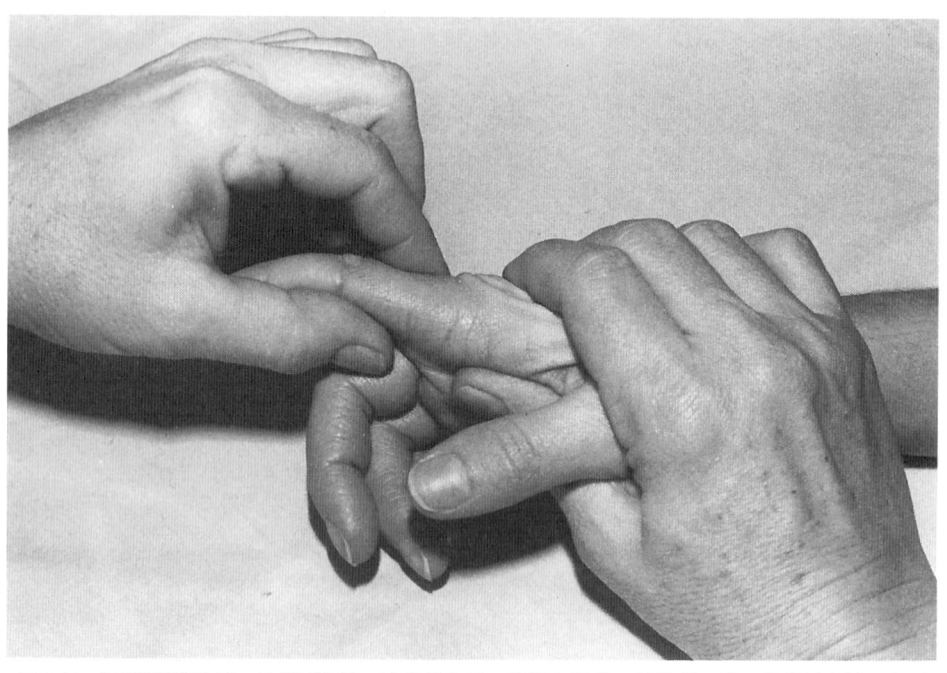

図6-16　MCP関節伸展の最終可動域．検者は左手の母指と示指で被験者の第2基節骨を持ちながら，MCP関節を伸展させる．右手で被験者の手関節を中間位に保持しながら，第2中手骨を固定する．

第 6 章　手関節と手　　97

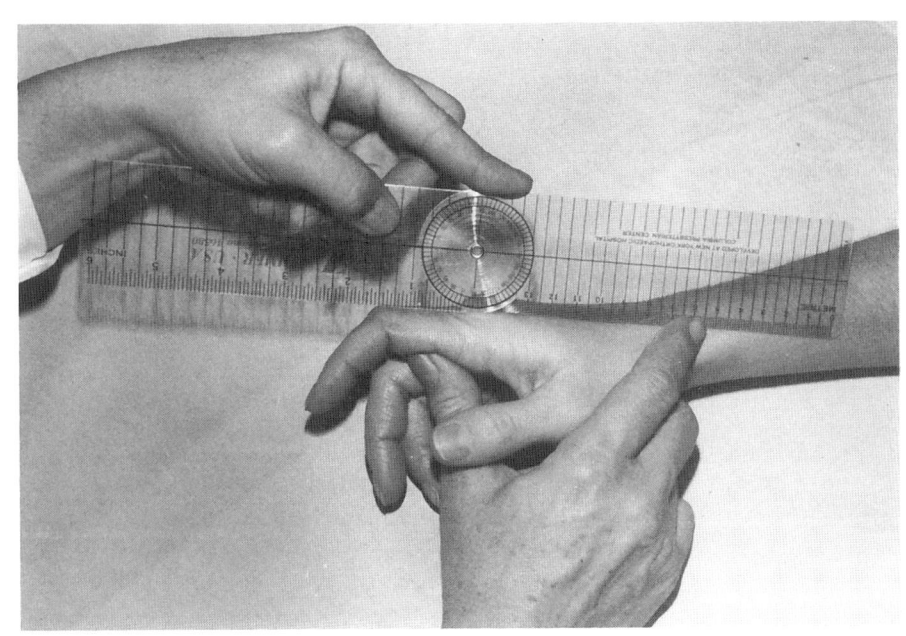

図 6-17　プラスチック製全円型角度計を使い，第 2 MCP 関節伸展の ROM を測定している．角度計の近位アームは適切な長さより若干長い．適切な長さの角度計が手元になかったら，プラスチック製角度計のアームを測定しやすい長さに切ってもよい．

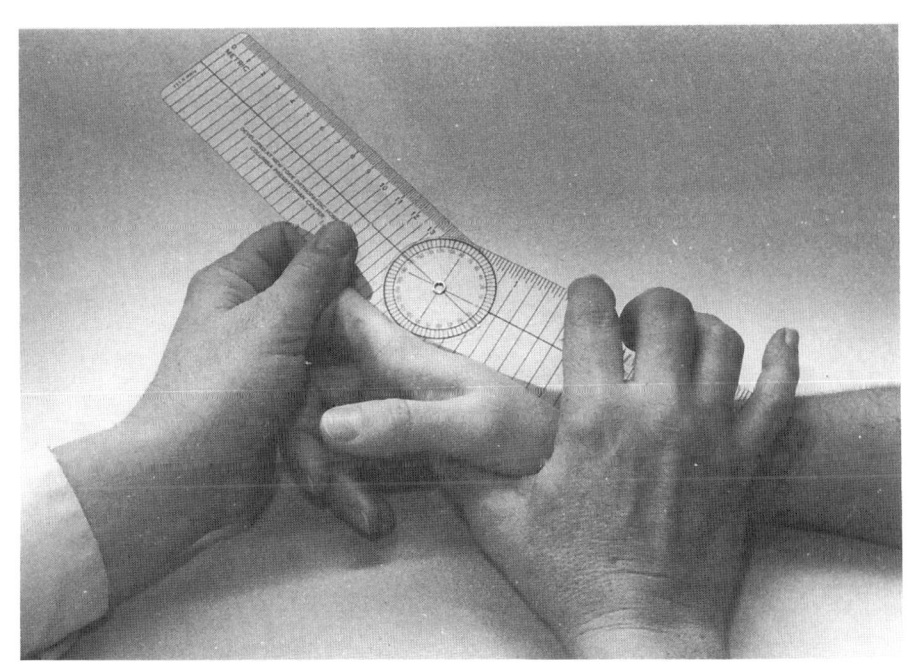

図 6-18　最終肢位．角度計を第 2 MCP 関節背側面上に合わせる．検者は右手で被験者の手関節を中間位に保持し，角度計の近位アームを第 2 中手骨に当てる．伸展の可動域は屈曲より狭いので測定は容易である．

外　転

この動きは前額面で前後軸を軸として起こる．

基本的測定肢位

被験者に坐位をとらせ，前腕と手は机の上にのせる．手関節は屈曲・伸展・橈屈・尺屈0°にする．前腕を完全回内位にし，手掌が床面を向くようにする．MCP関節は屈曲・伸展0°にする．

固　定

手関節の動きを防ぐために中手骨を固定する（図6-19）．

正常な最終域感

最終域感はMCP関節の側副靱帯，各手指間の指間腔（Web space）の筋膜，および掌側骨間筋の緊張のために結合組織性のものとなる．

角度計の当て方

図6-20，6-21参照．
1. 角度計の支点はMCP関節の背側面上に合わせる．
2. 近位アームは中手骨の背側中央線に当てる．
3. 遠位アームは基節骨の背側中央線に当てる．

内　転

この動きは前額面で前後軸を軸として起こる．

基本的測定肢位，固定，角度計の当て方

測定肢位，固定，角度計の当て方はMCP関節外転測定の場合と同様である．

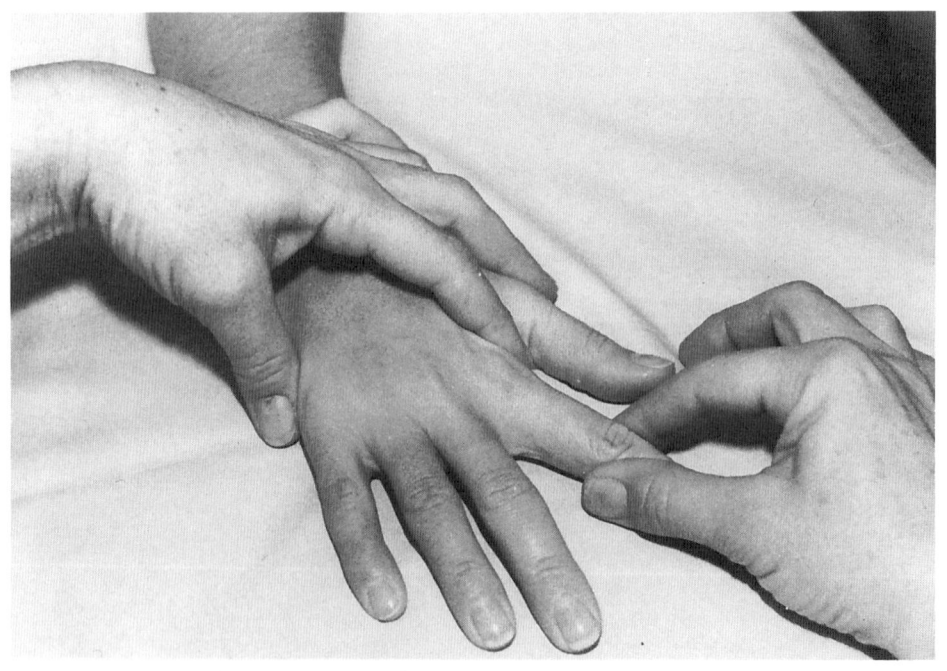

図6-19　MCP関節外転の最終可動域．検者は左手示指で第2中手骨を押さえながら，手関節の橈屈を防ぐ．右手の母指と示指で基節骨遠位端をつまみ，第2MCP関節を外転させる．被験者の基節骨を浮かせたり，押しつけたりしないよう注意する．

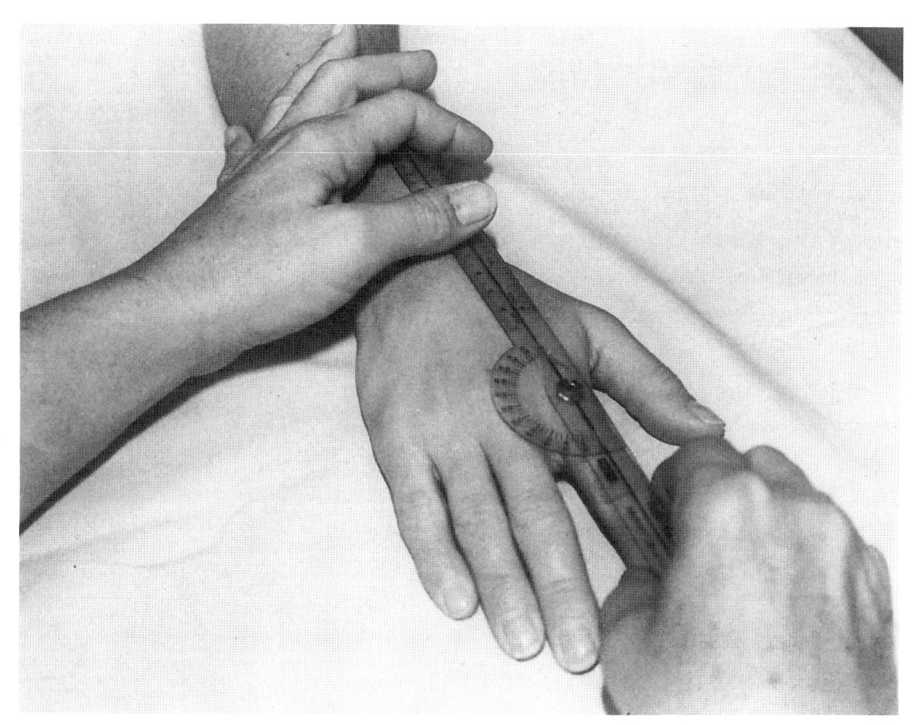

図 6-20 開始肢位．角度計の近位アームは第2中手骨背側中央線に当てる．遠位アームは基節骨背側中央線に当てる．

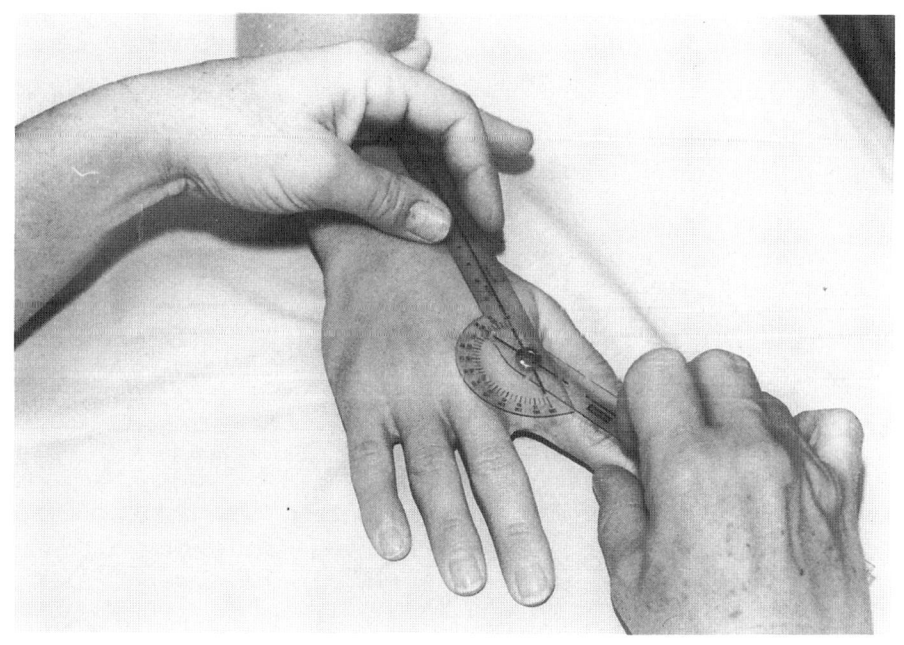

図 6-21 最終肢位．検者は角度計の両方のアームを正確に当てている．

測定手順：近位指節間関節（手指）

屈 曲
この動きは矢状面で冠状軸を軸として起こる．

基本的測定肢位
被験者に坐位をとらせ，前腕と手は机の上にのせる．前腕は回内・回外中間位にする．手関節は屈曲・伸展・橈屈・尺屈0°の肢位にする．MCP関節は屈曲・伸展・内転・外転0°にする（手関節やMCP関節が完全屈曲位にあると，指伸筋，示指伸筋，小指伸筋の緊張が動きを妨げるおそれがある．MCP関節が完全伸展位にあると，虫様筋と骨間筋の緊張が動きを妨げるおそれがある）．

固 定
手関節とMCP関節の動きを防ぐために基節骨を固定する（図6-22）．

正常な最終域感
通常，最終域感は中節骨と基節骨掌側面の接触のために骨性のものとなる．人によっては，中節骨と基節骨掌側の軟部組織の接触によって軟部組織性のものとなるかもしれない．あるいは，関節包背側と側副靱帯の緊張によって結合組織性のものになることもある．

角度計の当て方
図6-23, 6-24参照．
1. 角度計の支点はPIP関節の背側面上に合わせる．
2. 近位アームは基節骨の背側中央線に当てる．
3. 遠位アームは中節骨の背側中央線に当てる．

伸 展
この動きは矢状面で冠状軸を軸として起こる．

基本的測定肢位
被験者に坐位をとらせ，前腕と手は机の上にのせる．前腕は回内・回外中間位にする．手関節は屈曲・伸展・橈屈・尺屈0°の肢位にする．MCP関節は屈曲・伸展・内転・外転0°にする（MCP関節や手関節が伸展位にあると，浅指屈筋と深指屈筋の緊張が動きを妨げるおそれがある）．

固 定
固定方法はPIP関節屈曲測定の場合と同様である．

正常な最終域感
最終域感は関節包の掌側と掌側線維軟骨板（掌側板）の緊張のために結合組織性のものとなる．

角度計の当て方
角度計の当て方はPIP関節屈曲測定の場合と同様である．

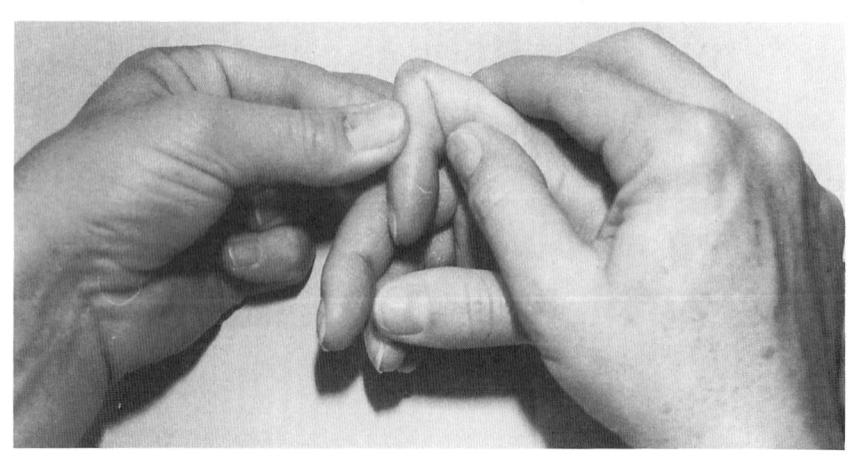

図6-22 PIP関節屈曲の最終可動域．検者は右手の母指と示指で被験者の第2基節骨を固定する．左手の母指と示指でPIP関節を完全に屈曲させる．

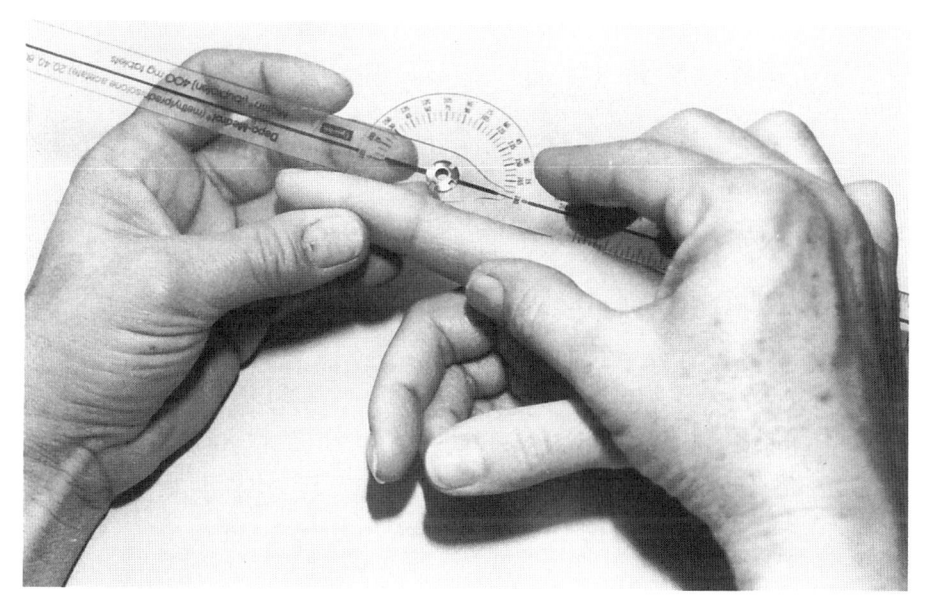

図 6-23 開始肢位．被験者の手と前腕を机の上にのせる．検者は右手で角度計の近位アームを第 2 基節骨に当てながら，MCP 関節を屈曲・伸展中間位に保つ．左手母指で被験者の中節骨を支える．

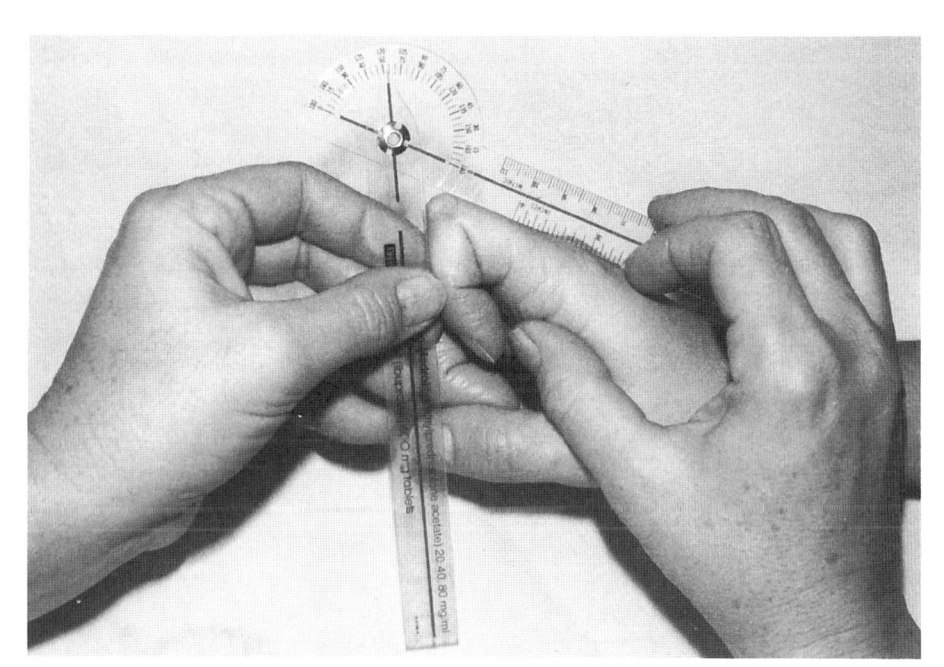

図 6-24 最終肢位．検者は右手母指で被験者の MCP 関節を固定している．左手母指は角度計の遠位アームを中節骨の背側中央線に保持している．角度計の支点は PIP 関節軸心の遠位かつ上方にある．

測定手順：遠位指節間関節（手指）

屈　曲
この動きは矢状面で冠状軸を軸として起こる．

基本的測定肢位
被験者に坐位をとらせ，前腕と手は机の上にのせる．前腕は回内・回外中間位にする．手関節は屈曲・伸展・橈屈・尺屈0°の肢位にする．MCP関節は屈曲・伸展・内転・外転0°にする．PIP関節は約70〜90°屈曲位にする（手関節やMCP・PIP関節が完全屈曲位にあると，指伸筋，示指伸筋，小指伸筋の緊張が動きを妨げる可能性がある．PIP関節が伸展位にあると，斜支帯靱帯の緊張がそれ以上の動きを制限するかもしれない）．

固　定
手関節とMCP・PIP関節の過剰な屈曲・伸展の動きを防ぐために中節骨を固定する．

正常な最終域感
最終域感は関節包背側と側副靱帯，斜支帯靱帯の緊張のために結合組織性のものとなる．

角度計の当て方
1. 角度計の支点はDIP関節の背側面上に合わせる．
2. 近位アームは中節骨の背側中央線に当てる．
3. 遠位アームは末節骨の背側中央線に当てる．

伸　展
この動きは矢状面で冠状軸を軸として起こる．

基本的測定肢位
被験者に坐位をとらせ，前腕と手は机の上にのせる．前腕は回内・回外中間位にする．手関節は屈曲・伸展・橈屈・尺屈0°の肢位にする．MCP関節は屈曲・伸展・内転・外転0°にする．PIP関節は約70〜90°屈曲位にする（PIP・MCP関節，手関節が完全伸展位にあると深指屈筋の緊張が動きを妨げる可能性がある）．

固　定
手関節とMCP・PIP関節の伸展を防ぐために中節骨を固定する．

正常な最終域感
最終域感は関節包の掌側と掌側線維軟骨板（掌側板）の緊張のために結合組織性のものとなる．

角度計の当て方
角度計の当て方はDIP関節屈曲測定の場合と同様である．

手根中手関節（母指）

構　造
手根中手（CMC）関節は大菱形骨と第1中手骨底間の関節である．大菱形骨の鞍形部分は矢状面において凹状，前額面で凸状である．第1中手骨底は大菱形骨の形状に対応した形をしている．関節包は厚いものの弛みがあり，橈側，尺側，掌側および背側の靱帯によって補強されている．

骨運動
CMC関節は運動自由度2度の鞍関節である．前額面における屈曲―伸展，矢状面における外転―内転が可能である．また，わずかな回旋も可能である．この回旋が母指の対立による他指との接触を可能にする．回旋を伴い対立に至る動きの順序は次の通りである――外転，屈曲，内転．復位運動は開始肢位に母指を戻す動きである．

関節運動
外転・内転のとき，第1中手骨底の凸部は大菱形骨の凹部上を中手骨幹と反対の方向に滑る．第1中手骨の底は外転時には背側に，内転時には掌側方向に滑る．屈曲・伸展のとき，第1中手骨の凹部は大菱形骨の凸部上を中手骨幹と同じ方向に滑る．屈曲のとき，中手骨底は尺側方向に滑る．伸展のとき，中手骨底は橈側方向に滑る．

関節包パターン
関節包パターンは外転を制限する[4]．

手根中手関節の関節可動域

AMA の Guides to the Evaluation of Permanent Impairment[6] は対立の平均 ROM を 8 cm としている．他の ROM 値は**表 6-6** を参照のこと．

中手指節関節および指節間関節（母指）

構　造

母指の MCP 関節は第 1 中手骨頭の凸部と第 1 基節骨底の凹面との関節である．関節は関節包，側副靱帯，掌側面の 2 つの種子骨によって補強されている．母指の指節間（IP）関節は手指の IP 関節と構造的にまったく同じである．

骨運動

MCP 関節は運動自由度 2 度の顆状関節である．可能な動きは屈曲―伸展およびわずかな外転―内転である．この関節における動きは指の MCP 関節に比べて制限されている．

IP 関節は運動自由度 1 度の滑膜性蝶番関節である．矢状面における屈曲―伸展が可能である．

関節運動

MCP 関節において，第 1 基節骨底の凹面は第 1 中手骨頭の凸面上を骨幹と同じ方向に滑る．つまり，屈曲時には基節骨底は掌側方向に，伸展時には背側方向に動く．

IP 関節において，末節骨底の凹面は基節骨頭の凸部上を骨幹と同じ方向に滑る．つまり末節骨底は屈曲では掌側方向に，伸展では背側方向に動く．

関節包パターン

MCP 関節の関節包パターンは全方向の動きを制限するが，伸展に比べて屈曲をより制限する．

IP 関節の関節包パターンは屈曲と伸展を等しく制限する．

中手指節関節および指節間関節の関節可動域

Hertling と Kessler[27] によれば，MCP 関節の屈曲は 5～100°，平均 75°である（種々の出典による ROM は**表 6-6** を参照のこと）．

年齢と性差の影響

「手指の関節可動域」にある「年齢と性差の影響」の項（p.92）を参照のこと．

測定手順：手根中手関節（母指）

屈　曲

被験者が解剖学的肢位をとっている場合，この動きは前額面で前後軸を軸として起こる．

基本的測定肢位

被験者に坐位をとらせ，前腕と手は机の上にのせる．前腕は完全回外位にする．手関節は屈曲・伸展・橈屈・尺屈0°の肢位にする．母指のCMC関節は外転・内転0°にする．母指のMCP・IP関節は屈曲・伸展0°にする（母指のMCP・IP関節が完全屈曲位にあると，長母指伸筋の緊張が動きを妨げる可能性がある）．

固　定

手関節の動きを防ぐために手根骨を固定する（図6-25）．

正常な最終域感

最終域感は母指球の筋腹と手掌の接触のために軟部組織性のものとなるだろう．あるいは，関節包の背側，短母指伸筋，短母指外転筋の緊張によって結合組織性のものとなるかもしれない．

角度計の当て方

図6-26，6-27参照．

1. 角度計の支点はCMC関節の掌側面上に合わせる．
2. 近位アームは橈骨頭の掌側と橈骨茎状突起を指標に，橈骨の掌側中央線に当てる．
3. 遠位アームは第1中手骨の掌側中央線に当てる．

開始肢位のROMは，屈曲・伸展とも0°ではなく15°ないし20°を示している．開始時の角度を最終ROMの角度から引かなくてはならない．開始時の角度が20°で，最終肢位の角度が50°なら，0〜30°と記録する．

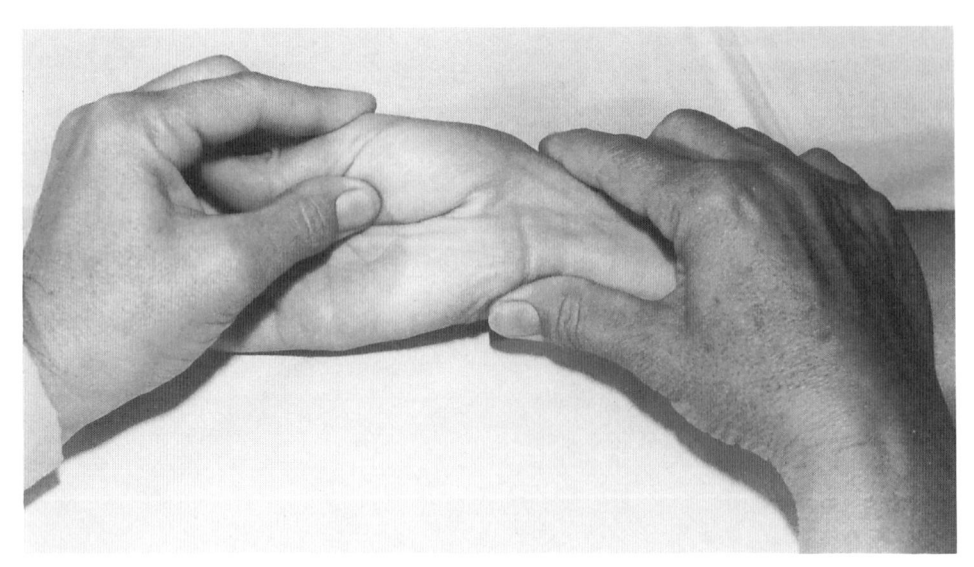

図6-25　CMC関節屈曲の最終可動域．検者は左手で被験者の右第1中手骨を内方に引きながら屈曲させる．右手で手根骨を押さえ，尺屈や掌屈を防ぐ．

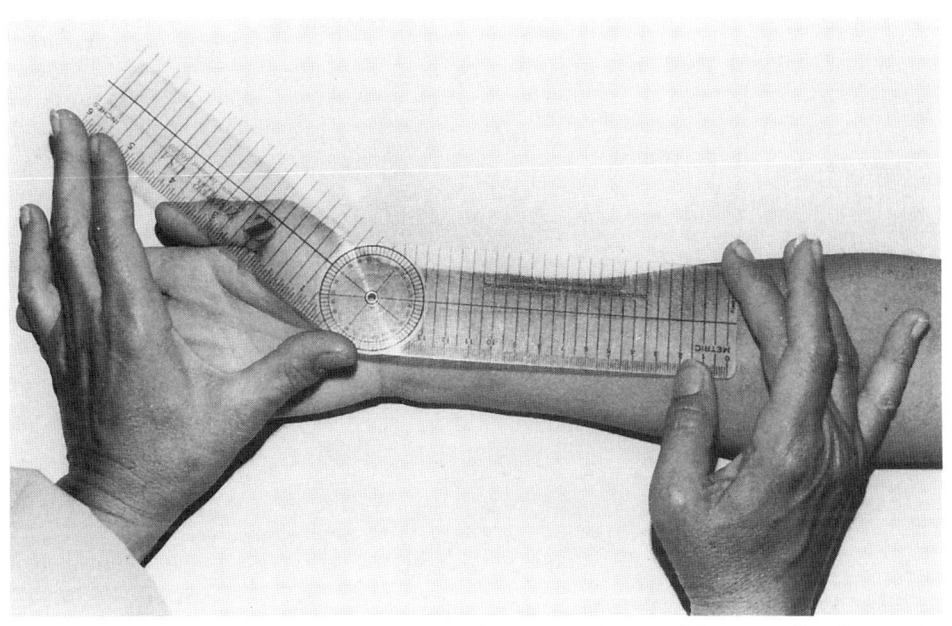

図 6-26 開始肢位．検者は角度計の近位アームを橈骨と平行に当てる．遠位アームは第1中手骨に当てる．開始肢位では角度計の目盛が 0°を示さないことに注意する．

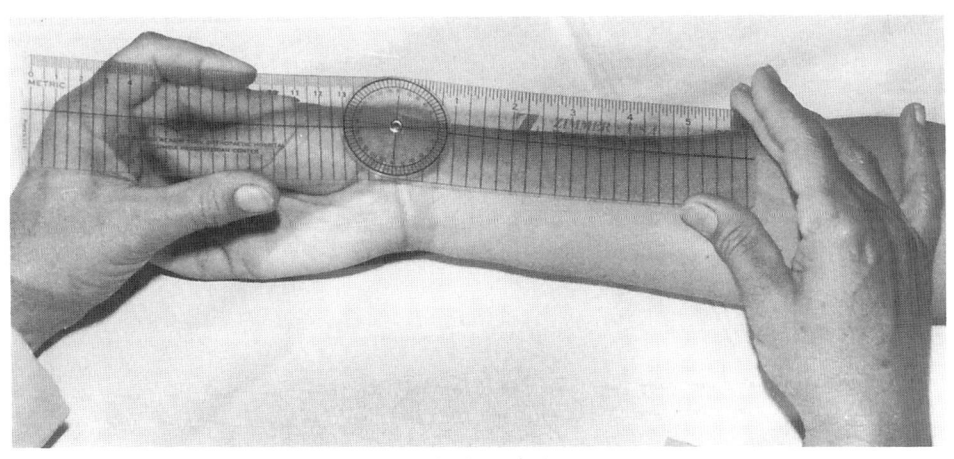

図 6-27 最終肢位．検者は左手で屈曲を保ちながら，角度計の遠位アームを当てる．右手で近位アームを橈骨と平行に維持する．

伸 展

被験者が解剖学的肢位をとっている場合，この動きは前額面で前後軸を軸として起こる．

基本的測定肢位と固定

測定肢位および固定は母指CMC関節屈曲測定の場合と同様である（図6-28）．

正常な最終域感

最終域感は関節包の前部，短母指屈筋，母指内転筋，母指対立筋，第1背側骨間筋の緊張のために結合組織性のものとなる．

角度計の当て方

角度計の当て方は母指CMC関節屈曲測定の場合と同様である（図6-29，6-30）．

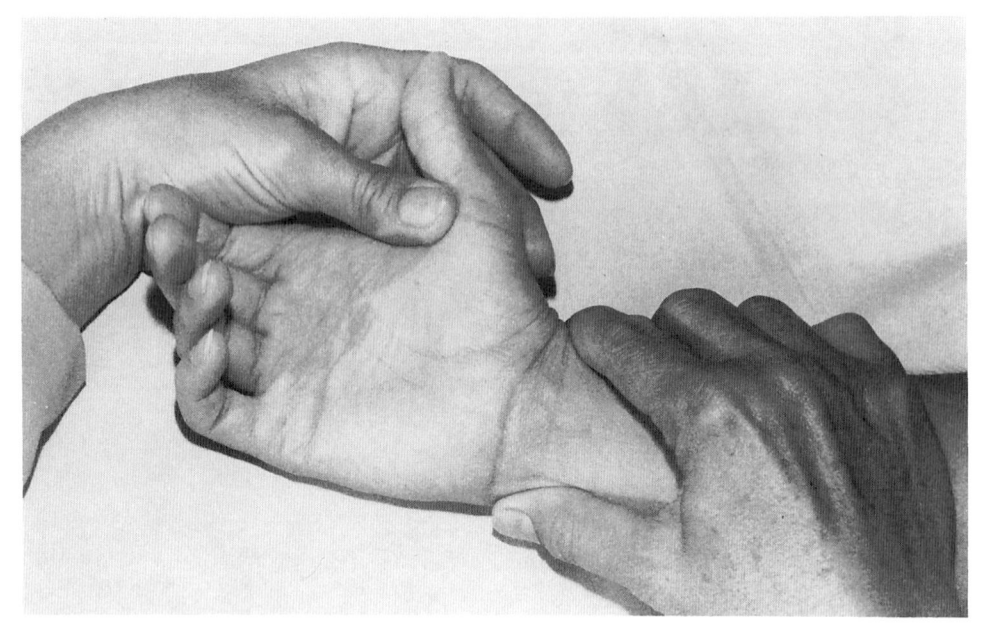

図6-28 CMC関節伸展の最終可動域．検者は左手の母指と中指で中手骨を外側に引き，伸展させる．右手で手根骨を押さえ，橈屈や掌屈を防ぐ．

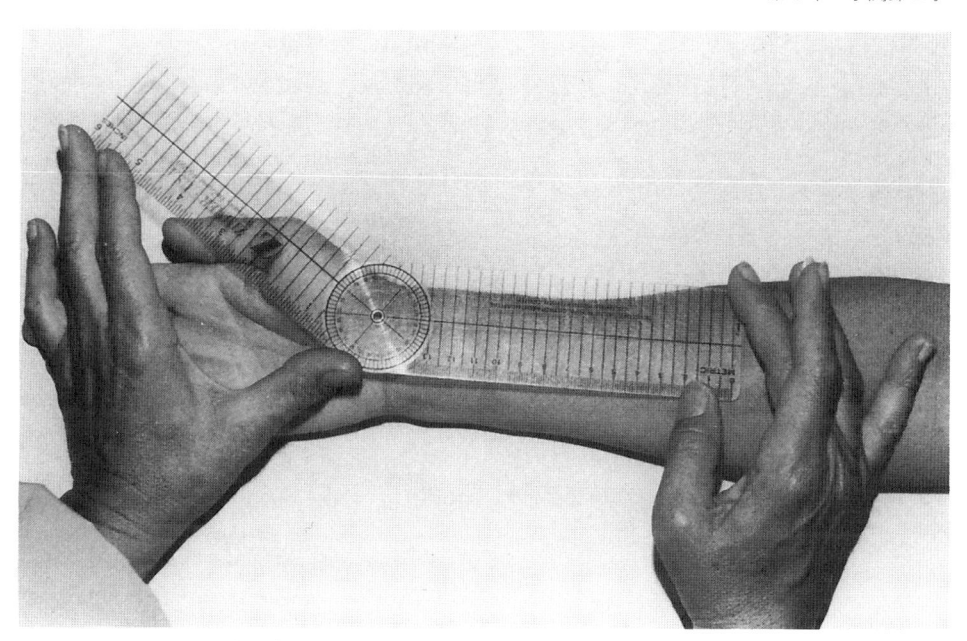

図 6-29 開始肢位．角度計の当て方は CMC 関節屈曲測定の場合と同様である．

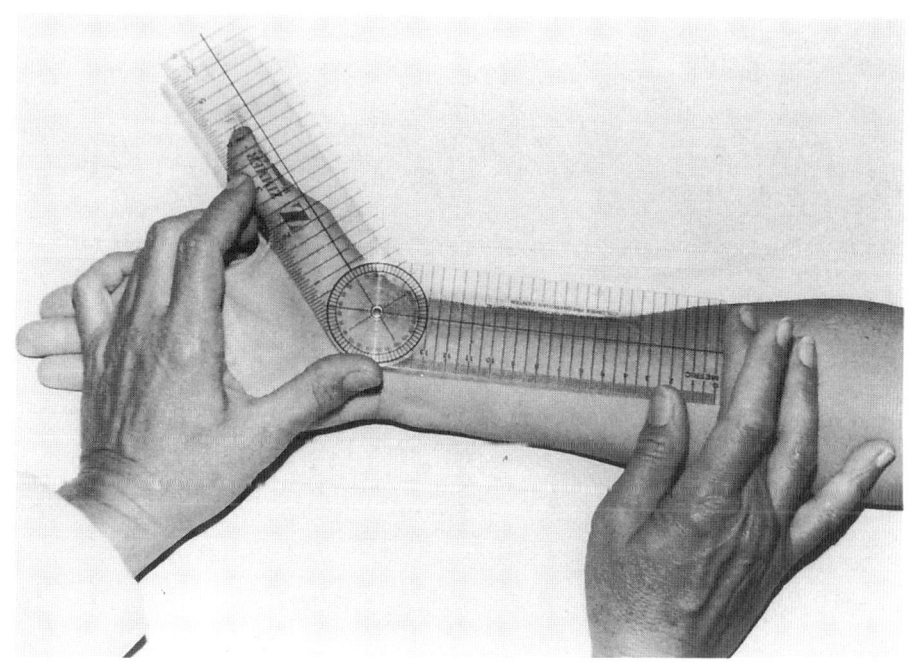

図 6-30 最終肢位．検者は左手で角度計の遠位アームを第 1 中手骨に合わせながら，母指を伸展位に保持する．右手で近位アームを橈骨と平行に合わせる．

外 転

被験者が解剖学的肢位をとっている場合，この動きは矢状面で冠状軸を軸として起こる．

基本的測定肢位

被験者に坐位をとらせ，前腕と手は机の上にのせる．前腕は回内・回外中間位にする．手関節は屈曲・伸展・橈屈・尺屈とも0°の肢位にする．母指のCMC・MCP・IP関節は屈曲・伸展0°にする．

固 定

手関節の動きを防ぐために手根骨と第2中手骨を固定する（図6-31）．

正常な最終域感

最終域感は母指と示指の間にある指間腔の筋膜と皮膚の緊張のために結合組織性のものとなる．母指内転筋，第1背側骨間筋の緊張も結合組織性の最終域感に関与する．

角度計の当て方

図6-32，6-33参照．

1. 角度計の支点は橈骨茎状突起の外側面に合わせる．
2. 近位アームは第2MCP関節を指標に第2中手骨の外側中央線に当てる．
3. 遠位アームは第1MCP関節を指標に第1中手骨の外側中央線に当てる．

内 転

被験者が解剖学的肢位をとっている場合，この動きは矢状面で冠状軸を軸として起こる．内転は最大外転位からゼロ，すなわち開始肢位に戻る運動である．

基本的測定肢位，固定，角度計の当て方

測定肢位，固定，角度計の当て方は，母指CMC関節外転測定の場合と同様である．

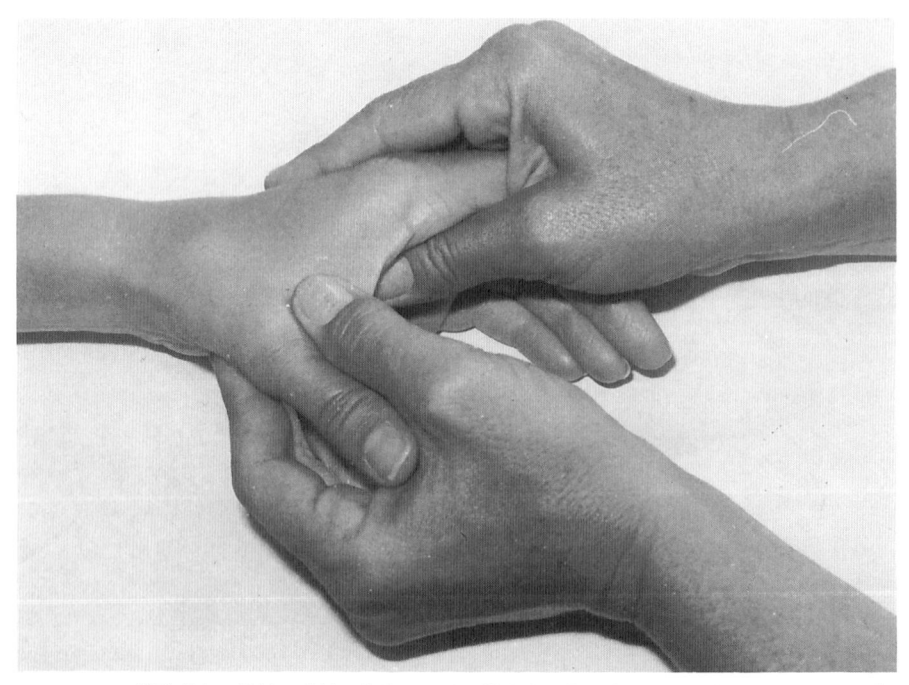

図6-31 CMC関節外転の最終可動域．検者は右手で被験者の第2中手骨を固定する．左手の母指と示指で被験者の第1MCP関節のやや近位をつまみ，外転させる．

第6章　手関節と手　109

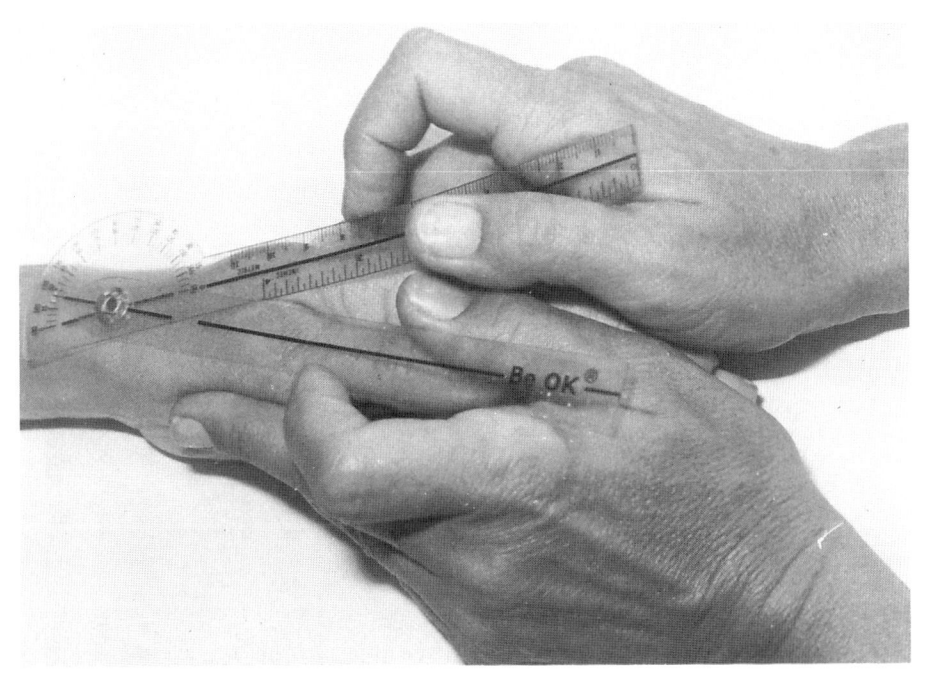

図 6-32 開始肢位．被験者の第1および第2中手骨はわずかに開いている．したがって，角度計のアームを第1中手骨と第2中手骨に当てると0°にはならない．

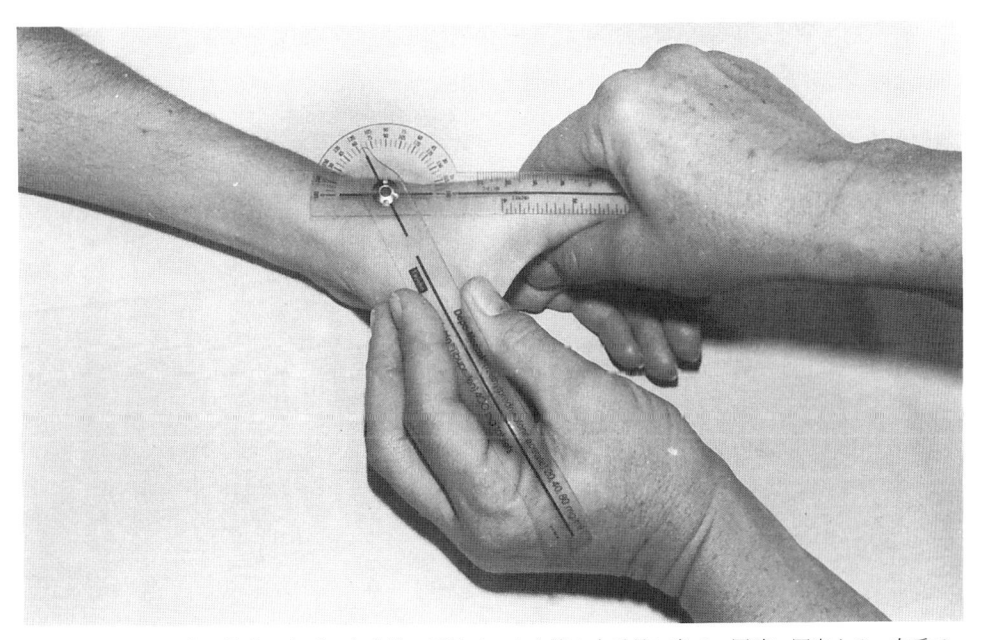

図 6-33 最終肢位．検者は右手で角度計の近位アームを第2中手骨に当て，同時に固定する．左手で遠位アームを当てながら外転させる．

対 立

この動きは外転・屈曲・内旋（回内）・内転の複合運動である．

基本的測定肢位

被験者に坐位をとらせ，前腕と手は机の上にのせる．前腕は完全回外位にする．手関節は屈曲・伸展・橈屈・尺屈 0°の肢位にする．母指と小指の IP 関節は屈曲・伸展 0°にする．

固 定

手関節の動きを防ぐために第 5 中手骨を固定する（図 6-34）．

正常な最終域感

最終域感は母指球の筋腹と手掌の接触のために軟部

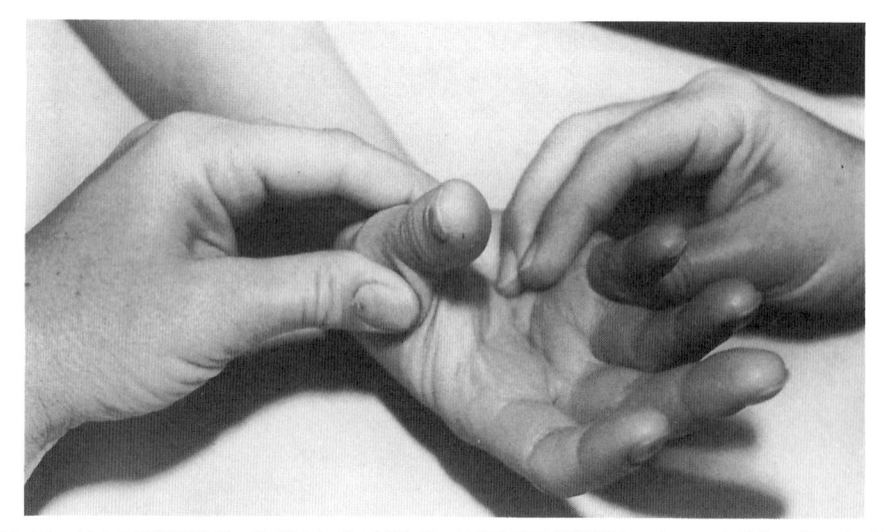

図 6-34 対立の最終可動域．検者は左手で被験者の母指 MCP 関節部をつまむ．左母指で第 1 中手骨を押し，対立を保持する．右手で第 5 中手骨と基節骨を対立位に保つ（図中，被験者の手は完全な可動域を示していない）．

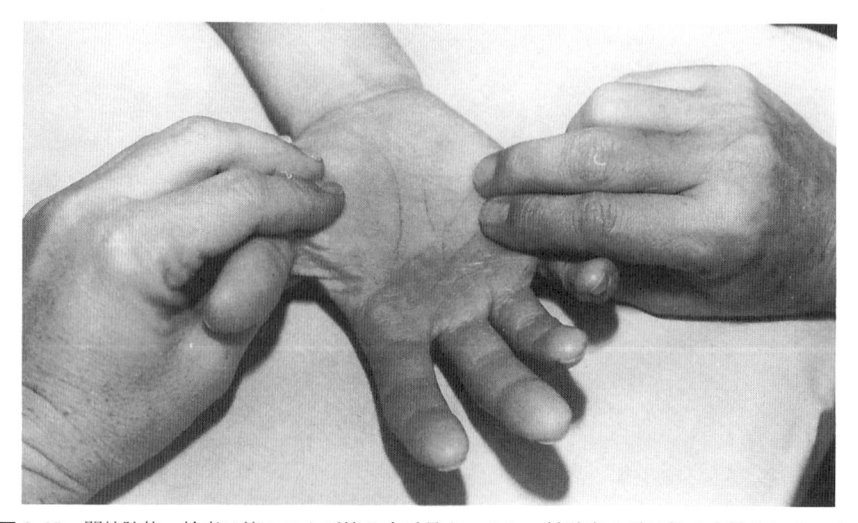

図 6-35 開始肢位．検者は第 1 および第 5 中手骨をつまむ．被験者の手は机で支持されている．

組織性のものとなるだろう．あるいは，関節包，短母指伸筋，横中手靱帯（小指に影響を与える）の緊張によって結合組織性のものとなるかもしれない．

角度計の当て方

一般に，対立のROM測定には角度計を使用しない（図6-35）．代わりに，母指と小指の指尖間の距離を定規を用いて計ることが多い（図6-36）．その他，母指の指尖と小指の基底（MCP関節）間の距離を定規で計る方法もある．恒久的な障害の評価に関するAMAのGuides to the Evaluation of Permanent Impairment[6]では，母指IP関節の掌側皮線と第3MCP関節上の遠位手掌皮線点との距離を用いることを勧めている（図6-37）．

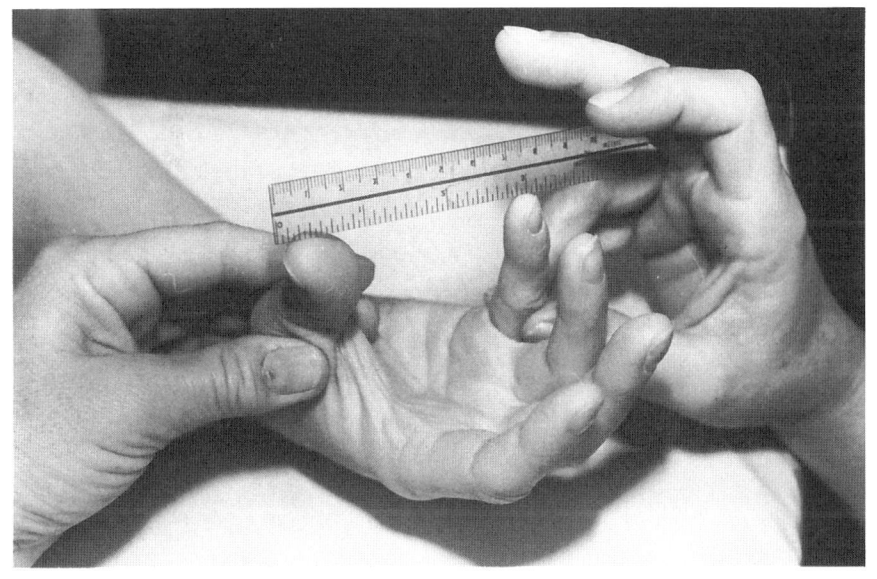

図6-36 母指と小指の指尖外側間の距離を測定することで，対立の可動域を決定している．半円型プラスチック製角度計のアームを定規として使っているが，定規やメジャーを用いてもよい．ROM測定方法を明示するために，図では完全対立位をとってはいない．完全に対立したとき，母指と小指の指尖は接触する．

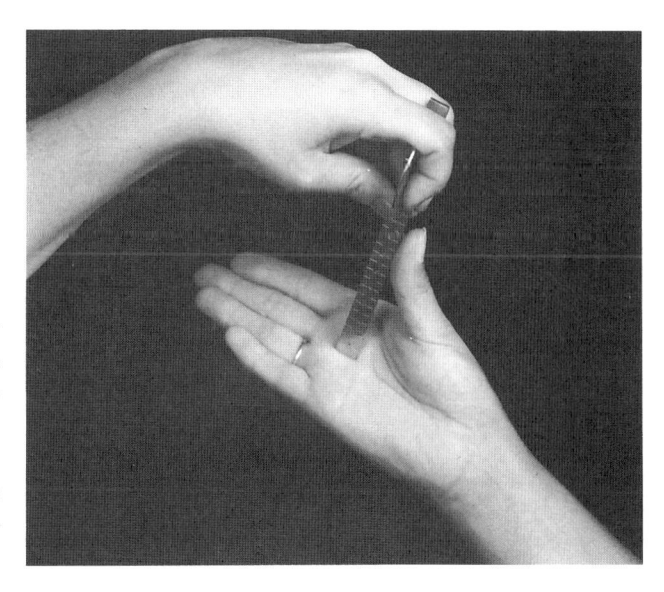

図6-37 母指IP関節の対立を測定するため，検者はセンチメートル単位の定規を使って，母指IP関節の掌側皮線と第3MCP関節上の遠位手掌皮線とのもっとも長い距離を探している．この距離は約8cmである．
(Stanley, BG, Tribuzi, SM：Concepts in Hand Rehabilitation. FA Davis, Philadelphia, 1992, p.546. より許可を得て掲載)

測定手順：中手指節関節（母指）

屈　曲
被験者が解剖学的肢位をとっている場合，この動きは前額面で前後軸を軸として起こる．

基本的測定肢位
被験者に坐位をとらせ，前腕と手は机の上にのせる．前腕は完全回外位にする．手関節は屈曲・伸展・橈屈・尺屈 0° の肢位にする．母指の CMC 関節は屈曲・伸展・外転・内転・対立 0° にする．母指 IP 関節は屈曲・伸展 0° にする（手関節と母指 IP 関節が完全屈曲位にあると，長母指伸筋の緊張が動きを妨げるおそれがある）．

固　定
手関節の動きおよび母指 CMC 関節の屈曲と対立の動きを防ぐために第 1 中手骨を固定する（図 6-38）．

正常な最終域感
最終域感は基節骨と第 1 中手骨掌側面の接触のために骨性のものになるであろう．あるいは，関節包の背側，側副靭帯，短母指伸筋の緊張によって結合組織性のものとなるかもしれない．

角度計の当て方
図 6-39，6-40 参照．
1. 角度計の支点は MCP 関節の背側面上に合わせる．
2. 近位アームは中手骨の背側中央線に当てる．
3. 遠位アームは基節骨の背側中央線に当てる．

伸　展
被験者が解剖学的肢位をとっている場合，この動きは前額面で前後軸を軸として起こる．

基本的測定肢位
被験者に坐位をとらせ，前腕と手は机の上にのせる．前腕は完全回外位にする．手関節は屈曲・伸展・橈屈・尺屈 0° の肢位にする．母指の CMC 関節は屈曲・伸展・外転・内転・対立 0° にする．母指 IP 関節は屈曲・伸展 0° にする．（母指 IP 関節が完全伸展位にあると，長母指屈筋の緊張が運動を妨げるおそれがある）．

固　定
手関節と母指 CMC 関節の動きを防ぐために第 1 中

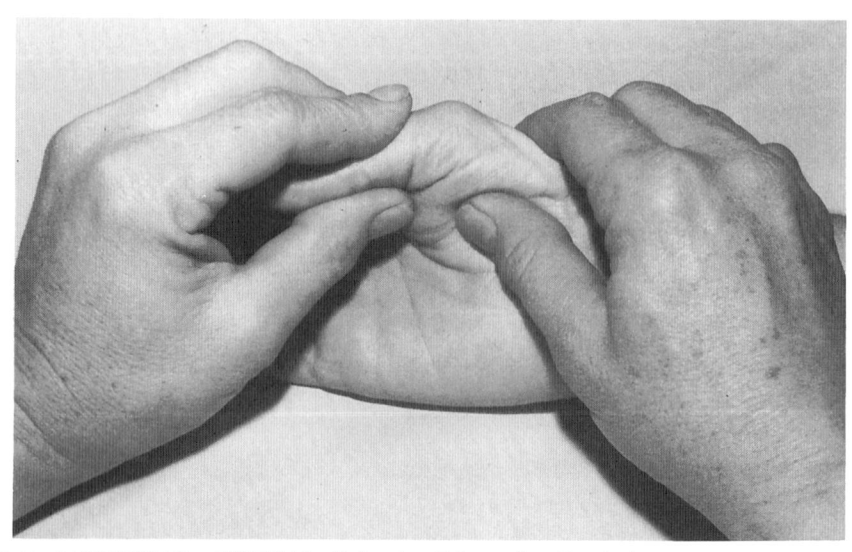

図 6-38　MCP 関節屈曲の最終可動域．検者は右の母指と示指で第 1 中手骨を固定する．左示指で被験者の基節骨を押して MCP 関節を屈曲位に保つ．左母指で被験者の IP 関節の屈曲を防ぐ．

手骨を固定する．

正常な最終域感

最終域感は関節包の掌側と掌側線維軟骨板（掌側板），種子骨間靱帯，短母指屈筋の緊張による結合組織性のものとなる．

角度計の当て方

角度計の当て方は母指 MCP 関節屈曲測定の場合と同様である．

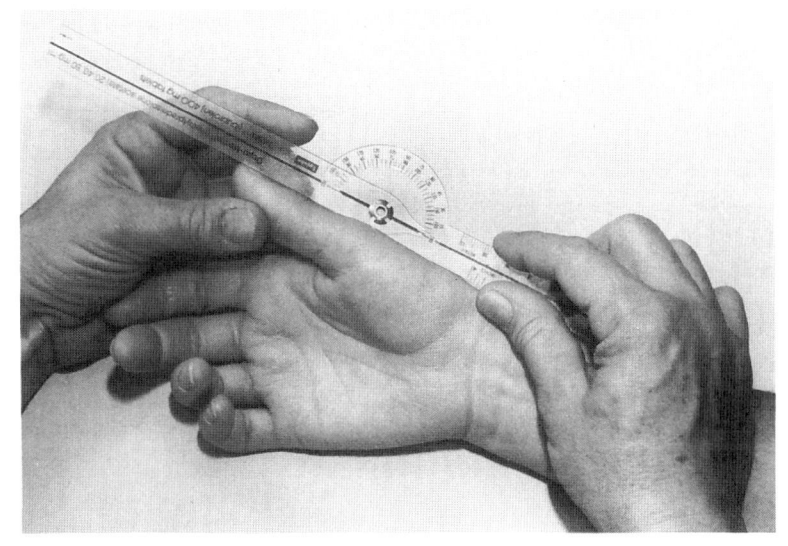

図 6-39 開始肢位．角度計の支点を MCP 関節の背側面上に合わせる．遠位アームは基節骨の背側中央線に当てる．検者は左手で遠位アームを保持しながら，IP 関節を伸展させる．近位アームは第 1 中手骨背側中央線に当てる．

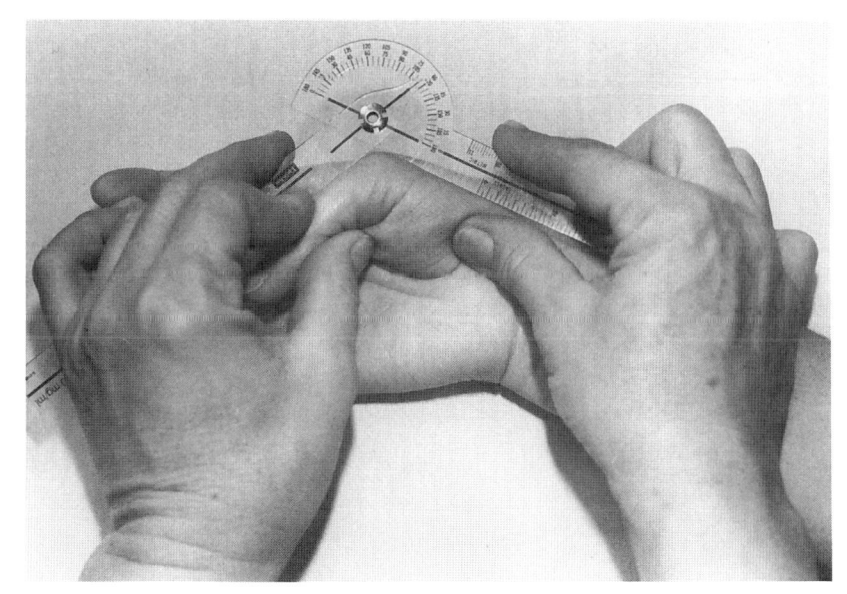

図 6-40 最終肢位．検者は左手で被験者の IP 関節を保持しながら，角度計の遠位アームを当てる．右手で第 1 中手骨を固定しながら，近位アームを正確に当てる．

測定手順：指節間関節（母指）

屈　曲

被験者が解剖学的肢位をとっている場合，この動きは前額面で前後軸を軸として起こる．

基本的測定肢位

被験者に坐位をとらせ，前腕と手は机の上にのせる．前腕は完全回外位にする．手関節は屈曲・伸展・橈屈・尺屈 0°の肢位にする．母指の CMC 関節は屈曲・伸展・外転・内転・対立 0°にする．母指 MCP 関節は屈曲・伸展 0°にする（手関節と母指 MCP 関節が屈曲位にあると，長母指伸筋の緊張が動きを妨げる．母指 MCP 関節が完全伸展位にあると，第 1 掌側骨間筋，短母指外転筋，母指内転筋斜頭の緊張がその付着部の伸筋フード機構を通して動きを妨げるおそれがある）．

固　定

MCP 関節の屈曲・伸展を防ぐために基節骨を固定する（図 6-41）．

正常な最終域感

一般に，最終域感は側副靱帯と関節包背側の緊張のために結合組織性のものとなる．人によっては，末節骨と掌側線維軟骨板（掌側板）および基節骨掌側面の接触によって骨性のものとなるかもしれない．

角度計の当て方

図 6-42，6-43 参照．
1. 角度計の支点は IP 関節の背側面上に合わせる．
2. 近位アームは基節骨の背側中央線に当てる．
3. 遠位アームは末節骨の背側中央線に当てる．

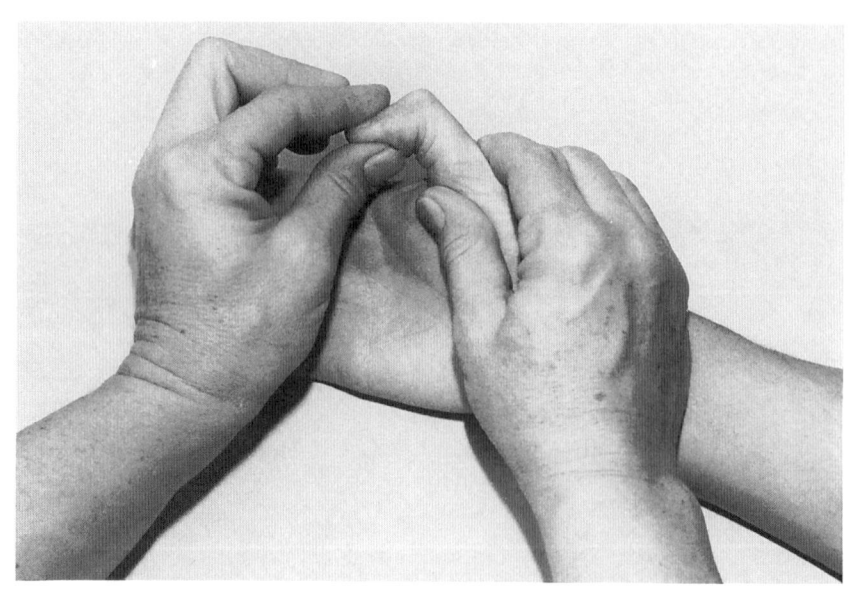

図 6-41　IP 関節屈曲の最終可動域．検者は右手の母指と示指で MCP 関節を屈曲 0°に保つ．また，右手で CMC 関節を外転，対立 0°に保つ．検者の左手の母指と示指で IP 関節を屈曲させる．

第 6 章　手関節と手　115

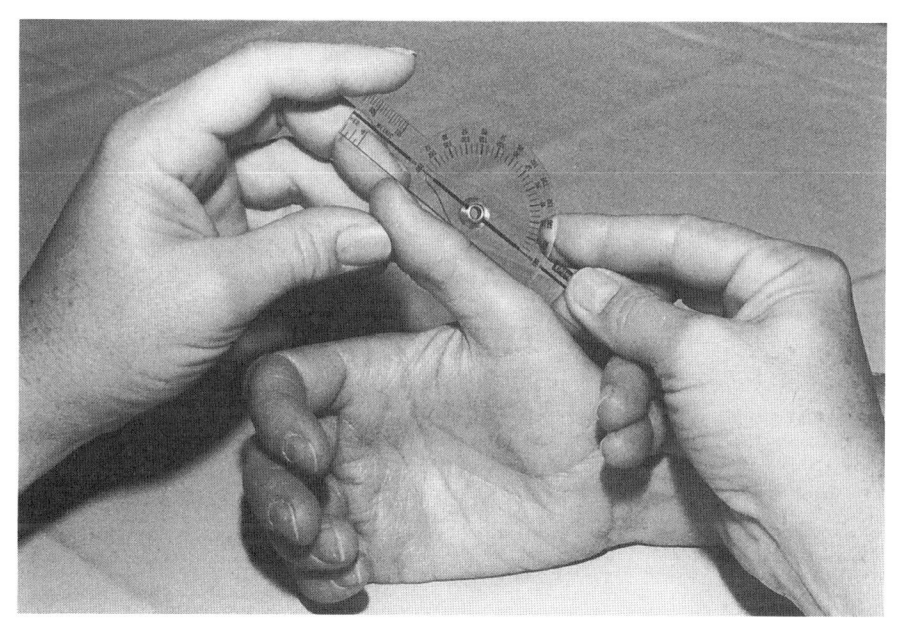

図 6-42　検者はアームを短く切った半円型プラスチック製角度計を使用している．近位アームは第1基節骨の背側中央線に当てる．遠位アームは第1末節骨に当てる．

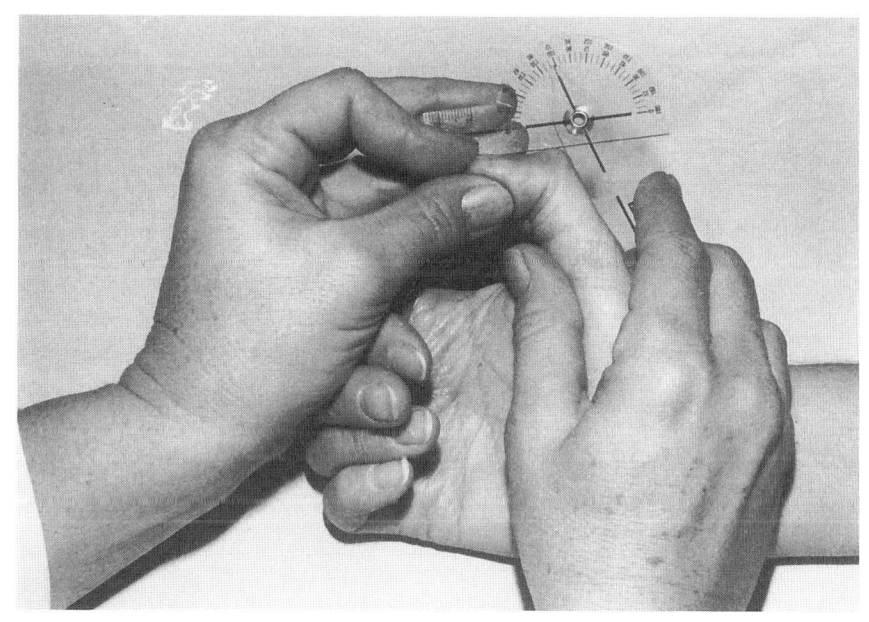

図 6-43　最終肢位．検者は右手の母指で CMC，MCP 関節を固定しながら，短く切った近位アームを当てる．左手で角度計の遠位アームを保持し，同時に末節骨を押して IP 関節を屈曲させる．角度計の支点は IP 関節の遠位かつ上方にある．

伸展

被験者が解剖学的肢位をとっている場合，この動きは前額面で前後軸を軸として起こる．

基本的測定肢位

被験者に坐位をとらせ，前腕を完全回外位にする．手関節は屈曲・伸展・橈屈・尺屈0°の肢位にする．母指のCMC関節は屈曲・伸展・外転・内転・対立0°にする．母指MCP関節は屈曲・伸展0°にする．前腕と手は机の上にのせる（手関節と母指MCP関節が伸展位にあると，長母指屈筋の緊張が動きを妨げるおそれがある）．

固定

固定方法は母指IP関節屈曲測定の場合と同様である．

正常な最終域感

最終域感は関節包の掌側と掌側線維軟骨板（掌側板）の緊張のために結合組織性のものとなる．

角度計の当て方

角度計の当て方は母指IP関節屈曲測定の場合と同様である．

文 献

1. Linscheid, RL: Kinematic considerations of the wrist. Clin Orthop 202:27, 1986.
2. Norkin, CC and Levangie, PK: Joint Structure and Function: A Comprehensive Analysis, ed 2. FA Davis, Philadelphia, 1992.
3. Kisner, C and Colby, LA: Therapeutic Exercise: Foundations and Techniques. FA Davis, Philadelphia, 1985.
4. Cyriax, JH and Cyriax, PJ: Illustrated Manual of Orthopaedic Medicine. Butterworths, London, 1983.
5. American Academy of Orthopaedic Surgeons: Joint Motion: Methods of Measuring and Recording. AAOS, Chicago, 1965.
6. American Medical Association: Guides to the Evaluation of Permanent Impairment, ed 3. AMA, Chicago, 1988.
7. Boone, DC and Azen, SP: Normal range of motion in male subjects. J Bone Joint Surg Am 61:756, 1979.
8. Brumfield, RH and Champoux, JA: A biomechanical study of normal functional wrist motion. Clin Orthop 187:23, 1984.
9. Watanabe, H, et al: The range of joint motions of the extremities in healthy Japanese people: The difference according to age. Cited in Walker, JM: Musculoskeletal development: A review. Phys Ther 71:878, 1991.
10. Boone, DC: Techniques of measurement of joint motion. (Unpublished supplement to Boone, DC and Azen, SP: Normal range of motion in male subjects. J Bone Joint Surg Am 61:756, 1979.)
11. Walker, JM, et al: Active mobility of the extremities in older subjects. Phys Ther 64:919, 1984.
12. Hewitt, D: The range of active motion at the wrist of women. J Bone Joint Surg Br 26:775, 1928.
13. Allander, E, et al: Normal range of joint movements in shoulder, hip, wrist and thumb with special reference to side: A comparison between two populations. Int J Epidemiol 3:253, 1974.
14. Cobe, HM: The range of active motion of the wrist of white adults. J Bone Joint Surg Br 26:763, 1928.
15. Hellebrandt, FA, Duvall, EN, and Moore, ML: The measurement of joint motion. Part III: Reliability of goniometry. Physical Therapy Review 29:302, 1949.
16. Low, JL: The reliability of joint measurement. Physiotherapy 62:227, 1976.
17. Boone, DC, et al: Reliability of goniometric measurements. Phys Ther 58:1355, 1978.
18. Bird, HA and Stowe, J: The wrist. Clinics in Rheumatic Disease 8:559, 1982.
19. Solgaard, S, et al: Reproducibility of goniometry of the wrist. Scand J Rehabil Med 18:5, 1986.
20. Horger, MM: The reliability of goniometric measurements of active and passive wrist motions. Am J Occup Ther 44:342, 1990.
21. La Stayo, PC and Wheeler, DL: Reliability of passive wrist flexion and extension measurements: A multicenter study. Phys Ther 74:162, 1994.
22. Stanley, BG and Tribuzi, SM: Concepts in Hand Rehabilitation. FA Davis, Philadelphia, 1992.
23. Beighton, P, Solomon, L, and Soskolne, CL: Articular mobility in an African population. Ann Rheum Dis 32:23, 1973.
24. Fairbank, JCT, Pynsett, PB, and Phillips, H: Quantitative measurements of joint mobility in adolescents. Ann Rheum Dis 43:288, 1984.
25. Hamilton, GF and Lachenbruch, PA: Reliability of goniometers in assessing finger joint angle. Phys Ther 49:465, 1969.
26. Bear-Lehman, J and Abreu, BC: Evaluating the hand: Issues in reliability and validity. Phys Ther 69:1025, 1989.
27. Hertling, D and Kessler, RM: Management of Common Musculoskeletal Disorders, ed 2. JB Lippincott, Philadelphia, 1993.

第3部
下肢の関節可動域測定

目 標
第3部では，読者は以下のことを学ぶ．

1. 理解すること
    下肢の各関節運動の適切な運動面と運動軸
    下肢の各関節運動の最終可動域を制限する構
      造学的要因
    期待される正常な最終域感
2. 述べること
    下肢の各関節運動の基本的測定肢位
    角度計の当て方
    関節可動域制限の関節包パターン
    機能的活動に必要な関節可動域
3. 説明すること
    年齢と性差が関節可動域に及ぼす影響
    測定誤差の要因が測定結果に及ぼす影響
4. 以下を含め下肢の関節可動域測定を実践できること
    測定手順を明確に説明する
    被験者を基本的測定肢位にする
    関節の近位構成体を適切に固定する
    最終関節可動域を正確に決定する
    最終域感を正確に確認する
    正しい骨指標を触診する
    角度計を正しく当てる
    正確に目盛を読み，記録する
5. 肢位別に股・膝・足関節および足部関節の関節可動域測定の計画を立てること
6. 下肢の各関節の関節可動域測定の検者内信頼性および検者間信頼性を評価すること

下肢の各関節の基本的測定肢位，固定，正常な最終域感，角度計の当て方は第7章から第9章に示した．関節可動域測定の手順は第2章の実習5に示した12の順序にしたがうこと．

7 股関節

構造

股関節は体幹と下肢を連結する。近位の関節面は寛骨臼であり、寛骨臼の上方は腸骨、後下方は坐骨、前下方は恥骨で構成される。凹面の寛骨臼は外方・下方・前方に向き、線維軟骨性の寛骨臼唇によって窩が深くなっている。遠位関節面は凸面の大腿骨頭である。関節は強固で厚い関節包で被われ、さらに腸骨大腿靱帯、坐骨大腿靱帯および恥骨大腿靱帯によって補強されている。

骨運動

股関節は3度の運動自由度がある滑膜性球関節である。可能な動きは矢状面で冠状軸を軸とする屈曲―伸展、前額面で前後軸を軸とする内転―外転、および横断面で垂直軸を軸とする内旋―外旋である。これらの運動軸は大腿骨頭の中心を通る[2]。

関節運動

開放運動連鎖（open kinematic chain）（非荷重）の状態では、大腿骨頭は寛骨臼の関節面上で大腿骨骨幹部の動きとは反対方向に滑る。屈曲では大腿骨頭は寛骨臼面上を後下方に滑り、伸展運動では前上方に滑る。同様に、内旋では寛骨臼面上で後方に、外旋では前方に、外転では下方に、内転では上方に滑る[2]。

関節包パターン

関節包パターンは屈曲・外転の制限を伴う著明な内旋制限が特徴的である。伸展位では軽度の制限がみられるが、外旋と内転では制限がない[3]。

関節可動域

表7-1にこれまでの報告に基づく股関節のROM値を示した。表7-1に示したアメリカ整形外科学会（AAOS；American Academy of Orthopedic Surgeons）やアメリカ医師会（AMA；American Medical Association）が報告している測定値が得られた被験者の年齢、性別および被験者数は不明である。BooneとAzen[6]は万能角度計を用いて男性被験者の自動ROMを測定した。RoachとMiles[7]も同様に万能角度計で自動ROMを測定したが、男性と女性の両方から得た数値であった。

表7-1に示したように、報告者によって股関節屈曲・伸展および内旋・外旋の平均値に大きな差異がみられる。股関節屈曲100°というAMAの値は、その他の平均値から1標準偏差以上もかけ離れたものである。この差異は測定方法あるいは被験者の年齢や性別の相違によるものだろう。BooneとAzen[6]による研究で得られた股関節伸展のROM平均値がAMAとAAOSの平均値から2標準偏差以上も異なっていること、およびRoachとMiles[7]の測定値から1標準偏差異なっているのは、主に被験者の年齢差に起因していると思われる。BooneとAzen[6]の測定に参加した被験者の年齢層はRoachとMiles[7]のそれに比較してより若かった。そのため、平均値は成人の値ではもっとも低い最若年群の値の方向へ傾いた（表7-3参照）。RoachとMilesの回旋のROM値が他の報告のそれと異なっている理由は簡単には説明できないが、おそらく測定方法の相違や被験者の年齢差や性差によるものと思われる。すべての報告で示された股関節外転の値は概ね一致している。

表 7-1 股関節の動き：主要な資料による平均値（単位：度）

動き	アメリカ整形外科学会[4] （AAOS）	アメリカ医師会[5] （AMA）	Boone と Azen[6] 18ヵ月～54歳 （被験者数＝109）		Roach と Miles[7] 25～74歳 （被験者数＝1683）	
			平均	標準偏差	平均	標準偏差
屈曲	120.0	100.0	122.3	6.1	121.0	13.0
伸展	30.0	30.0	9.8	6.8	19.0	8.0
外転	45.0	40.0	45.9	9.3	42.0	11.0
内転	30.0	20.0	26.9	4.1		
内旋	45.0	40.0*	47.3	6.0	32.0	8.0
外旋	45.0	50.0*	47.2	6.3	32.0	9.0

アメリカ理学療法士協会の許可を得て Physical Therapy から転載した Roach と Miles[7] による値.
*背臥位で測定された値.

近年，Ellison ら[8]は万能角度計と液体充填式傾斜計（fluid-filled inclinometer）の両方を用いて，100名の健常者（男性25名，女性75名，20～41歳）と腰痛患者50名の股関節の他動 ROM を測定した．彼らは，両群ともに股関節回旋が3つの異なった他動 ROM パターンを示したと報告している．パターン1では内旋・外旋（両下肢）は10°以内で等しかった．パターン2では両下肢の内旋合計が両下肢の外旋合計よりも大きかった．パターン3では外旋合計が内旋合計より大きかった．パターン2は健常者41名（男性5名，女性36名）に見られたもっとも一般的なものであった．健常者群と比べて患者群で大半を占めたのはパターン3で，外旋合計が内旋合計よりも大きかった．

機能的関節可動域

表 7-2 にはこれまでの報告に基づいて，いくつかの機能的活動に必要な股関節屈曲の ROM を示した．股関節の適切な可動域は，歩行や段差昇降，坐位や腰を曲げるなどの日常生活上のいろいろな活動に必要な可動性に対応するために重要である．Rancho Los Amigos Medical Center[10]で出版された Observational Gait Analysis Handbook に示されている数値によると，平地歩行に必要な股関節 ROM は以下の通りである．屈曲0～30°，伸展0～10°，内外転および内外旋0～30°．

Livingston ら[9]は19～26歳の女性15名を対象として，高さ・踏み面の異なった踏み台を使って段差昇降を研究した．得られた股関節可動域は，段差昇りでは伸展0～1°，屈曲0～66°，段差降りでは伸展0～1°，屈曲0～45°であった．しかし，McFayden と Winter[11]は，1人の被験者で同様な段差昇降を8回試行させて研究した．それによると，股関節可動域は段差昇りで屈曲0～60°，段差降りでは屈曲0～66°であった．

坐位では少なくとも膝屈曲位での股関節屈曲が90°必要である．靴を履いたり，ズボンをはくには屈曲可動域がもっと必要である．

表 7-2 機能的活動に要求される股関節屈曲の ROM：主要な資料による平均値（単位：度）

活動	Livingston ら[9] （被験者数＝6）	Rancho Los Amigos Medical Center[10]	McFayden と Winter[11]	
			平均	標準偏差
平地歩行	0～30	0～30	0～44	4.5
段差昇り	1～0～66		0～60	
段差降り	1～0～45		0～66	0.1

年齢と性差の影響

表7-3に5つの研究で報告された新生児から5歳児までの股関節のROM値を示した．ここで示された数値はすべて万能角度計で測定したものである．自動ROMを測定したBoone[16]の研究を除き，他の研究では他動ROMを測定している．男性のみを被験者としたBoone[16]の研究を除き，それぞれの研究では男性と女性を被験者とした．Waughら[12]の研究では，男児18名と女児22名を対象とした．これらの乳幼児は以下の基準を満たした．それは在胎期間が37週以上，出生体重は少なくとも2,500g（5.5ポンド）あり，アプガールスコア（Apgar score）は少なくとも5分後で8スコアであること．Drewsら[13]は，出生時体重2,000～4,999gで下肢に病理所見のない男児26名，女児28名の満期出生児で股関節ROMを測定した．Phelpsら[15]は在胎37～42週で出生時に脳障害がなく，股関節外傷歴もない男児と女児各々44名を測定した．

表7-3からは，股関節伸展に年齢の影響が現れていることがわかる．新生児と乳児は股関節屈曲最終位から中間位（屈曲位から0°に戻す）まで股関節を伸展できない．Waughら[12]は，40名すべての乳児で股関節が完全伸展できず，21.7～68.3°の制限があることを見出した．Phelpsら[15]の調査では生後9～12ヵ月児全員（50名）に何らかの股関節伸展制限があることがわかった．18ヵ月では89％に制限があり，24ヵ月では72％に制限があった．Waughら[12]やWalker[17]は，乳児に見られるこの正常な制限を表現するために「動きの生理学的制限（physiological limitation of motion）」という用語を用いた．Walkerは，伸展方向への動きは治療的介入なしに発達するため，新生児や乳児では病的とみなすべきではないとした．一般に，股関節屈曲位から中間位に戻ることは2歳までには獲得される．成人に見られる伸展（過伸展）は通常，青年期初期までに獲得される．

その他の年齢の影響は，表7-3に示した新生児と年少児の股関節内転・外転のROMと，表7-4に示した年長児や成人の値を比較することで伺える．股関節外旋のROMは成人に比較して乳児や年少児で大きい．また，新生児や乳児では外旋のROMは内旋のROMより大きいが，年長児や成人では内旋のROMは外旋のROMに比較して同様かあるいは大きい[8]．表7-3と表7-4に示したROM値の差は，乳幼児のROMに関する臨床判断を下す際には，可能な限り年齢相応基準を用いる必要性があることを明示している．

表7-4に示した値は万能角度計を用いて測定した自動ROMである．Boone[16]の研究では男性が被験者であったが，RoachとMiles[7]による研究では男女が対象となった．

表7-4に示した6～12歳群の股関節全方向のROMは，13～19歳群のROMと本質的には異なっていない．また，6～12歳群と60～74歳群の股関節屈曲のROMと外転のROMの差はごくわずか（1標準偏差以下）であることが明らかである．Boone[16]が報告している若年者の股関節内旋・外旋のROMは，RoachとMiles[7]による60～74歳の高齢群の調査報告に比べ2標準偏差以上の差が見られる．RoachとMiles[7]は，10％以下の自動ROMの差ならば臨床的な意義はほとんどないと示唆している．彼らは，25～74歳で実質的なROMの減少がみられた場合，異常と考えるべきであり，加齢に起因すべきではないとした．

年齢と性差を調査した他の研究者にはAllanderら[18]，Walkerら[19]，Booneら[20]およびJamesとParker[21]がいる．Allanderら[18]は33～70歳の女性517名，男性203名の各関節（肩・股・手・母指中手指節関節）のROMを測定した．彼らは，高齢者の股関節回旋のROMは若年者に比べて有意に小さいことを見出した．

Walkerら[19]は60～84歳の男女各々30名で28の自動運動（股関節は全運動方向）を測定した．彼らによると60～69歳と75～84歳の間では股関節ROMに差はなかったが，両群ともに股関節屈曲時に中間位の開始肢位をとることが困難であった．股関節屈曲のROM測定時の平均的開始肢位は両群ともに0°ではなく11°であった．両群の股関節回旋・外転・外転で得られたROMの平均値はAAOSの示した平均値と比較して14～25°少なかった．この知見は年齢相応基準を用いる必要があることを強く支持している．

Booneら[20]は，1～69歳の男女を3群に分けて性別に比較すると，股関節のほとんどの動きで有意差があることを見出した．女児（1～9歳），若年女性（21～29歳）および高齢女性（61～69歳）は同年齢の男性群と比較して股関節屈曲のROMが有意に大きかっ

表 7-3 股関節の動きに対する年齢の影響：新生児と生後 6 時間から 5 歳児の平均値（単位：度）

	Waugh ら[12]		Drews ら[13]		Watanabe ら[14]			Phelps ら[15]				Boone[16]	
	6〜65 時間 (被験者数=40)		12 時間〜6 日 (被験者数=54)		4 週 (被験者数=62)		4〜8 カ月 (被験者数=54)	9 カ月 (被験者数=25)		18 カ月 (被験者数=18)		1〜5 歳 (被験者数=19)	
動き	平均	標準偏差	平均	標準偏差	平均	標準偏差	平均	平均	標準偏差	平均	標準偏差	平均	標準偏差
屈曲	46.3	8.2**	28.3***	6.0	138.0		136.0					123.2***	5.8
伸展					12.0		4.0	10.0****	2.6	4.0****	3.2	0.8*****	3.4****
外転			55.5*	9.5	51.0		55.0	59.0**	7.3	59.0**	5.4	59.3**	7.6
内転			6.4*	3.9								30.5**	4.4
内旋			79.8*	9.3	24.0		39.0	41.0****	7.8	45.0****	7.6	55.0****	5.0
外旋			113.7**	10.4	66.0		66.0	56.0****	6.6	52.0****	8.8	56.1****	5.0

*この行のすべての値は股関節伸展 0°（中間位）からの制限を表す．
**背臥位で検査．
***対側股関節を最大限屈曲した側臥位で検査．
****腹臥位で検査．
*****坐位で検査．

表 7-4 股関節の動きに対する年齢の影響：6〜74 歳の平均値（単位：度）

	Boone[16]				Roach と Miles[7]*					
	6〜12 歳 (被験者数=17)		13〜19 歳 (被験者数=17)		25〜39 歳 (被験者数=433)		40〜59 歳 (被験者数=727)		60〜74 歳 (被験者数=523)	
動き	平均	標準偏差	平均	標準偏差	平均	標準偏差	平均	標準偏差	平均	標準偏差
屈曲	124.4	5.9	122.6	5.2	122.0	12.0	120.0	14.0	118.0	13.0
伸展	10.4	7.5	11.6	5.0	22.0	8.0	18.0	7.0	17.0	8.0
外転	48.1	6.3	46.8	6.0	44.0	11.0	42.0	11.0	39.0	12.0
内転	27.6	3.8	26.3	2.9						
内旋	48.4	4.8	47.1	5.2	33.0	7.0	31.0	8.0	30.0	7.0
外旋	47.5	3.2	47.4	5.2	34.0	8.0	32.0	8.0	29.0	9.0

*アメリカ理学療法士協会の許可を得て Physical Therapy から転載した Roach と Miles[7] による値．

た．しかし，女児と若年女性の内転と外旋のROMは同年齢の男性群に比べ少なかった．同様に，若年女性と高齢女性の股関節伸展は同年齢の男性群に比較して少なかった．Allanderら[18]は，股関節回旋のROMが8つの年齢群のうち5つの年齢群で女性が男性に比較して大きいと報告した．Walkerら[19]は，60～84歳の女性30名を測定した結果，股関節内旋のROMが同年齢の男性群より14°大きいことを見出した．Walkerらと対照的にPhelpsら[15]の調査では，86名の乳児と幼児（9～24ヵ月）の股関節回旋のROMには性差がなかった．

JamesとParker[21]は70～92歳の健常男女80名の股・膝・足関節の自動・他動ROMを測定した．股関節外転のROM測定には万能角度計を用いた．その他の関節角度はLeighton flexometerを用いて測定した．70～92歳では自動および他動ROMともに系統的減少が認められた．測定したすべての関節の動きで他動ROMは自動ROMに比べて大きく，膝屈曲位での股関節屈曲で最大の相違が見られた．股関節外転のROMは加齢に伴う減少がもっとも大きく，その年齢内での最若年層（70～74歳）に比較して最高齢層（85～92歳）では33.4%減少していた．また，内旋・外旋のROMもかなり減少していたが，外転に比べてその度合いは大きくなかった．対照的に，膝関節屈曲位あるいは伸展位での股関節屈曲は年齢の影響がもっとも少なく，85歳以上の年齢層のみで有意に減少していた．測定した10方向の動きのうち7つで女性は男性よりROMが大きかった．

信頼性と妥当性

股関節のROM測定の信頼性に関する研究は，自動運動と他動運動および各種の測定機器を含んでいる．そのため研究間の比較は困難である．Booneら[22]とClapperとWolf[23]は，自動ROM測定の信頼性を調べた．Ekstrandら[24]とPandyaら[25]およびEllisonら[8]は他動運動を研究した．

Booneら[22]の研究では，4名の理学療法士が万能角度計を用い，26～54歳のボランティアの男性12名を対象に，上肢の3つの自動ROMと下肢の3つの自動ROMを測定した．測定した動きの1つは股関節外転であった．各検者が各々の運動を4週間の間，毎週1回，毎回3回づつ測定した．股関節外転の検者内信頼性は$r=0.75$で，同一検者の測定間の総標準偏差は4°であった．股関節外転の検者間信頼性は$r=0.55$で，各検者の測定間の総標準偏差は5.2°であった．

ClapperとWolf[23]は，23～40歳の男女各々10名の股関節自動ROM測定を万能角度計と電子コンピューター振り子角度計であるOrthoranger（Orthotronics, Daytona Beach, FL）を用いて行い，信頼性を比較した．その結果，各回の測定時の分散は股関節内転と外旋を除きOrthorangerよりも万能角度計のほうが小さかった．股関節内転・外転のROM測定におけるOrthorangerと万能角度計間の相関が乏しいため，この2つの機器を互換性のあるものとして用いることはできない．

Ekstrandら[24]は，20～30歳の健常男性22名の股関節屈曲・伸展・外転の他動ROMを測定した．彼らは一連の2回の測定で関節専用の角度計を用いて股関節外転を測定し，flexometerで屈曲と伸展を測定した．初回は測定過程を制御しなかった．2回目は測定過程を標準化し，解剖学的骨指標を目安にした．2回の測定間の検者内変動係数は検者間変動係数に比べ低かった．測定過程の標準化によって信頼性がかなり改善した．2回目の検者間変動係数は，標準化しなかった初回と比較して有意に低下していた．

Pandyaら[25]の研究では，5名の理学療法士が万能角度計を用いて1～20歳のデュシャンヌ型筋ジストロフィー症患者105名を対象に，股関節伸展を含む上・下肢の他動ROMを測定した．測定全体の検者内信頼性は高く，級内相関係数（ICC）は0.81～0.94であった．股関節伸展の検者内信頼性は良好（ICC＝0.85）であった．全測定の検者間信頼性のICCは0.25～0.91であった．股関節伸展の検者間信頼性はやや良好（ICC＝0.74）であった．この結果から，長期的な追跡や治療介入の結果の評価は同一検者が行う必要性があることを示した．

Ellisonら[8]は，傾斜計（inclinometer）と万能角度計を用いて股関節外旋の他動ROMを測定し，両者の平均値に差がないことを見出した．測定機器は2つとも信頼性があることが明らかになったが，彼らは使用が容易であることを理由に傾斜計を好んだ．

測定手順

屈　曲
この動きは矢状面で冠状軸を軸として起こる．

基本的測定肢位
被験者に背臥位をとらせ，股関節が内転・外転・回旋0°になるようにする．最初，股関節は伸展させておくが，股関節屈曲が完了したときは屈曲を許してよい．膝関節が伸展位に保たれていると，ハムストリング筋の緊張が運動を制限するだろう．

固　定
骨盤が回旋や後傾しないように骨盤を固定する（図7-1）．

正常な最終域感
通常，最終域感は大腿前面の筋と下腹部との間の接触のために軟部組織性のものとなる．

角度計の当て方
図7-2，7-3 参照．
1. 角度計の支点は大腿骨の大転子を指標に股関節の外側面に合わせる．
2. 近位アームは骨盤の外側中央線に合わせる．
3. 遠位アームは外側上顆を指標に大腿骨外側中央線に合わせる．

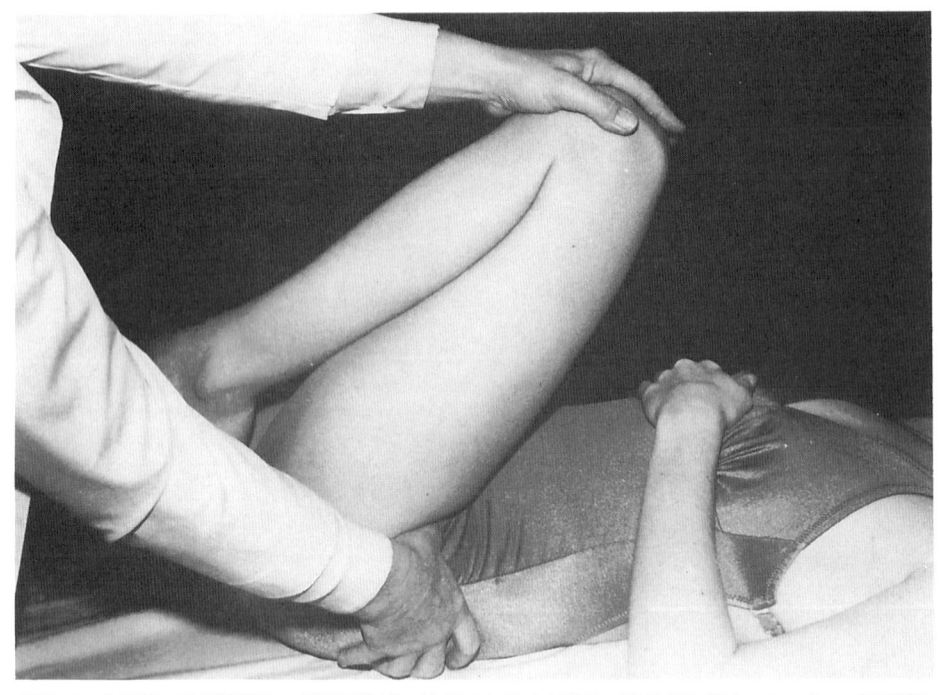

図 7-1　左下肢の股関節屈曲の最終可動域．検者は左手で大腿骨の遠位部を押すことによって股関節を屈曲位に保つ．膝関節上の圧迫を避けており，被験者の膝関節を他動的に屈曲することができる．被験者がより心地よい別の手の当て方は，検者の手を大腿遠位後面に置く方法である．大腿前面の筋が下腹部の筋と接触するとき，または大腿の動きによって骨盤の後傾が起こるときが最終可動域である．骨盤上に置いている検者の手で骨盤の動きを確認できる．

第 7 章 股関節　125

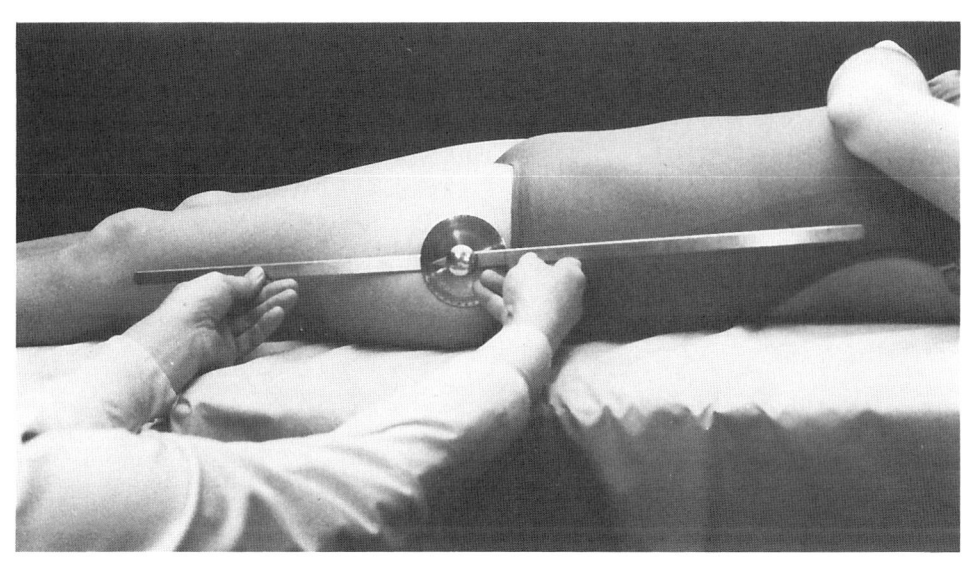

図 7-2　開始肢位．近位アームは骨盤外側中央線に当てる．角度計の支点は大転子上に合わせ，遠位アームは大腿骨外側上顆に当てる．

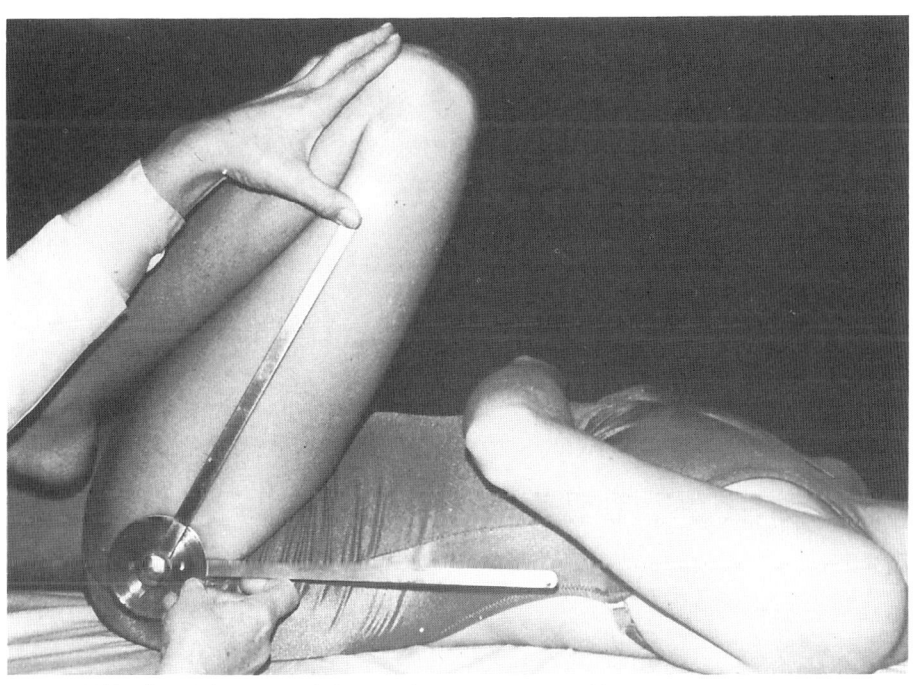

図 7-3　最終肢位．検者は左手で角度計の遠位アームを当てて保持し，股関節の屈曲を保つ．右手で近位アームを骨盤外側中央線に当てて保つ．

伸　展

この動きは矢状面で冠状軸を軸として起こる.

基本的測定肢位

被験者に腹臥位をとらせ，股関節が内転・外転・回旋 0° になるようにする．膝関節は伸展させる．膝関節が屈曲していると，大腿直筋の緊張が運動を制限するだろう．頭の下に枕を置いてはならない．

固　定

骨盤が回旋や前傾しないように骨盤を固定する（図 7-4）.

正常な最終域感

最終域感は関節包前部，腸骨大腿靱帯，そしてわずかではあるが坐骨大腿靱帯，恥骨大腿靱帯の緊張のために結合組織性のものとなる．腸腰筋，縫工筋，大腿筋膜張筋，薄筋，長内転筋などの種々の股関節屈筋の緊張が最終域感を結合組織性のものにする場合がある.

角度計の当て方

角度計の当て方は股関節屈曲測定の場合と同様である（図 7-5，7-6 参照）.

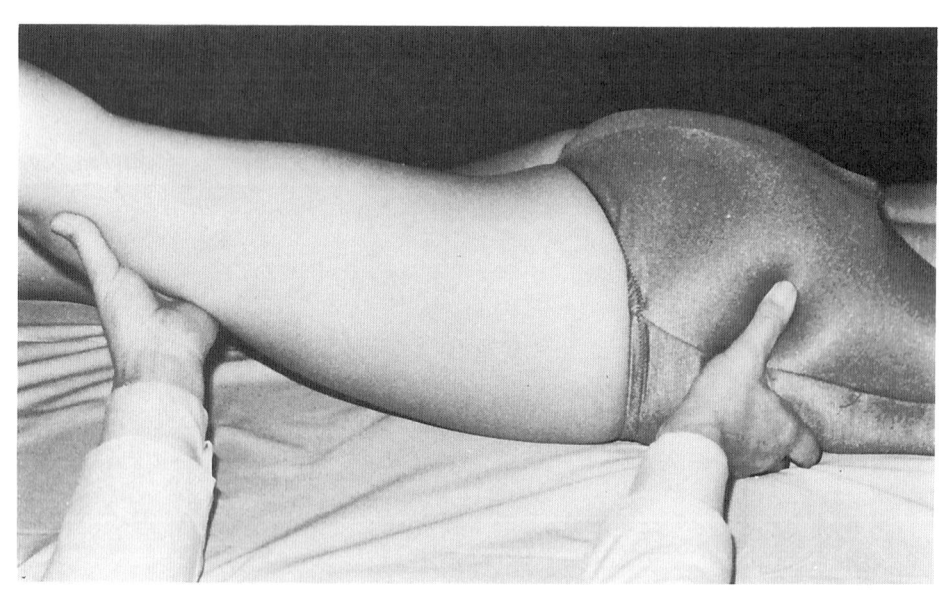

図 7-4　右下肢の股関節伸展の最終可動域．検者は左手で大腿骨の遠位部を支持し，股関節を伸展位に保つ．右手は上前腸骨棘（ASIS）の位置で被験者の骨盤をつかんでいる．大腿骨の動きで骨盤の前傾が起こるときが最終可動域である．被験者の骨盤上にある検者の右手で骨盤の傾斜を確認できる．

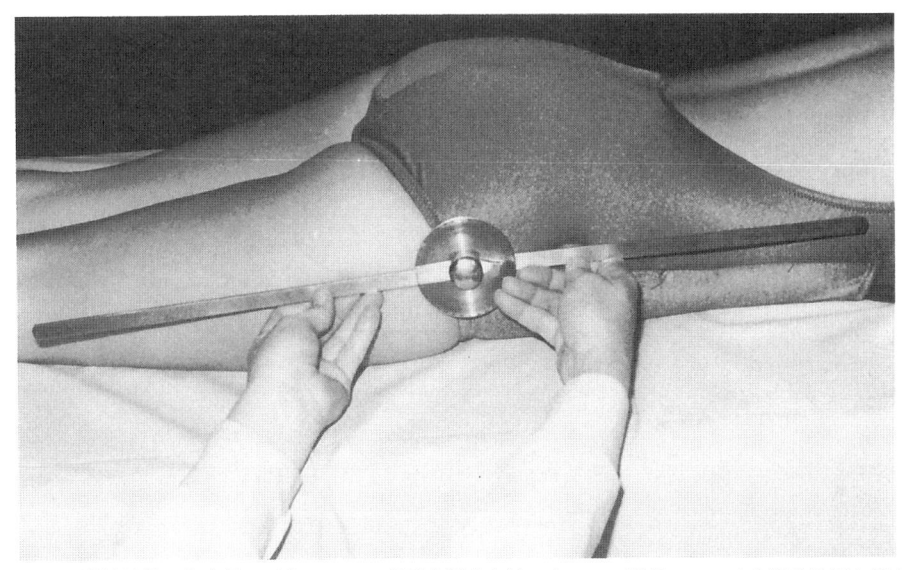

図7-5 開始肢位．角度計の近位アームは骨盤外側中央線に当てる．遠位アームは大腿骨外側上顆を指標に大腿骨外側中央線に当てる．角度計の支点は大転子に合わせる．

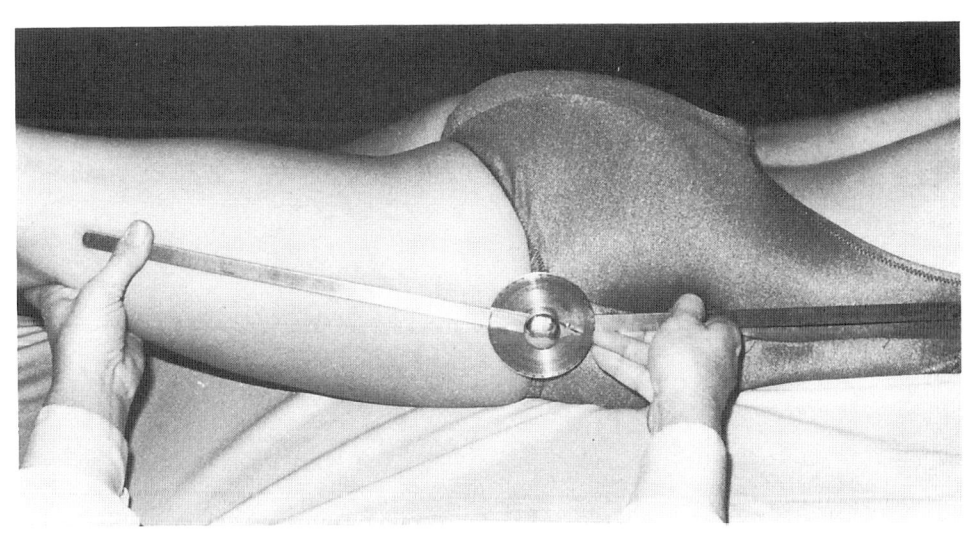

図7-6 最終肢位．検者は右手で角度計の近位アームを正確に当てる．左手で被験者の大腿を支え，遠位アームを正確に当てる．

外　転

この動きは前額面で前後軸を軸として起こる．

基本的測定肢位

被験者に背臥位をとらせ，股関節が屈曲・伸展・回旋0°になるようにする．膝関節は伸展させておく．

固　定

骨盤が回旋と側方傾斜しないように骨盤を固定する（図7-7）．

正常な最終域感

最終域感は関節包下部（内側），恥骨大腿靱帯，坐骨大腿靱帯および腸骨大腿靱帯の下部束の緊張のために結合組織性のものとなる．大内転筋，長内転筋，短内転筋，恥骨筋，薄筋の緊張も最終域感を結合組織性のものにするだろう．

角度計の当て方

図7-8，7-9参照．

1. 角度計の支点は測定する側の上前腸骨棘（ASIS；anterior superior iliac spine）上に合わせる．
2. 近位アームは一方のASISから他方のASISを結んだときに想定される水平線に当てる．
3. 遠位アームは膝蓋骨の中心線を指標に大腿骨前面の中央線に当てる．

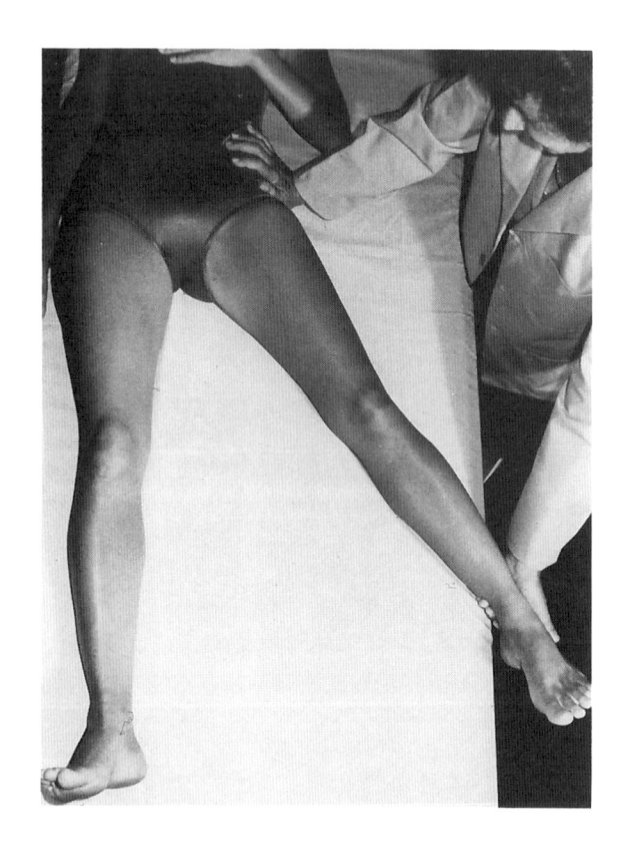

図7-7　左下肢の股関節外転の最終可動域．検者は左手で被験者の下肢を外転方向に引く．被験者の足関節をつかみ，股関節外旋を防止する．下肢の側方への動きによって骨盤の側方傾斜と脊柱の側屈が起きるときが最終可動域である．骨盤の動きは検者の右手で確認する．

第 7 章　股関節　129

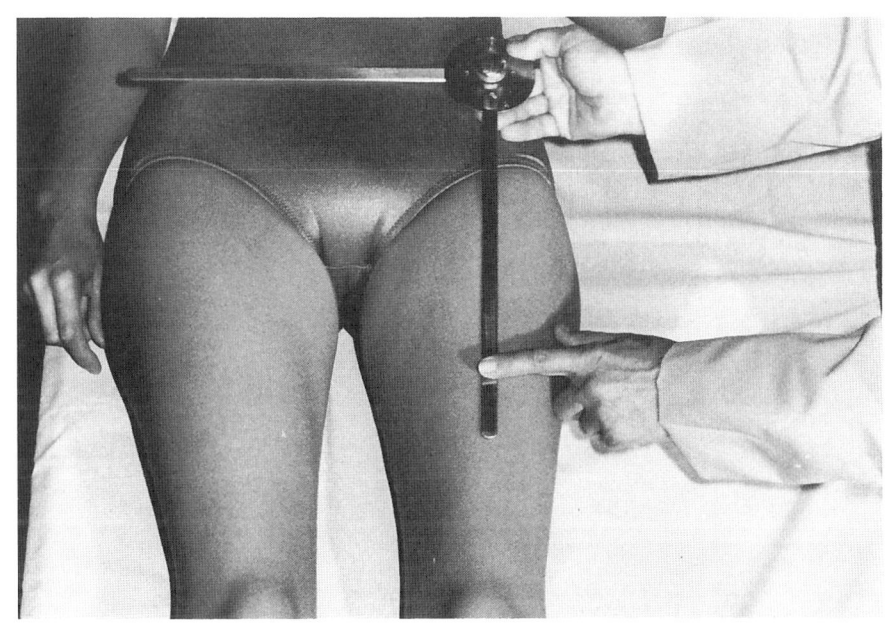

図 7-8　開始肢位．角度計の近位アームは両 ASIS に当てる．遠位アームは膝蓋骨の中央線に当てる．角度計は 90° を指しているが，これを開始肢位（0°）とする．したがって，検者は読み取った値から 90° を引いて 0° に変換しなければならない．たとえば，実際に角度計が示す値が 90〜120° であるときは 0〜30° のように記録する．

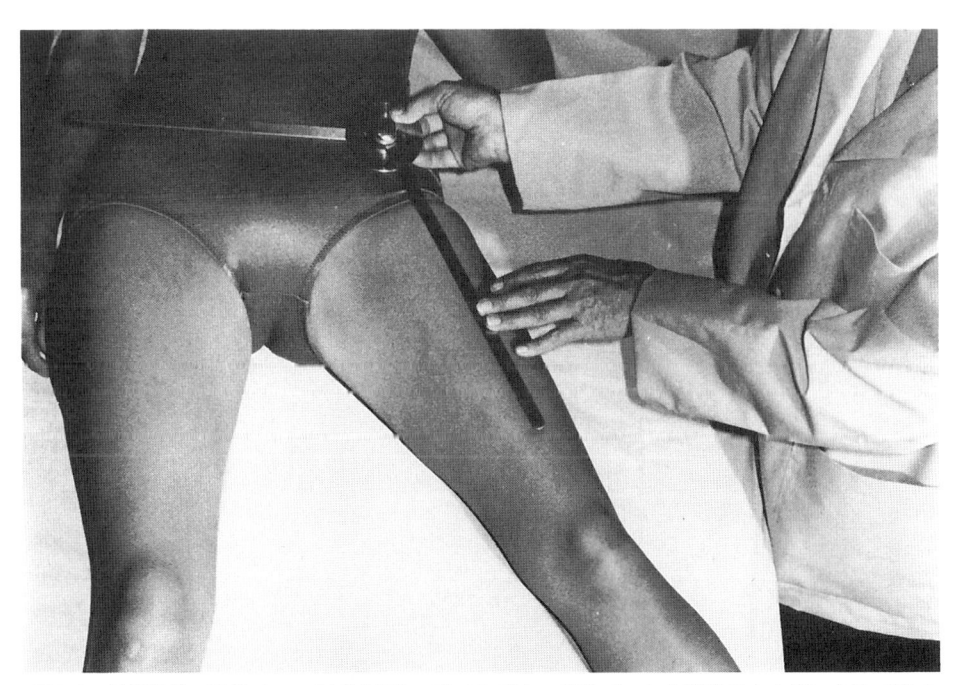

図 7-9　最終肢位．近位アームを両 ASIS に当てながら，遠位アームを膝蓋骨中心線に向けて当てる．

内　転

この動きは前額面で前後軸を軸として起こる．

基本的測定肢位

測定肢位は股関節外転測定に用いた肢位に似ている．しかし，測定する股関節を内転の全可動域にわたって動かせるように，対側の股関節は外転させておく．

固　定

固定は股関節外転測定の場合と同様である（図7-10）．

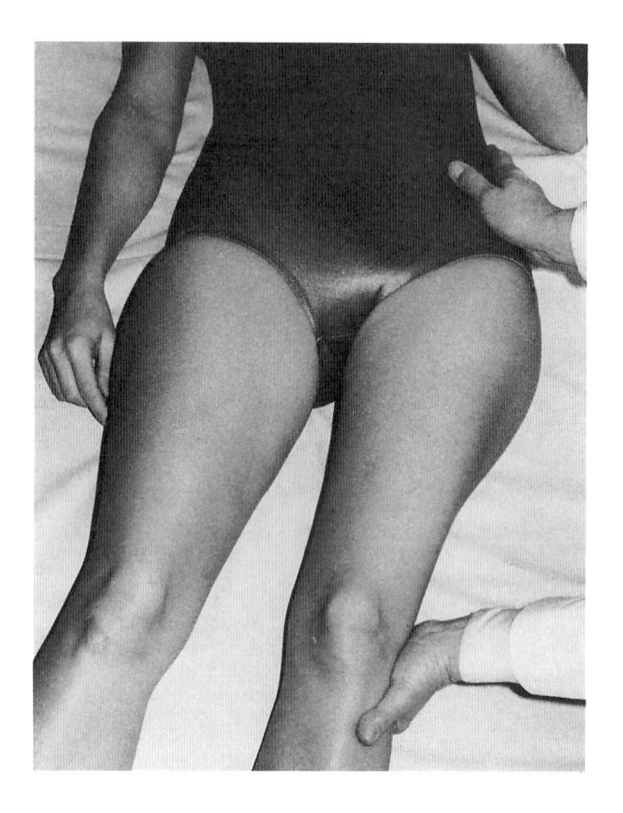

正常な最終可動域感

最終域感は関節包上部（外側）と腸骨大腿靱帯の上部束の緊張のために結合組織性のものとなる．また中殿筋，小殿筋および大腿筋膜張筋の緊張も最終域感を結合組織性のものにする要因となるだろう．

角度計の当て方

角度計の当て方は股関節外転測定の場合と同様である（図7-11，7-12）．

図7-10 左下肢の股関節内転の最終可動域．検者は右手で骨盤を支持しながら左手で股関節内転位に把持する．さらに下肢を内転して骨盤の側方傾斜が起こるときが最終可動域である．検者の右手は被験者の骨盤上にあるので骨盤の側方傾斜を確認できる．

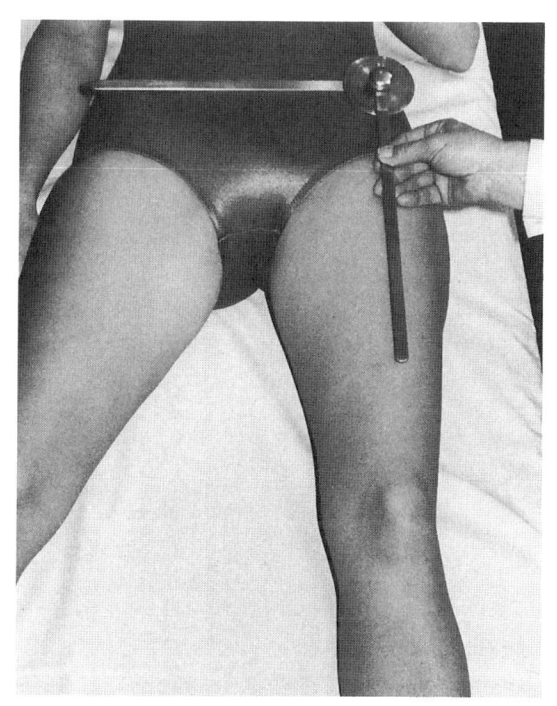

図 7-11 開始肢位．被験者の右下肢は左下肢の内転のための充分な空間を確保するために外転している．角度計の近位アームは両 ASIS に当てる．遠位アームは大腿骨前面の中央線に当てる．この当て方では角度計が 90°を指すことになる．したがって，測定値を記録するときは 90°が 0°になるように変換する．たとえば実際の読み取り値が 90〜60°であるときは 0〜30°と記録する．

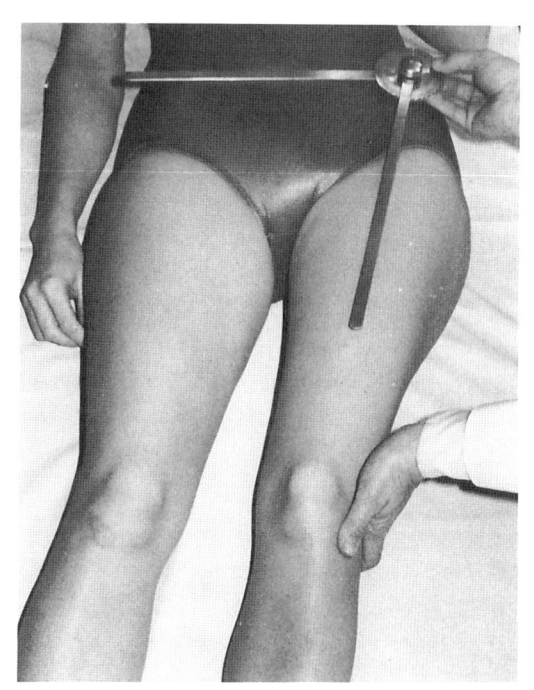

図 7-12 最終肢位．検者は右手で角度計の本体部を ASIS 上で保つ．被験者の膝をしっかり把持することで股関節の回旋を防ぐことができる．

内旋

被験者が解剖学的肢位をとっている場合，この動きは横断面で垂直軸を軸として起こる．

基本的測定肢位

被験者に端坐位をとらせ，膝関節を90°屈曲位にする．股関節は外転・内転0°，屈曲90°になるようにする．大腿骨を水平に保つため，タオルを丸めて大腿骨遠位端の下に敷く．

被験者を背臥位または腹臥位で測定する別の方法がある．その場合は，股関節は外転・内転・屈曲0°，膝関節は90°屈曲位になるようにする．

固 定

股関節の内転またはそれ以上の屈曲を防ぐために大腿骨遠位端を固定する（図7-13）．

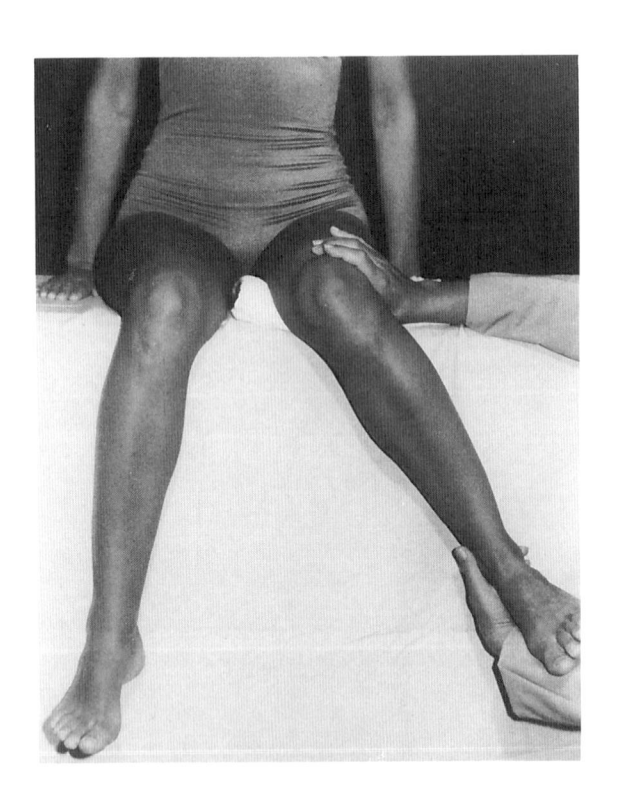

正常な最終域感

最終域感は関節包後部と坐骨大腿靱帯の緊張のために結合組織性のものである．また以下の筋の緊張も最終域感を結合組織性のものにする要因となるだろう——内閉鎖筋，外閉鎖筋，上双子筋，下双子筋，大腿方形筋，中殿筋後部線維，大殿筋．

角度計の当て方

図7-14，7-15参照．
1. 角度計の支点は膝蓋骨前面上に合わせる．
2. 近位アームは床に垂直かまたはベッドに平行になるように当てる．
3. 遠位アームは脛骨稜および両果部間の中点を指標に下腿前面に当てる．

図7-13 左下肢の股関節内旋の最終可動域．股関節の屈曲・内転を防ぐために検者の右手を被験者の大腿骨遠位部に当てる．

第7章　股関節　133

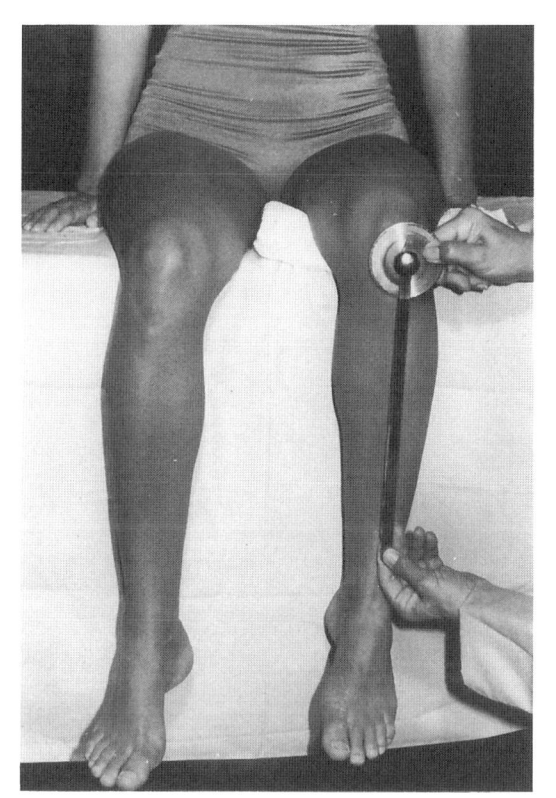

図 7-14　開始肢位．角度計の支点を膝蓋骨上に合わせる．角度計の両方のアームは重なっている．

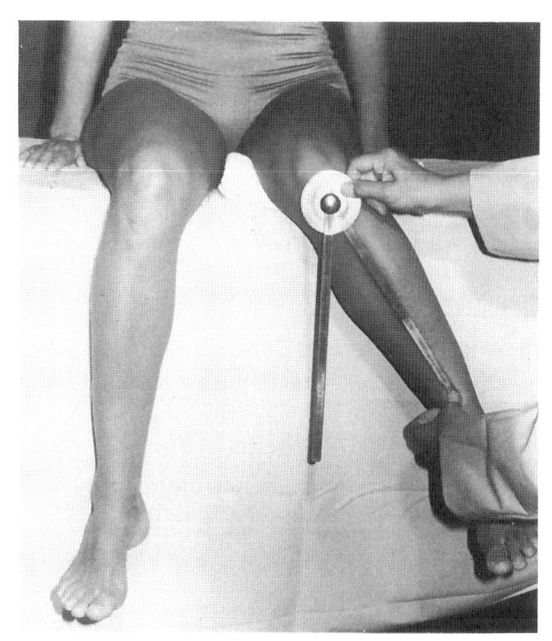

図 7-15　最終肢位．角度計の近位アームは自由に動くようにしておき，床に垂直にする．遠位アームは脛骨稜に沿って当てる．

外 旋

被験者が解剖学的肢位をとっている場合，この動きは横断面で垂直軸を軸として起こる．

基本的測定肢位

測定肢位は股関節内旋測定に用いた肢位に似ている．しかし，測定する股関節を内旋の全可動域にわたって動かせるように対側の膝関節は屈曲する必要がある．

被験者を背臥位または腹臥位にし，股関節内旋の測定方法と同様な肢位で測定する別の方法もある．

固 定

股関節の外転やそれ以上の屈曲を防ぐために大腿骨の遠位端を固定する．骨盤の回旋や側方傾斜を避ける（図 7-16）．

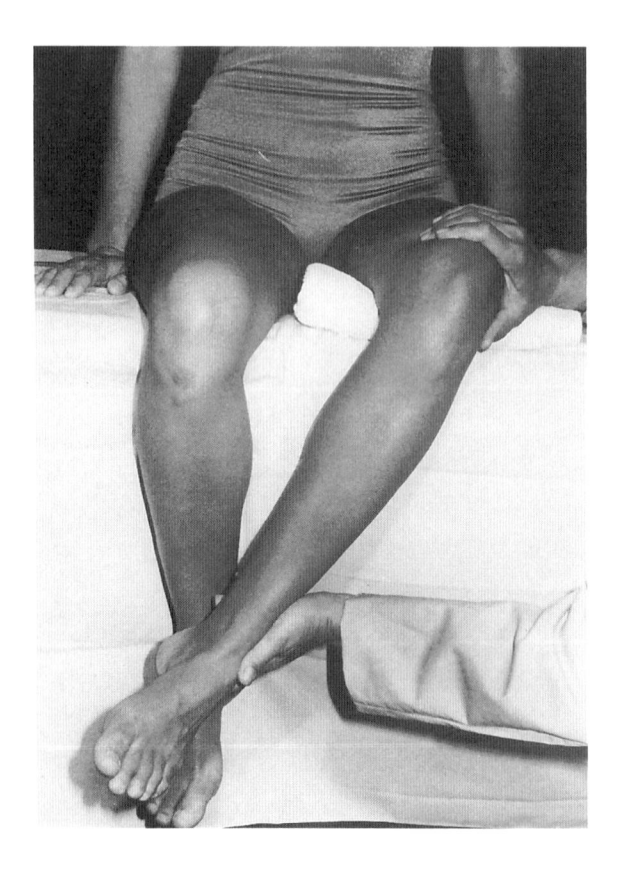

正常な最終域感

最終域感は関節包前部，腸骨大腿靱帯，恥骨大腿靱帯の緊張のために結合組織性のものとなる．また中殿筋前部，小殿筋，大内転筋，長内転筋，恥骨筋の緊張も最終域感を結合組織性のものにする要因になるだろう．

角度計の当て方

角度計の当て方は股関節内旋測定の場合と同様である（図 7-17，7-18）．

図 7-16　左下肢の股関節外旋の最終可動域．検者は股関節の屈曲と外転の両方を防ぐために，右手を被験者の大腿遠位端に当てる．被験者はベッドに手を置き，左臀部に体重を移すことで固定を助けている．左下肢の可動域を完全に動かすために右膝関節を屈曲している．

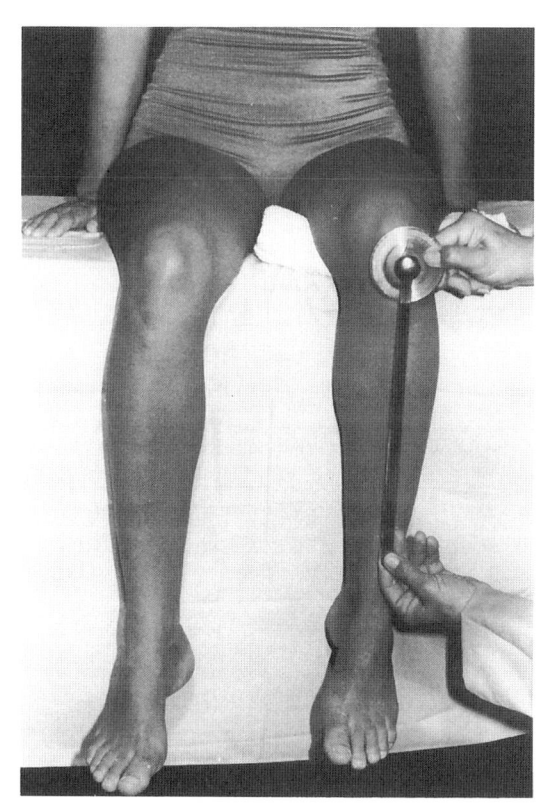

図 7-17　開始肢位．角度計の当て方は股関節内旋測定の場合と同様である．

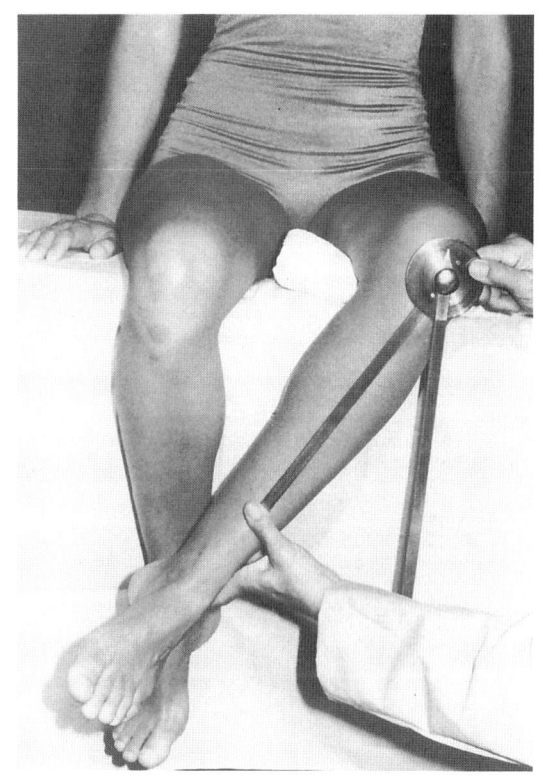

図 7-18　最終肢位．検者は左手を用いて被験者の下腿を支えながら角度計の遠位アームを当てる．角度計の本体部を把持し，近位アームが自由に動くようにして床に垂直になるようにする．

文 献

1. Norkin, CC and Levangie, PK: Joint Structure and Function: A Comprehensive Analysis, ed 2. FA Davis, Philadelphia, 1992.
2. Palmer, ML and Epley, M: Clinical Assessment Procedures in Physical Therapy. JB Lippincott, Philadelphia, 1990.
3. Cyriax, JH and Cyriax, PJ: Illustrated Manual of Orthopaedic Medicine. Butterworths, London, 1983.
4. American Academy of Orthopaedic Surgeons: Joint Motion: Method of Measuring and Recording. AAOS, Chicago, 1965.
5. American Medical Association: Guides to The Evaluation of Permanent Impairment, ed 3. AMA, Chicago, 1990.
6. Boone, DC and Azen, SP: Normal range of motion of joints in male subjects. J Bone Joint Surg Am 61:756, 1979.
7. Roach, KE and Miles, TP: Normal hip and knee active range of motion: The relationship to age. Phys Ther 71:656, 1991.
8. Ellison, JB, Rose, SJ, and Sahrman, SA: Patterns of hip rotation: A comparison between healthy subjects and patients with low back pain. Phys Ther 70:537, 1990.
9. Livingston, LA, Stevenson, JM, and Olney, SJ: Stairclimbing kinematics on stairs of differing dimensions. Arch Phys Med Rehabil 72:398, 1991.
10. Professional Staff Association, Rancho Los Amigos Medical Center: Observational Gait Analysis Handbook. Ranchos Los Amigos Medical Center, Downey, CA, 1989.
11. McFayden, BJ and Winter, DA: An integrated biomechanical analysis of normal stair ascent and descent. J Biomech 21:733, 1988.
12. Waugh, KG, et al: Measurement of selected hip, knee and ankle joint motions in newborns. Phys Ther 63:1616, 1983.
13. Drews, JE, Vraciu, JK, and Pellino, G: Range of motion of the joints of the lower extremities of newborns. Physical and Occupational Therapy in Pediatrics 4:49, 1984.
14. Watanabe, H, et al: The range of joint motions of the extremities in healthy Japanese people: The difference according to age. Cited in Walker, JM: Musculoskeletal development: A review. Phys Ther 71:878, 1991.
15. Phelps, E, Smith, LJ, and Hallum, A: Normal range of hip motion of infants between nine and 24 months of age. Dev Med Child Neurol 27:785, 1985.
16. Boone, DC: Techniques of measurement of joint motion. (Unpublished supplement to Boone, DC and Azen, SP: Normal range of motion in male subjects. J Bone Joint Surg Am 61:756, 1979.)
17. Walker, JM: Musculoskeletal development: A review. Phys Ther 71:878, 1991.
18. Allander, E, et al: Normal range of joint movements in shoulder, hip, wrist and thumb with special reference to side: A comparison between two populations. Int J Epidemiol 3:253, 1974.
19. Walker, JM, et al: Active mobility of the extremities in older subjects. Phys Ther 64:919, 1984.
20. Boone, DC, Walker, JM, and Perry, J: Age and sex differences in lower extremity joint motion. Presented at National Conference, American Physical Therapy Association, Washington, DC, 1981.
21. James, B and Parker, AW: Active and passive mobility of lower limb joints in elderly men and women. Am J Phys Med Rehabil 68:162, 1989.
22. Boone, DC, et al: Reliability of goniometric measurements. Phys Ther 58:1355, 1978.
23. Clapper, MP and Wolf, SL: Comparison of the reliability of the Orthoranger and the standard goniometer for assessing active lower extremity range of motion. Phys Ther 68:214, 1988.
24. Ekstrand, J, et al: Lower extremity goniometric measurements: A study to determine their reliability. Arch Phys Med Rehabil 63:171, 1982.
25. Pandya, S, et al: Reliability of goniometric measurements in patients with Duchenne muscular dystrophy. Phys Ther 65:1339, 1985.

8 膝関節

構造

膝関節は1つの関節包の中に含まれた2つの異なった関節，つまり脛骨大腿関節と膝蓋大腿関節で構成される．脛骨大腿関節は大腿骨と脛骨を連結している．近位関節面は大腿骨遠位端の凸面の内側顆と外側顆である．長い内側顆は，外側顆に対して顆間窩と呼ばれる深い溝によって後方，下方に分けられている．両顆は大腿骨の膝蓋面と呼ばれる浅く窪んだ部分で分けられている．遠位の関節面は脛骨近位端の2つの凹面をなす内側顆と外側顆である．顆面は浅く，大きな内側顆は顆間結節と呼ばれる2つの骨棘によって外側顆と分けられている．半月板と呼ばれる2つの関節円板は，脛骨顆上の関節面に付着している．膝蓋大腿関節面は膝蓋骨後面と大腿骨の膝蓋面で構成される．

膝蓋大腿関節および脛骨大腿関節を含む関節包は大きくゆるく，かつ靱帯や包囲している筋から広がる筋膜や腱によって補強されている．大腿四頭筋腱，膝蓋靱帯および伸筋膜は前部の安定性を担っている．外・内側側副靱帯，腸脛靱帯および鵞足は内・外側方向の安定性を助け，膝屈筋は後方への安定性に関与している．加えて，脛骨大腿関節は関節内にある前・後十字靱帯によって補強されている．

骨運動

脛骨大腿関節は2度の運動自由度がある二重の顆状関節である．屈曲―伸展運動は矢状面で冠状軸を軸として起こり，回旋運動は横断面で垂直軸を軸として起こる[1]．筋活動と靱帯制限が結びついた脛骨大腿関節の不一致性と非対称性が自動的回旋を生む．この自動的回旋は主として最終伸展域で起こり，短い外側顆表面の動きは止まるものの，長い内側顆表面が引き続き動くものである．自動伸展の最終段階では終末強制回旋運動（screw-home）メカニズム，または膝をしめる（locking of the knee）と呼ばれる自動的回旋運動が起こる．屈曲を開始すると，反対方向への回旋が起こり膝のロックは解除される．たとえば，非荷重状態で膝を伸展すると，膝を「ロック」するために最終伸展10～15°あたりで脛骨の外旋が起こる．完全伸展位で「ロック」した膝を「ロック解除」するには脛骨が内旋する．この回旋は随意制御下にはなく，関節が成し得る随意的回旋運動と混同してはならない．

一般に膝関節屈曲の他動ROMは130～140°とされる．5～10°の過伸展は正常ROMと考えられている[2]．膝関節最大回旋は屈曲90°で起こり，そこでは外旋45°，内旋15°が可能である．

関節運動

脛骨大腿関節の不一致性と大腿の関節面が脛骨の関節面に比較して大きいことにより，大腿顆が脛骨顆上を動くとき（荷重状態）大腿骨が脛骨上を外れないためには大腿顆は脛骨上を転がり，かつ滑る必要がある．荷重状態での屈曲運動では，大腿顆は後方に転がりつつ前方に滑る．半月板は屈曲時に後方へ偏位することにより大腿顆の転がりに追従する．伸展では大腿顆は前方に転がり，後方に滑る[1]．伸展の最終段階では大腿外側顆の動きは止まるが，内側顆は引き続き滑ることにより膝のロックが生じる．

非荷重状態での自動運動では，凹面である脛骨関節面は凸面である大腿顆上を脛骨長軸の運動につれて同方向に滑る．屈曲運動では脛骨顆は大腿顆上を後方に滑る．完全屈曲位から伸展すると脛骨顆は大腿顆上を前方に滑る．

膝蓋骨は伸展時には上方へ，屈曲時には下方へ滑

る．屈曲・伸展運動中にわずかな膝蓋骨回旋と傾斜が起こる[1]．

関節包パターン

膝関節の関節包パターンは，伸展に比べて屈曲の制限が大きく，回旋には制限がないという特徴がある[3,4]．

関節可動域

表8-1にいくつかの報告に基づく膝関節のROMを示した．アメリカ整形外科学会（AAOS）とアメリカ医師会（AMA）が報告している測定値が得られた被験者数と性別は不明である．BooneとAzen[7]は万能角度計を用いて男性被験者の自動ROMを測定した．RoachとMiles[8]も同様に万能角度計を用いて自動ROMを測定したが，男性と女性を測定した．

機能的関節可動域

表8-2には様々な活動時に必要な膝関節ROMを示した．Jevsevarら[9]が明らかにした平均値は，26～88歳の健常者11名（男性6名，女性5名）の両膝の実験的測定から得たものである．測定された動作（段差昇降，歩行，椅子からの立ち上がり）の中では，段差昇りでもっとも大きな膝関節のROMが必要であった．健常者群と十分な理学療法を受けて退院した膝関節置換術後群のROMを比較すると，後者は前者に比較してすべての動作において膝関節のROMが有意に減少していた．彼らは，関節置換術群において減少した膝関節のROMを股関節のROMの増大によって代償していること，またリハビリテーション終了基準を再評価する必要があることを示唆した．

Livingstonら[10]は，19～26歳の健常女性15名を測定した．データは高速カメラを用いて集計した．3種類の検査用踏み台（a, b, c）は各々次の高さ・踏み幅に設定した（a：20 cm, 21 cm；b：20.3 cm, 30.5 cm；c：12.7 cm, 41.9 cm）．(a)と(b)の膝関節の最大屈曲値は(c)で得られた値と有意に異なっていた．身長の低い被験者の膝関節屈曲（92～105°）は長身な者（83～96°）に比べ非常に大きな値を示した．

表8-1 膝関節の動き：主要な資料による平均値（単位：度）

動き	アメリカ整形外科学会[5]（AAOS）	アメリカ医師会[6]（AMA）	BooneとAzen[7] 18ヵ月～54歳（被験者数=109）		RoachとMiles[8] 25～74歳（被験者数=1683）	
			平均	標準偏差	平均	標準偏差
開始肢位（屈曲）			1.6	2.7		
屈曲	135	150	142.5	5.4	132.0	10.0
過伸展	10					

表8-2 機能的活動に必要な膝関節屈曲のROM：主要な資料による平均値（単位：度）

動き（屈曲）	Jevsevarら[9]		Livingstonら[10]	McFaydenとWinter[11]	Rancho Los Amigos Medical Center[12]	Laubenthalら[13]	
	平均可動域	標準偏差	平均可動域	平均可動域	平均可動域	平均可動域	標準偏差
動的歩行	0～63.1	7.7			0～60.0		
段差昇り	0～92.9	9.4	2～105.0	10～100.0		9～83.0	8.4
段差降り	0～86.9	5.7	1～107.0	20～100.0			
椅子からの立ち上がり	0～90.1	9.8					
椅子に座る						0～93.0	10.3
靴ひもを結ぶ	0～106.0	9.3					

McFaydenとWinter[11]は，1名の被験者による8試行から測定値を得た．高さが22 cm，踏み幅28 cmの踏み台を用いた．表8-2はRancho Los Amigos Medical Center[12]が示した歩行中の膝関節のROMであるが，これらは多くの理学療法士に基準値として用いられている．しかし，何名の被験者から得られた値であるかについては明らかにしていない．

Laubenthalら[13]は，健常男性30名（平均年齢25歳）の膝関節の動きを電子角度計を用いて3つの運動面（矢状面・前額面・横断面）で測定した．

年齢と性差の影響

表8-3には新生児と幼児の膝関節ROMの数値を示した．表8-3に示したWaughら[14]，Drewsら[15]およびWatanabeら[16]の求めたROMとその平均値は，万能角度計を用いて測定した他動ROMである．Booneら[17]の研究で示された数値は，万能角度計を用いて男性の自動ROMを求めたものである．Waughら[14]の研究では，男児18名と女児22名を対象とした．すべての乳児は以下の基準を満たした．在胎は最低でも37週，出生体重は少なくとも2,500 g（5.5ポンド），そしてアプガールスコアは少なくとも5分後で8スコアであること．Drewsら[15]は，満期出生（38〜42週）で出生体重は2,000〜4,999 g，下肢の病的所見がない男児26名と女児28名を対象とした．

Waughら[14]とDrewsら[15]は，新生児の膝関節伸展（屈曲位から0°の出発肢位に戻る）が約15〜20°少なかったとしている．これらの事実は新生児の膝関節の伸展ROMは14°少ないとしたWatanabeら[16]の報告と一致する．Watanabeの研究で対象となった2歳児は完全伸展（屈曲位から中間位に戻る）が可能であり，さらに5°の過伸展までが十分可能であった．この報告は1〜5歳児が平均5.4°の過伸展を有するというBoone[17]の知見と同様である．

表8-4は青年と成人の膝関節ROMの値である．表8-4に示した平均値は万能角度計を用いて測定した自動ROMから得たものである．Boone[17]が求めた平均値は男性被験者から得たものだが，RoachとMiles[8]の値は男性と女性の両方から得た数値である．表8-4に示した13〜19歳の被験者の膝関節伸展のROM平均値と表8-3の1〜5歳児の伸展ROMの値

表8-3 膝関節に対する年齢の影響：新生児と生後6時間から12歳児の平均値（単位：度）

| | Waughら[14] | | Drewsら[15] | | Watanabeら[16] | Boone[17] | | | |
| | 6〜65時間
(被験者数=40) | | 12時間〜6日
(被験者数=54) | | 0〜2歳
(被験者数=109) | 1〜5歳
(被験者数=19) | | 6〜12歳
(被験者数=17) | |
動き	平均	標準偏差	平均	標準偏差	可動域	平均	標準偏差	平均	標準偏差
屈曲					148〜159	141.7	6.2	147.1	3.5
伸展	−15.3*	9.9	−20.4*	6.7		5.4**	3.1	0.4	0.9

*マイナスは伸展（屈曲位から0°へ戻る時）の制限を表す．
**過伸展を表す．

表8-4 膝関節の動きに対する年齢の影響：主要な資料による13〜74歳の平均値（単位：度）

| | Boone[17] | | | | | | RoachとMiles[8] | | | |
| | 13〜19歳
(被験者数=17) | | 20〜29歳
(被験者数=19) | | 40〜54歳
(被験者数=19) | | 40〜59歳
(被験者数=727) | | 60〜74歳
(被験者数=523) | |
動き	平均	標準偏差	平均	標準偏差	平均	標準偏差	平均	標準偏差	平均	標準偏差
屈曲	142.9	3.7	140.2	5.2	142.6	5.6	132.0	11.0	131.0	11.0
伸展	0.0	0.0	0.4	0.9	1.6	2.4				

アメリカ理学療法士協会の許可を得てPhysical Therapyから転載したRoachとMiles[8]による値．

を比較すると，13〜19歳では過伸展域がないことがわかる．年長者（40〜74歳）で得られた数値と最若年者の数値を比較すると，年長者の屈曲の平均ROMは小さいことがわかる．しかし，最年長群の標準偏差が11°であり，最若年群と最年長群間の差は1標準偏差以下である．また，数値は異なった研究から得られたものであることに留意すべきである．RoachとMiles[8]は，25〜74歳の男女1,683名の膝関節の動きを調べたが，少なくとも74歳まではいかなる実質的なROMの減少（運動弧の10％以上）も異常とみなすべきであり，加齢過程によるものではないと結論づけている．彼らの得た数値はAMAの示した平均値と比較してかなり小さかった（**表8-1**参照）．

Beightonら[18]は，男女1,081名で関節の弛緩性（laxity）を調査し，どの年齢層でも女性が男性に比べて弛緩性が大きいことを見出した．彼らは膝関節の10°以上の過伸展を1つの基準として用いた．彼らは，関節の弛緩性は男女ともに幼少期に急速に減少し，成人期にはゆるやかに減少するとした．

Walkerら[19]は，60〜84歳の男女各々30名で膝関節を含めた四肢の自動ROMを調査した．その研究の被験者となった男女はレクリエーションセンターに通うものから選ばれた．60〜69歳群と75〜84歳群の間に膝関節ROMの差は認められなかった．しかし，平均値からは被験者に伸展制限があった（開始肢位の0°を得られない）ことが示唆された．同様のことが，股・肘および第1中足指節関節にも見られた．膝関節伸展制限は平均2°であり，これは股関節で見られた制限よりはるかに小さい．

MollingerとSteffan[20]は，ナーシングホームに居住する112名（平均年齢83歳）の膝関節ROMを調べ，他動的に完全伸展に達したものはわずか11名であったと報告した．37名は両側に1〜5°の伸展制限があり，14名は6〜10°の伸展制限があった．その他は10°以上の伸展制限があった．

信頼性と妥当性

膝関節の自動・他動ROM測定の信頼性の研究はBooneら[21]，Gogiaら[22]，Rheaultら[23]およびEnwemeka[24]が健常者を対象として，そしてRothsteinら[25]，Watkinsら[26]およびPandyaら[27]が患者群を対象にして行っている．Booneら[21]の研究では，4名の検者が万能角度計を用い，4週間にわたり被験者12名の膝関節屈曲・伸展の自動ROMを測定し，検者内信頼性は検者間信頼性より高いことがわかった．膝関節ROM測定の検者内総標準偏差は4°，検者間標準偏差は5.9°であった．彼らは膝関節のROMを複数の検者で測定する場合，6°以上の変化が認められたときに真の変化があったとすべきであると推奨した．

Gogiaら[22]は，万能角度計を用いて関節角度測定の信頼性と妥当性を研究した．2名の理学療法士が20〜60歳のボランティア30名（女性13名，男性17名）の0〜120°の膝関節屈曲角度を測定した．測定値はすぐにレントゲン撮影で追試した．検者間信頼性は高く，平均相関係数は0.98（r），0.99（ICC）であった．妥当性の相関係数も同様に高く，0.97〜0.98（r），0.98〜0.99（ICC）であった．彼らは，関節角度計測定は信頼性がありかつ妥当性があると結論づけた．

Rheaultら[23]は，2名の検者に平均年齢24.8歳の健常者20名の膝関節自動ROMを測定させた．そして，検者間信頼性および万能角度計と液基準角度計（fluid-based goniometer）の一致妥当性を調べた．彼らは，膝関節屈曲測定に関して，万能角度計と液基準角度計の検者間信頼性は良好（各々$r=0.87$，$r=0.83$）だとした．しかし，各検者で2つの測定機器間に有意差が認められた．彼らは，万能角度計も液基準角度計もそれぞれ良好な信頼性と妥当性があるが，臨床場面では互換的に使用すべきではないと結論づけた．

Enwemeka[24]は，6つの膝関節肢位（0°，15°，30°，45°，60°および90°）を万能角度計による測定値とレントゲン写真による骨の測定値とを比較した．21〜35歳の健常成人ボランティア10名（女性4名，男性6名）で測定した．屈曲30〜90°の間では，万能角度計とレントゲン写真測定との平均角度差は0.52〜3.81°であった．しかし，屈曲角度0〜15°では両者の平均値の差は大きかった（4.59°）．

Rothsteinら[25]は，理学療法に処方された患者24名で検者間信頼性および検者内信頼性，そして測定機器間の信頼性を調べた．伸展・屈曲の他動ROM測定の検者内信頼性は高かった．同様に，検者12名による膝関節屈曲の他動ROM測定に関する検者間信頼性は高かったが，膝関節伸展のROM測定においては相

対的に低かった．検者間信頼性は繰り返し測定では改善せず，検者達が同一患者の肢位を測定すると改善した．測定機器間の信頼性はすべての測定で高かった．万能角度計の質（金属かプラスチックか）または大きさ（大・小）の違いは測定に有意な影響を与えなかった．

Watkinsら[26]の実験では，患者43名に対して14名の理学療法士が万能角度計と目測法で膝関節の他動ROM測定を行い比較した．その結果，万能角度計を用いたときの検者内信頼性は膝関節屈曲（ICC＝0.99），伸展（ICC＝0.98）ともに高かった．同様に，角度計を用いたときの検者間信頼性も膝関節屈曲では高く（ICC＝0.90），伸展では良好（ICC＝0.86）であった．目測による測定は，角度計を用いた測定に比べて検者内信頼性および検者間信頼性は低かった．彼らは，目測によって生じる付加誤差があるため，膝関節のROM測定の際は角度計の替わりとして目測法を用いるべきでないと示唆した．患者の診断名は，下腿切断の場合を除いては信頼性に影響を与えることはなかった．しかし，切断患者群の測定の信頼性に関する何らかの結論を下す際に，切断者の何名かが影響を及ぼした．

Pandyaら[27]は，1～20歳のデュシャンヌ型筋ジストロフィー症患者150名を対象に膝関節伸展の他動ROMの検者内信頼性および検者間信頼性を測定した．万能角度計を用いた検者内信頼性は高かったが（ICC＝0.93），検者間信頼性はわずかな信頼性があるにすぎなかった（ICC＝0.73）．

測定手順

屈　曲

この動きは矢状面で冠状軸を軸として起こる．

基本的測定肢位

被験者に背臥位をとらせ，膝関節を伸展させる．最初，股関節は伸展・外転・内転 0° になるようにするが，膝関節の屈曲に伴い股関節も屈曲させてよい．大腿直筋が ROM を制限しないようであれば被験者の良好な固定性を得るために腹臥位をとらせてもよい．

固　定

股関節の回旋・外転・内転を防ぐために大腿骨を固定する（図 8-1）．

正常な最終域感

通常，最終域感は下腿と大腿の後面の筋腹間，あるいは踵部と臀部の接触のために軟部組織性のものとなる．内側広筋，外側広筋および中間広筋の緊張のために結合組織性のものとなることもある．

角度計の当て方

図 8-2，8-3 参照．

1. 角度計の支点は大腿骨外側上顆の上に合わせる．
2. 近位アームは大転子を指標に大腿骨外側中央線に当てる．
3. 遠位アームは腓骨外果と腓骨頭を指標に腓骨外側中央線に当てる．

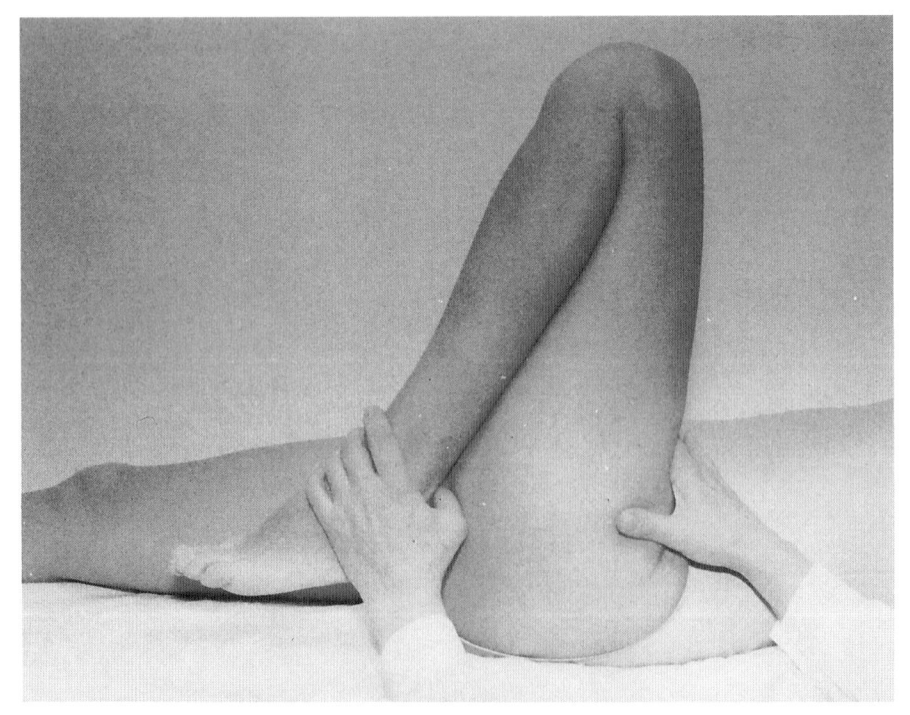

図 8-1　左下肢の膝関節屈曲の最終可動域．検者は右手で股関節がおよそ 90° になるまで被験者の左大腿骨を動かし，その後はそれ以上屈曲しないように大腿骨を固定する．左手で屈曲の最終可動域まで被験者の下肢を誘導する．通常，下肢の後面にある軟部組織の圧縮性の度合いによって屈曲可動域が決まる．

第 8 章　膝関節　143

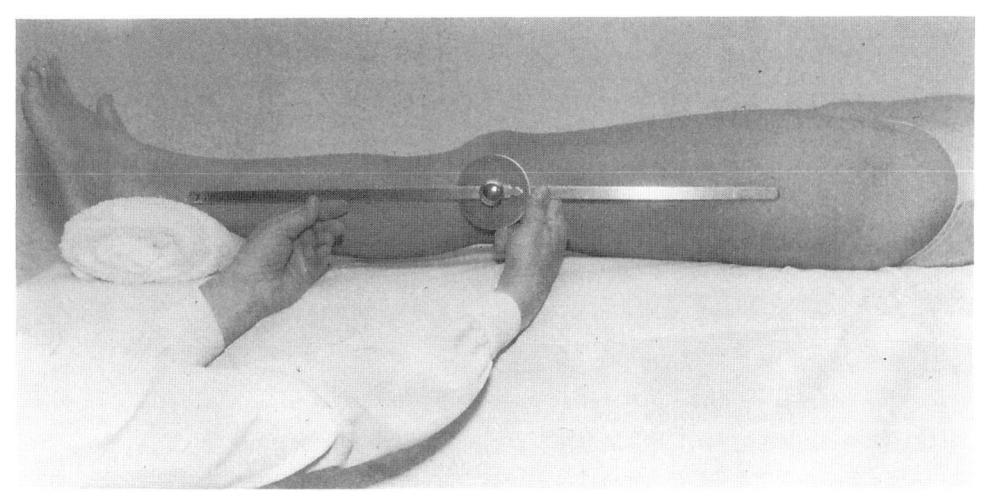

図 8-2　開始肢位．被験者は背臥位．膝関節を完全伸展できるよう足関節部にタオルを敷く．検者は目の高さで角度計を当てたり，目盛を読めるように膝立ちになるか，または椅子に座る．

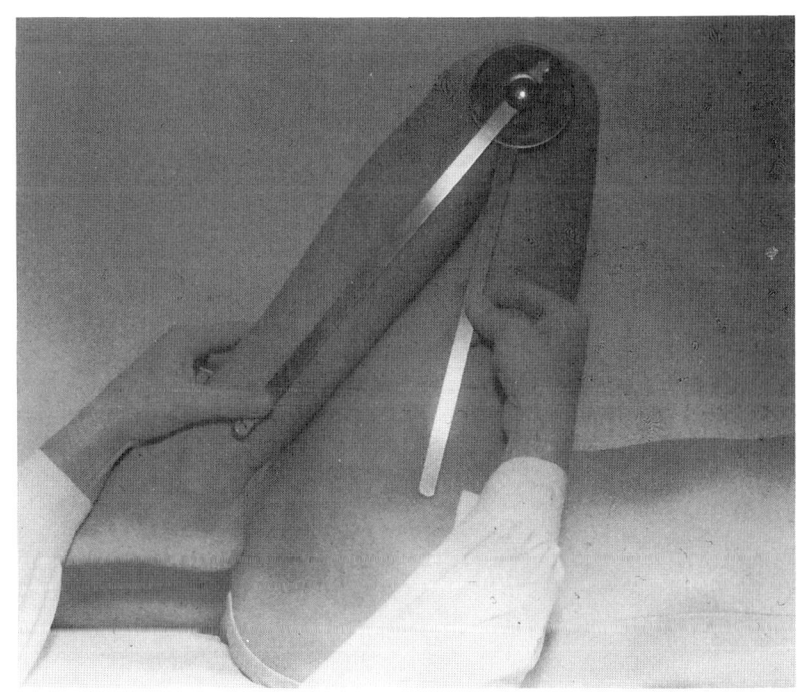

図 8-3　最終肢位．検者は右手で角度計の近位アームを，大転子を指標に大腿の外側中央線に当てる．大転子を触診できるように大腿上部まで露出させておく．検者は左手で膝関節を屈曲位に保持し，遠位アームを腓骨外果と腓骨頭を指標に下腿の外側中央線に沿って当てる．

別法の測定肢位

被験者に腹臥位をとらせ，外転・内転・屈曲・伸展・回旋が 0°になるようにする．足部はベッドの端から出す．

固　定

股関節が回旋・外転・内転・屈曲・伸展しないように固定する（図 8-4）．

正常な最終域感

通常，最終域感は下腿後面と大腿後面の筋腹間の接触，あるいは踵部と臀部の接触のために軟部組織性のものとなる．大腿直筋の緊張のために結合組織性のものとなることもある．

角度計の当て方

角度計の当て方は上に述べた背臥位の場合と同様である（図 8-5，8-6）．

伸　展

この動きは矢状面で冠状軸を軸として起こる．

基本的測定肢位と角度計の当て方

測定肢位と角度計の当て方は膝関節屈曲測定の場合と同様である．

固　定

股関節が回旋・外転・内転しないように大腿骨を固定する．

正常な最終域感

最終域感は関節包後部，斜膝窩靱帯，弓膝窩靱帯，側副靱帯および前・後十字靱帯の緊張のために結合組織性のものとなる．

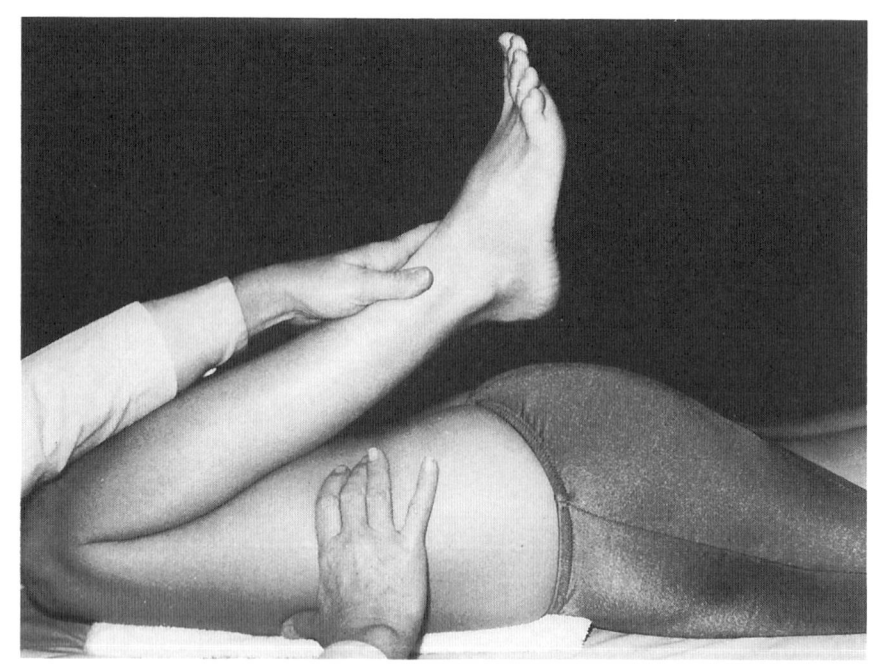

図 8-4　別法の膝関節屈曲の最終可動域．検者の右手は大腿遠位後面と下腿との接触を妨げないように大腿のやや近位よりに置く．この別法では背臥位の方法より固定を必要としないが，大腿後面と下腿の接触のみならず，大腿直筋の長さによっても制限されることがある．

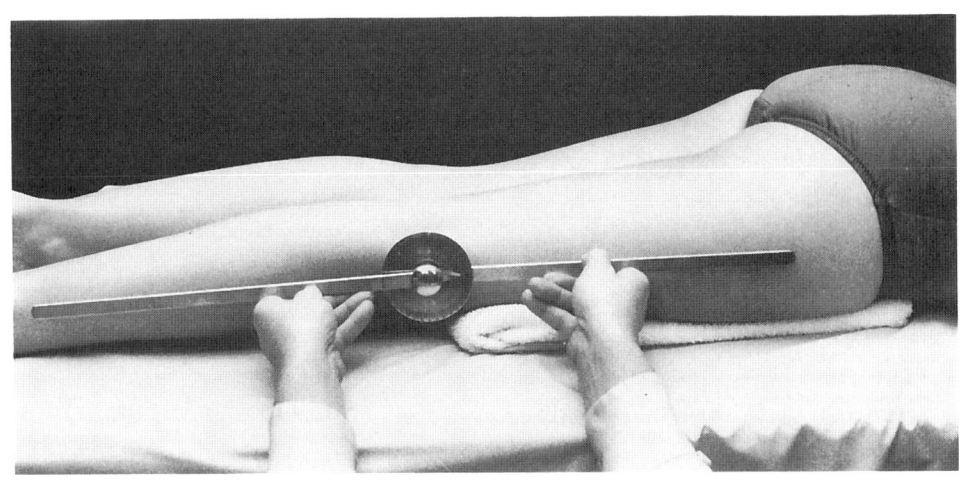

図 8-5　別法の開始肢位．被験者に腹臥位をとらせる．膝関節を完全伸展させるために，被験者の大腿の下にタオルを敷き，足部をベッドの端から出す．

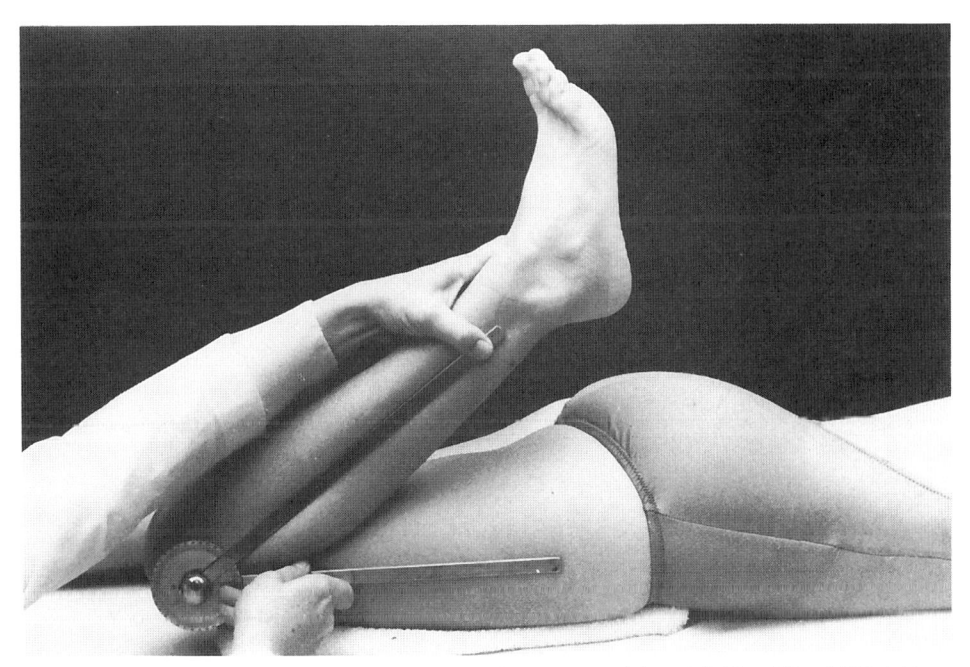

図 8-6　別法の最終肢位．検者は右手で角度計の近位アームを，大転子を指標に大腿の外側中央線に当てる．左手で膝関節を屈曲位に保持し，遠位アームを下腿の外側中央線維に沿って当てる．

文 献

1. Norkin, CC and Levangie, PK: Joint Structure and Function: A Comprehensive Analysis, ed 2. FA Davis, Philadelphia, 1992.
2. Williams, PL and Warwick, R (eds): Gray's Anatomy, ed 37. WB Saunders, Philadelphia, 1985.
3. Kaltenborn, FM: Mobilization of the Extremity Joints. Olaf Norlis Bokhandel, Oslo, 1980.
4. Cyriax, JH and Cyriax, PJ: Illustrated Manual of Orthopaedic Medicine. Butterworths, London, 1983.
5. American Academy of Orthopaedic Surgeons: Joint Motion: Method of Measuring and Recording. AAOS, Chicago, 1965.
6. American Medical Association: Guides to the Evaluation of Permanent Impairment, ed 3 (revised). AMA, Chicago, 1990.
7. Boone, DC and Azen, SP: Normal range of motion of joints in male subjects. J Bone Joint Surg Am 61:756, 1979.
8. Roach, KE and Miles, TP: Normal hip and knee active range of motion: The relationship to age. Phys Ther 71:656, 1991.
9. Jevsevar, DS, et al: Knee kinematics and kinetics during locomotor activities of daily living in subjects with knee arthroplasty and in healthy control subjects. Phys Ther 73:229, 1993.
10. Livingston, LA, Stevenson, JM, and Olney, SJ: Stairclimbing kinematics on stairs of differing dimensions. Arch Phys Med Rehabil 72:398, 1991.
11. McFayden, BJ and Winter, DA: An integrated biomechanical analysis of normal stair ascent and descent. J Biomech 21:733, 1988.
12. Professional Staff Association, Rancho Los Amigos Medical Center: Observational Gait Analysis Handbook. Ranchos Los Amigos Medical Center, Downey, CA, 1989.
13. Laubenthal, KN, Smidt, GL, and Kettlekamp, DB: A quantitative analysis of knee motion during activities of daily living. Phys Ther 52:34, 1972.
14. Waugh, KG, et al: Measurement of selected hip, knee, and ankle joint motions in newborns. Phys Ther 63:1616, 1983.
15. Drews, JE, Vraciu, JK, and Pellino, G: Range of motion of the lower extremities of newborns. Physical and Occupational Therapy in Pediatrics 4:49, 1984.
16. Watanabe, H, et al: The range of joint motions of the extremities in healthy Japanese people: The difference according to age. Cited in Walker, JM: Musculoskeletal development: A review. Phys Ther 71:878, 1991.
17. Boone, DC: Techniques of measurement of joint motion. (Unpublished supplement to Boone, DC and Azen, SP: Normal range of motion in male subjects. J Bone Joint Surg Am 61:756, 1979.)
18. Beighton, P, Solomon, L, and Soskolne, CL: Articular mobility in an African population. Ann Rheum Dis 32:23, 1973.
19. Walker, JM, et al: Active mobility of the extremities in older subjects. Phys Ther 64:919, 1984.
20. Mollinger, LA and Steffan, TM: Knee flexion contractures in institutionalized elderly: Prevalence, severity, stability and related variables. Phys Ther 73:437, 1993.
21. Boone, DC, et al: Reliability of goniometric measurements. Phys Ther 58:1355, 1978.
22. Gogia, PP, et al: Reliability and validity of goniometric measurements at the knee. Phys Ther 67:192, 1987.
23. Rheault, W, et al: Intertester reliability and concurrent validity of fluid-based and universal goniometers for active knee flexion. Phys Ther 68:1676, 1988.
24. Enwemeka, CS: Radiographic verification of knee goniometry. Scand J Rehabil Med 18:47, 1986.
25. Rothstein, JM, Miller, PJ, and Roettger, RF: Goniometric reliability in a clinical setting. Phys Ther 63:1611, 1983.
26. Watkins, MA, et al: Reliability of goniometric measurements and visual estimates of knee range of motion obtained in a clinical setting. Phys Ther 71:90, 1991.
27. Pandya, S, et al: Reliability of goniometric measurements in patients with Duchenne muscular dystrophy. Phys Ther 65:1339, 1985.

9 足関節と足部

近位脛腓関節と遠位脛腓関節および距腿関節

構造
近位脛腓関節は軽度凸面の脛骨窩と軽度凹面の腓骨窩からなり，前・後の靱帯で補強された関節包に囲まれている．遠位脛腓関節は，脛骨遠位の外側部凹面窩と腓骨遠位の凸面窩の間にできる線維性結合によって構成される．遠位関節は関節包を持たないが，前・後の靱帯と下脛腓靱帯によって支持されている．両関節は脛骨と腓骨間にある骨間膜で支持されている．

距腿関節は距骨と脛骨および腓骨の遠位間の関節で構成される．近位関節面は脛骨遠位の凹面と脛骨内果および腓骨外果から構成される．遠位関節面は距骨のドーム状の凸面である．関節包は前後で薄く，弱い．関節は内側・外側靱帯によって補強されている．三角靱帯は内側を支持し，前・後距腓靱帯と踵腓靱帯は関節包と関節の外側を支持している．

骨運動
近位・遠位脛腓関節は解剖学的に距腿関節から区別されるが，足関節と機能的なつながりをもつ．近位関節は滑膜性平面関節であり，脛骨上を腓骨がわずかに上方・下方に滑り，また回旋する．遠位関節は靱帯結合あるいは線維性結合である．

距腿関節は1度の運動自由度がある滑膜性蝶番関節である．可能な動きは背屈と底屈である．これらの動きは斜軸で起こるため，純粋な矢状面上の運動ではない．3つの運動面にまたがる動きであるため，3平面運動とみなされている．足関節背屈は足部を上方かつ軽度外側へ持ち上げ，一方底屈は足部を下方かつ内側へ下げる．足関節は足部が脛骨に対して 90° をなすときに 0° の中間位であるとみなす．

関節運動
足関節を背屈すると，距骨は後方に滑り，また腓骨は脛骨から離れるように近位かつ外方に動く．底屈時には距骨は前方へ滑り，腓骨は遠位かつ軽度前方に，そして脛骨方向に動く．

関節包パターン
関節包パターンは，底屈筋の短縮がなければ，背屈よりも底屈の制限が大きい[2]．

距骨下関節

構造
距骨下関節（距踵関節）は距骨と踵骨との間の後方・前方・中央の関節から構成される．後方関節が一番大きく，距骨下面の凹面と踵骨体の凸面で構成される．前・中関節は距骨の2つの凸面と踵骨の2つの凹面で形成される．前・中関節は距舟関節と関節包を共有し，後関節は単独の関節包をもつ．距骨下関節は前・後および内側・外側距踵靱帯と骨間距踵靱帯によって補強されている．

骨運動
距骨下関節は1度の運動自由度がある滑膜性平面関節とみなされている．この関節が可能な動きは内反と外反で，これは斜軸を軸として起こる．これらの動きは内転—外転，屈曲—伸展，回外—回内からなる複合運動である．非荷重状態の内反では，踵骨は前後軸を軸として内転し，垂直軸を軸として回外し，冠状軸を

軸として底屈する．外反では踵骨は外転・回内・背屈する．

関節運動
凸面と凹面が交互に組み合わさった関節は可動性を制限し，踵骨が距骨上でよじれる（twist）動きを生む．内反では踵骨は距骨上を内方に滑る[3]．

関節包パターン
関節包パターンは外反に比べ内反で制限が大きい[2]．

横足根関節（中足根関節）

構　造
横足根関節あるいは中足根関節は，距舟関節と踵立方関節が組み合わさったものである．距舟関節は距骨の大きな凸面と舟状骨後面の凹面とで構成される．陥凹は底側踵舟靱帯（ばね靱帯；spring ligament）によって拡大されている．関節は距骨下関節の前・中部の関節包を共有し，底側踵舟靱帯，踵骨立方靱帯および背側距舟靱帯で補強されている．

踵立方関節は踵骨前方の浅い凹凸面と立方骨後方の凹凸面が合わさっている．関節は踵立方靱帯，背側踵立方靱帯，底側踵立方靱帯および長足底靱帯で補強される関節包で覆われている．

骨運動
関節は2軸をもつとみなされ，1つは長軸方向，もう1つは斜めに走る．2軸を軸とする動きは3つの運動面にわたり，内反と外反から成り立っている．横足根関節は後足部と前足部を連結する関節である．

関節運動
内反のときは凹面の舟状骨が凸面の距骨上を内側かつ背側に滑る．外反では舟状骨が外側方向へ，また距骨の底面に向かって滑る．

足根中足関節

構　造
5つの足根中足（TMT）関節は足根骨遠位端と中足骨底を連結している．第1中足骨の凹面底部は内側楔状骨の凸面と関節を構成している．第2，第3中足骨底部は中間楔状骨および内側・外側楔状骨の側面で形成されるほぞ穴（mortise）と関節を構成している．第3中足骨底は外側楔状骨と，第4，第5中足骨底部は立方骨とそれぞれ関節を構成している．第1関節は独自の関節包があるが，その他の第2～5関節包はそれぞれ共有している．各関節は多数の底側・背側・骨間靱帯で補強されている．

骨運動
足根中足関節は滑膜性平面関節であり，屈曲―伸展，わずかな外転―内転および回旋を含んだ滑り運動が可能である．動きの種類と大きさはそれぞれの関節によって様々である．たとえば，第3足根中足関節では屈曲―伸展が優位である．種々の関節における動きの複合性は足部のアーチ形成や平坦化に貢献し，支持面の形成にも役立っている．

関節運動
遠位関節面は中足骨骨幹の動きと同じ方向に滑る．

中足指節関節

構　造
5つの中足指節（MTP；metatarsophalangeal）関節は，近位は凸面の5つの中足骨頭で，遠位は凹面の基節骨底で形成される．第1MTP関節は2つの種子骨をもち，それは中足骨遠位の足底表面にある2つの溝にある．他の4指は深横中足靱帯によって足底面で相互に結びついている．足底腱膜は安定性と伸展制限に働いている．

骨運動
5つのMTP関節は2度の運動自由度がある滑膜性顆状関節で，屈曲―伸展と内転―外転が可能である．屈曲―伸展の運動軸は斜めに走り，中足骨抑止（metatarsal break）と呼ばれる．伸展ROMは屈曲ROMより大きいが，全ROMは中足骨の相対的長さと荷重状態に左右される．

関節運動

屈曲では基節骨底は中足骨頭上を底屈方向に滑る．外転では凹面の基節骨底は凸面の中足骨頭上を第2指から遠ざかるように外側に滑る．内転では基節骨底は第2指に向かって内側に滑る．

関節包パターン

第1MTP関節の関節包パターンは屈曲に比べ伸展の制限が大きい．他足指（第2〜5指）では制限は様々である[2]．

足の指節間関節

構　造

足の指節間（IP）関節の構造は手指のIP関節の構造と同様である．各IP関節は凹面の遠位指節骨底と凸面の近位指節骨頭で構成される．

骨運動

足のIP関節は1度の運動自由度がある滑膜性蝶番関節である．可能な動きは矢状面での屈曲―伸展である．各関節は関節包で覆われ，側副靱帯で補強されている．

関節運動

凹面の遠位指節骨底は凸面の近位指節骨頭上を遠位骨幹の動きと同じ方向に滑る．つまり，遠位指節骨底は屈曲では足底方向に，伸展では足背方向に滑る．

関節可動域

表9-1と表9-2は様々な文献に基づく足関節と足部

表 9-1 足関節の動き：主要な資料による平均値（単位：度）

動き	アメリカ整形外科学会[4] (AAOS)	アメリカ医師会[5] (AMA)	BooneとAzen[6] 1〜54歳 （被験者数=109） 平均	標準偏差
背　屈	20.0	20.0	12.6	4.4
底　屈	50.0	40.0	56.2	6.1
前足部内反	35.0	30.0*	36.8**	4.5
前足部外反	15.0	20.0*	20.7**	5.0
後足部内反	5.0			
後足部外反	5.0			

*目測による運動弧の値を表す．
**前足部測定のみ

表 9-2 足指の動き：主要な資料による平均値（単位：度）

関節	伸展 アメリカ医師会[5] (AMA)	伸展 アメリカ整形外科学会[4] (AAOS)	屈曲 アメリカ医師会[5] (AMA)	屈曲 アメリカ整形外科学会[4] (AAOS)
MTP 母指	50.0	70.0	30.0	45.0
第2指	40.0	40.0	30.0	40.0
第3指	30.0	40.0	20.0	40.0
第4指	20.0	40.0	10.0	40.0
第5指	10.0	40.0	10.0	40.0
IP 母指			30.0	90.0
PIP 第2〜5指				35.0
DIP 第2〜5指	30.0			60.0

のROMである．表9-1と表9-2に示したアメリカ整形外科学会（AAOS）とアメリカ医師会（AMA）が報告している測定値が得られた被験者の年齢，性別および被験者数は不明である．BooneとAzen[6]は万能角度計を用いて男性被験者の自動ROMを測定した．

機能的関節可動域

表9-3には機能的な歩行活動に必要な足関節ROMを示した．Livingstonら[8]は動画グラフィーとコンピューター解析を用いてそれらの平均値を求めた．被験者は19～26歳の活動的な女性15名であった．3種の踏み台を用いて15回の段差昇降を行わせた．

年齢と性差の影響

表9-4は新生児と幼児の足関節の動きに年齢がどのように影響するかを示したものである．値はすべて万能角度計を使って求めた．自動ROMを測定したBooneら[14]の研究を除き，他の研究では他動ROM測定した．また，男性のみを測定したBooneの研究を除き，各研究の被験者には男性と女性が含まれていた．Waughら[12]は，男児18名と女児22名の乳幼児を被験者として研究した．対象となった乳幼児はすべて以下の基準を満たした．少なくとも在胎37週，最低出生時体重2,500g（5.5ポンド），アプガールスコアは少なくとも5分後で8スコア．

年齢が足関節ROMに与えるもっとも注目すべき影響は，新生児，乳児および幼児は成人に比較して背屈のROMが大きいことである（表9-1，9-4参照）．最若年群の背屈のROM平均値は，成人の平均値を示したAAOSとAMAが報告している値の2倍以上であった．また，生後6～72時間の新生児は成人より底屈のROMが少ないことが表9-4，9-5から伺える．しかし，これは生後数週間で成人の平均値に到達する．Walker[15]によれば，乳児の底屈が健常成人より少ない状態が継続することは病的であると示唆している．

表9-5は13～69歳のヒトの足関節の動きに与える年齢の影響を示している．表9-5の自動ROM測定には万能角度計を使用した．Boone[14]による研究の被験者は男性であったが，Booneら[16]によるものでは男性と女性であった．最高齢群の背屈ROMは若年群の値より小さかったが，差異は1標準偏差以下であった．最高齢群の底屈のROMは若年群の値より小さく，1標準偏差以上であった．

性差について触れているのは唯一Booneら[16]の研究である．1～9歳の女児と61～69歳女性では同年齢

表9-3 機能的な歩行（移動）に必要な足関節のROM（単位：度）

	平地歩行	段差昇り	段差降り
背屈	0～10　（Murray[7]） 0～15　（Rancho Los Amigos Medical Center[9]） 0～15　（Ostroskyら[11]）	14～27　（Livingstonら[8]） 15～25　（McFaydenとWinter[10]）	20～35　（Livingstonら[8]）
底屈	15～30　（Murray[7]） 0～20　（Rancho Los Amigos Medical Center[9]） 0～31　（Ostroskyら[11]）	23～30　（Livingstonら[8]） 15～25　（McFaydenとWinter[10]）	20～30　（Livingstonら[8]）

表9-4 足関節の動きに対する年齢の影響：新生児と6～12歳児の平均値（単位：度）

	Waughら[12]		Watanabeら[13]			Boone[14]			
	6～72時間 （被験者数=40）		2～4週 （被験者数=57）	4～8ヵ月 （被験者数=54）	2歳 （被験者数=57）	1～5歳 （被験者数=19)		6～12歳 （被験者数=17)	
動き	平均	標準偏差	平均可動域			平均	標準偏差	平均	標準偏差
背屈	58.9	7.9	0～53.0	0～51.0	0～41.0	14.5	5.0	13.8	4.4
底屈	25.7	6.3	0～58.0	0～60.0	0～62.0	59.7	5.4	59.6	4.7

表 9-5　足関節の自動運動に対する年齢の影響：13～69歳の平均値（単位：度）

	Boone[14]									Boone ら[16]	
	13～19歳 （被験者数＝17）		20～29歳 （被験者数＝19）		30～39歳 （被験者数＝18）		40～54歳 （被験者数＝19）		61～69歳 （被験者数＝10）	
動き	平均	標準偏差	平均	標準偏差	平均	標準偏差	平均	標準偏差	平均	標準偏差
背屈	10.6	3.7	12.1	3.4	12.2	4.3	12.4	4.7	8.2	4.6
底屈	55.5	5.7	55.4	3.6	54.6	6.0	52.9	7.6	46.2	7.7

の男性群と比較すると有意に底屈のROMが大きかった．他の2つの研究では男性に比較して女性で底屈のROMが大きかった．Bell と Hoshizaki[17]は，18～88歳の女性124名，男性66名の17関節運動を調査した．彼らは，17～30歳の女性では同年齢群の男性と比較して背屈・底屈ともにROMが大きいと報告している．Walker ら[18]は，60～84歳の男性30名，女性30名で自動ROMを調べた．それによると，女性は男性に比べ足関節底屈のROMが11°以上大きかった．また，第1 MTP関節の屈曲のROMは，男女ともにAMAとAAOSが報告した値と比較して小さかった（平均6°）．

信頼性と妥当性

足関節の1つあるいはそれ以上の動きに関する信頼性の研究は，Boone ら[19]，Clapper と Wolf[20]，Bohannon ら[21]が健常者を対象にして，Elveru ら[22]，Youdas ら[23]が患者群を対象にして行っている．また，以下の研究者は距骨下運動と中間位の距骨下の位置を測定している——Elveru ら[24]，Elveru ら[22]，Bailey ら[25]，Lattanza ら[26]，および Picciano ら[27]．

他の関節において認められたように，万能角度計を用いた足関節と足部のROM測定の検者内信頼性は検者間信頼性よりも高かった．Boone ら[19]の研究では，足関節の動きの検者内信頼性は股関節や手関節の動きで得られた値に比べ高かったが，肩・肘・膝関節の動きで得られた値よりも小さかった．

Clapper と Wolf[20]は，平均年齢30歳の女性10名と平均年齢28.3歳の男性10名を対象に研究した．万能角度計と Orthoranger（Orthotics, Daytona Beach, FL）は両方ともに信頼できる機器であったが，ICCは万能角度計の方が高かったと報告している．足関節背屈の自動ROM測定のICCは Orthoranger の0.80に対して万能角度計では0.92であった．角度計での底屈のROM測定のICCは0.96であったが，Orthoranger ではICCが0.93であった．Orthoranger は万能角度計に比べ価格が高いことを考慮すると，彼らはROM測定に Orthoranger を購入するのは経済的ではないと結論づけた．

Bohannon ら[21]は，21～43歳の男女各々11名を対象に，2種の角度計の当て方を使って背屈の他動ROMを測定した．第1の方法では，角度計のアームを腓骨と踵底面に当てた．第2の方法では，腓骨および第5中足骨に平行な線とした．彼らは，足関節背屈の他動ROMの測定はどの骨指標を用いるかによって有意に異なると報告している．

Elveru ら[22]の実験では，12名の理学療法士に神経学的障害あるいは整形外科的疾患をもつ患者43名の足関節内反および外反の他動ROMを万能角度計で測定させた．それによると内反と外反の検者内信頼性は，ICCが各々0.74，0.75であった．背屈の検者間信頼性は不良であり，患者の診断が背屈の測定に影響を与えた．誤差の要因には，理学療法士の加えた力が一定ではないこと，神経疾患患者の動きに対する抵抗，および角度計を保持している間に足部や足関節を維持固定することが困難であることが挙げられた．

Youdas ら[23]は，万能角度計と目測法を用いて背屈・底屈の自動ROM測定の検者内信頼性および検者間信頼性を検査した．10名の理学療法士が整形外科的障害をもつ患者38名のROMを測定した．彼らは，同一患者に対して複数の理学療法士が角度計または目測法で繰り返し測定したとき，かなりの測定誤差が生じると結論づけた．足関節ROMを繰り返し測定する際には，1人の理学療法士が同じ角度計を用いて測定

すべきであると示唆した．

距骨下関節の中間位は数多くの研究テーマとなってきたが，それは本書やAAOS[4]，AMA[5]，ClarksonとGilewich[28]，およびPalmerとEpler[29]などの多くの研究者が用いた距骨下関節0°の開始肢位と同じではない．研究されている距骨下関節の中間位は，踵骨が外反する角度の2倍内反する位置と定義されている．Elveruら[24]によると，この位置は距骨頭が触診できないか距舟関節の内側・外側縁が均等に伸びているときに見られるという．一般に，この位置は足部装具による固定を行うために使われるが，関節の動きを測定するときにも用いられる．Elveruらが報告している距骨下の中間位を用いたときに生じるROM誤差を報告した以下の研究に基づき，我々はこの位置を選択しなかった．

Baileyら[25]は，断層撮影を用いて20～30歳の女性2名，男性13名を対象に距骨下関節の中間位に関する研究を行った．彼らは，距骨下関節の中間位は全ROMとの関連で極めて多様であり，最終外反位から内反方向に全ROMの3分の1の点に常にあるとは限らないとした．さらに中間位は被験者によって異なるばかりでなく，その左右の足の違いによっても様々であった．

Elveruら[24]は，距骨下関節の中間位と他動ROMを測定する方法を提案した．彼らは，足部と下肢に必要な触診と検査肢位について述べている．Elveruら[22]は，距骨下関節の中間位を基準に内反・外反を測定すると一貫して信頼性が低下することを見出した．

Lattanzaら[26]は女性15名，男性2名を対象に荷重時と非荷重時で距骨下関節の外反を測定した．荷重時の距骨下関節の外反の測定値は，非荷重時の測定値と比較して有意に大きかった．荷重時のROMは5～16°で平均10.4°であったが，非荷重時は3～10°で平均6.6°であった．彼らは両方の測定肢位で測定するよう提唱した．

Piccianoら[27]は開放運動連鎖と閉鎖運動連鎖（closed kinematic chain）における距骨下関節の中間位の測定に関する検者内信頼性および検者間信頼性に関する研究を行った．経験のない2名の理学療法学生が平均年齢27.06歳のボランティア15名の両側足関節を測定した．学生はデータ収集の前に万能角度計を用いた2時間のトレーニングを受けた．測定はElveruら[22,24]の用いた方法に基づいた．開放運動連鎖における距骨下関節の中間位の測定に関する検者内信頼性は，1人でICCが0.27，もう1人は0.06であった．検者間信頼性は0.00であった．閉鎖運動連鎖における検者内信頼性および検者間信頼性は不良であった．Piccianoら[27]は，経験のない検者による距骨下関節の中間位の測定は信頼性が低く，臨床家がこれらを測定する場合は自らの信頼性を確立しておくことを推奨した．

測定手順：距腿関節

背　屈
この動きは矢状面で冠状軸を軸として起こる．

基本的測定肢位
被験者に坐位または背臥位をとらせ，膝関節を少なくとも30°屈曲させる．足部は内反・外反0°とする．

固　定
膝関節の動きと股関節の回旋を防ぐために脛骨と腓骨を固定する（図9-1）．

生理的最終域感
最終域感は関節包後部，アキレス腱，三角靱帯後部，後距腓靱帯の緊張のために結合組織性のものとなる．

角度計の当て方
図9-2, 9-3参照．

1. 角度計の支点は腓骨外果の外側面上に合わせる．
2. 近位アームは腓骨小頭を指標に腓骨外側中央線に当てる．
3. 遠位アームは第5中足骨の外側面に平行に当てる．通常，第5中足骨を触診して，遠位アームをそれに平行に当てることのほうが容易であるが，別の方法として遠位アームを踵骨下面に平行に当てることも可能である．しかし，この別法の骨指標を用いた場合，矢状面での全ROM（背屈と底屈の合計）は基本的方法の全ROMと同様であるが，背屈と底屈のそれぞれのROMはかなり異なるだろう．

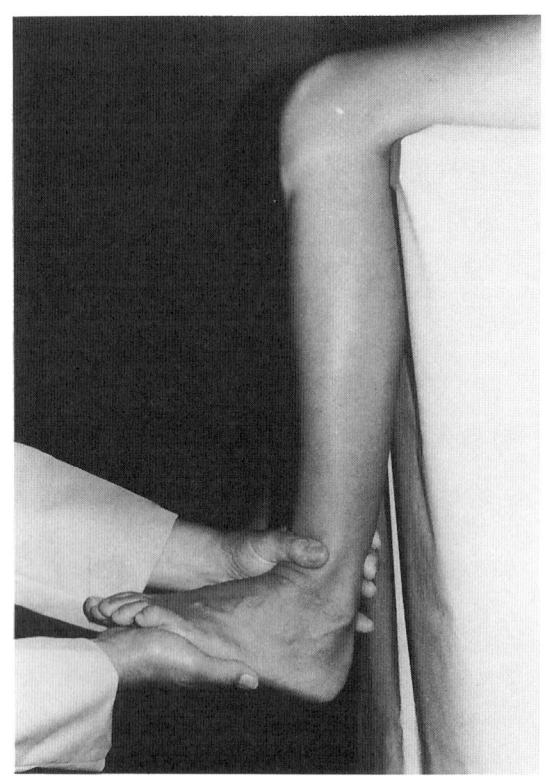

図 9-1 左足関節背屈の最終可動域．検者は膝関節の動きを防ぐために，左手で下腿の遠位部を保持する．右手で足底面を上方に押して背屈させる．足指を押すことは避ける．アキレス腱の抵抗に打ち勝つために上方へかなり押さなければならない．被験者によっては，自動および他動 ROM を比較することが，背屈の全可動域にわたって他動的に動かすのに必要な力の程度を決める一助となることがある．

第9章 足関節と足部 155

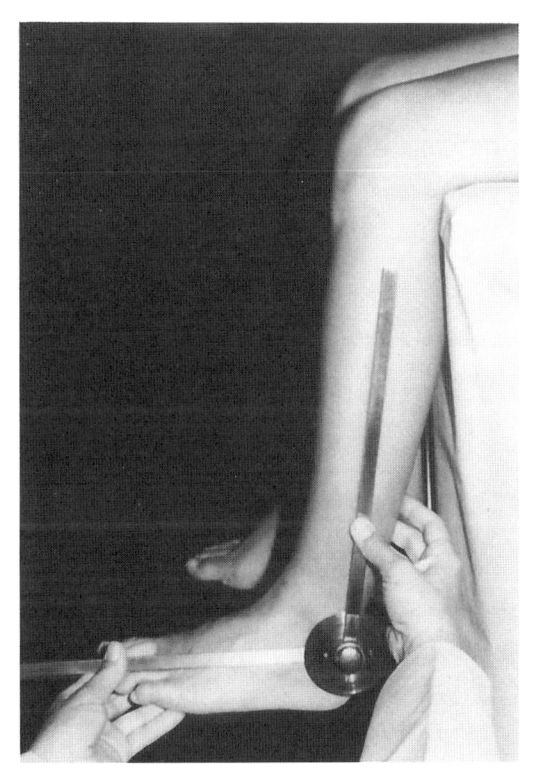

図 9-2 開始肢位．腓骨小頭を指標に角度計の近位アームを腓骨外側中央線に当てる．遠位アームは第5中足骨に当てる．足関節は角度計が90°を指す肢位にする．しかし，ここで読んだ角度計の目盛は変換して0°として記録する．検者は角度計を目の高さで読んだり当てたりするために，椅子に座るか膝立ちになる．

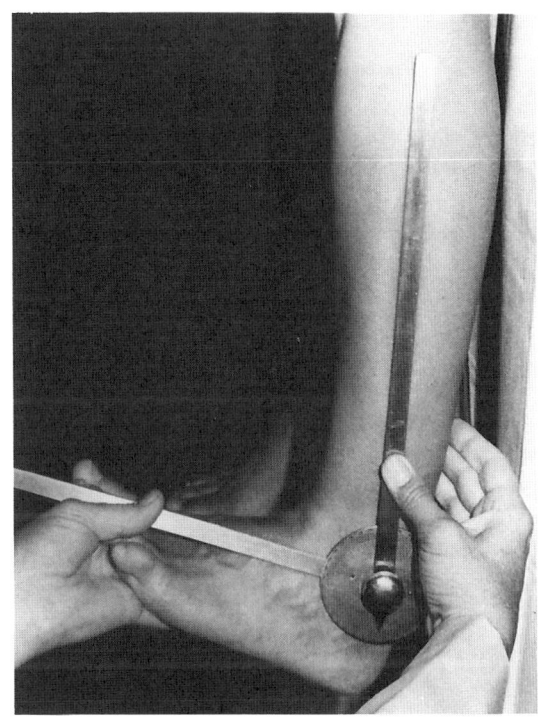

図 9-3 最終肢位．検者は右手で角度計の近位アームを当て，左手で背屈させて遠位アームを当てる．

底　屈

この動きは矢状面で冠状軸を軸として起こる.

基本的測定肢位

測定肢位，角度計の当て方は足関節背屈測定の場合と同様である.

固　定

膝関節屈曲と股関節回旋を防ぐために脛骨と腓骨を固定する（図9-4）.

正常な最終域感

通常，最終域感は関節包前部，三角靱帯前部，前距腓靱帯，前脛骨筋，長母指伸筋，長指伸筋の緊張のために結合組織性のものとなる．または距骨後端結節と脛骨後縁との接触のために骨性のものとなるかもしれない.

角度計の当て方

角度計の当て方は足関節背屈測定の場合と同様である（図9-5，9-6）.

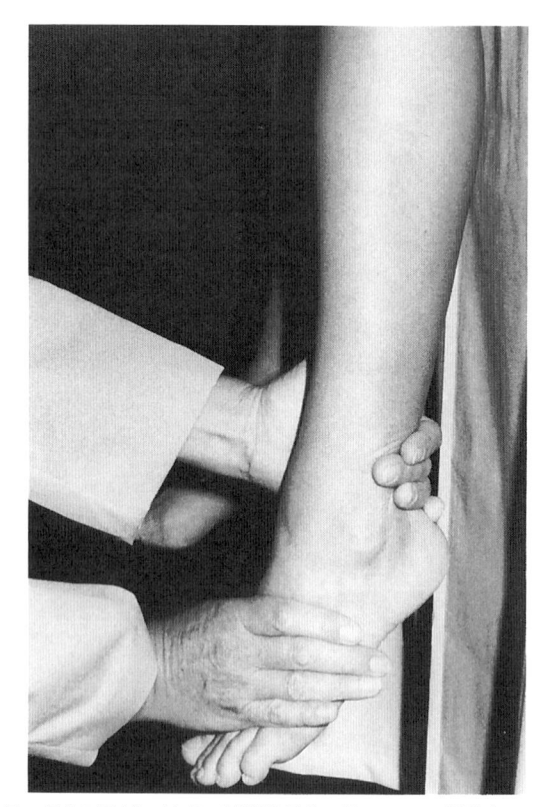

図9-4　左足関節底屈の最終可動域．検者は膝関節屈曲を防ぐために被験者の下腿を保持する．右手で被験者の足背を下方に押して底屈させる．足指にまで力が及ばないようにし，内反・外反方向にも押さないようにする.

第9章　足関節と足部　157

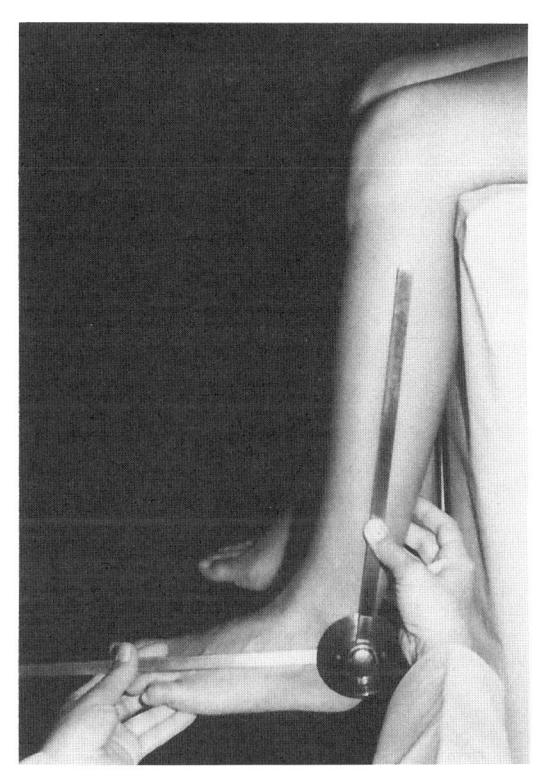

図 9-5　底屈測定のときの開始肢位と角度計の当て方は，背屈測定の場合と同様である．

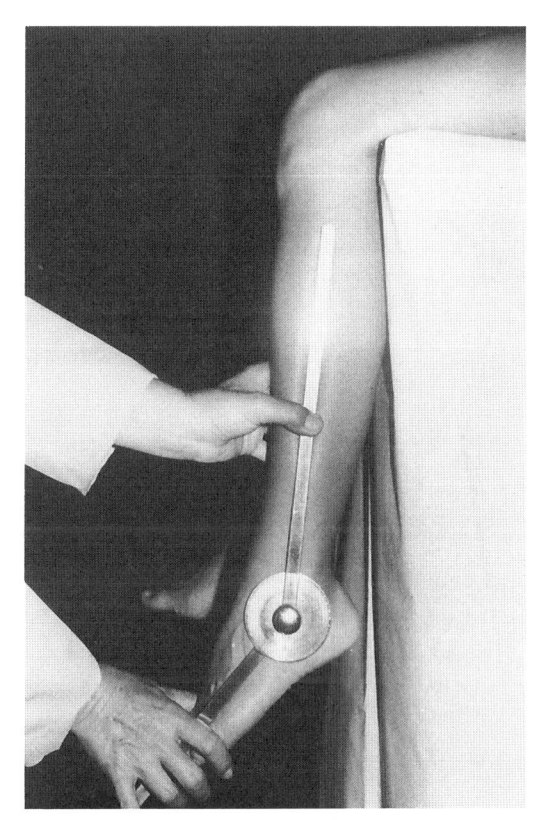

図 9-6　最終肢位．検者は右手で底屈を維持し，角度計の遠位アームを当てる．足指への圧迫を避けるため，足の背部と側部を握る．

測定手順：足根関節

内　反

　この動きは距骨下，横足根（距踵舟と踵立方），立方舟状，楔舟，楔間，楔立方，足根中足，中足間の各関節でさまざまに起こる回外・内転・底屈の組み合わせである．足部の機能は，これらすべての関節運動の組み合わせにより地面に順応することと，接地力（床反力）を吸収することである．これらの関節の組み合わされた動きの測定法を以下に述べる．角度計は単軸であるので，内反は前額面で前後軸を軸とする動きとして測定する．後・中・前足部の内反の測定は距骨下，横足根関節の項で述べる．

基本的測定肢位

　被験者に坐位をとらせ，膝関節を90°屈曲位にする．下腿はベッドの端から出す．股関節は回旋・内転・外転0°になるようにする．別の方法として，被験者の下腿をベッドから出した背臥位で行ってもよい．

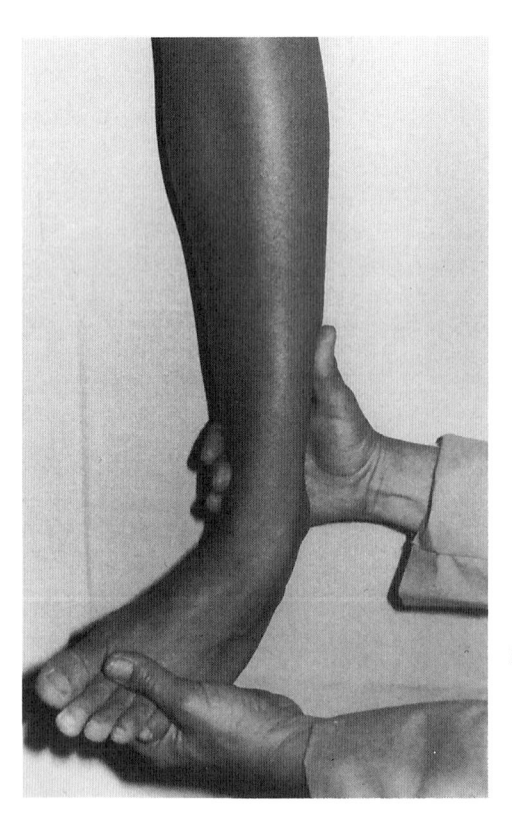

固　定

　膝関節の内旋・伸展および股関節の外旋・外転を防ぐために，脛骨と腓骨を固定する（図 9-7）．

正常な最終域感

　最終域感は関節包，前後距腓靱帯，踵腓靱帯，前・後外側骨間距踵靱帯，背側踵靱帯，背側踵立方靱帯，背側距舟靱帯，二分靱帯の外側部束，横中足靱帯，および立方舟状，楔舟，楔間，楔立方，足根中足，中足間の各関節の背側・底側・骨間の種々の靱帯，さらに長・短腓骨筋の緊張のために結合組織性のものとなる．

角度計の当て方

　図 9-8，9-9 参照．
1. 角度計の支点は足関節前面の両果間部の中点に合わせる．
2. 近位アームは脛骨稜を指標に脛骨前面の中央線に当てる．
3. 遠位アームは第2中足骨前面中央線に当てる．

図 9-7　左の足関節と足部の内反の最終可動域．検者は膝関節と股関節の動きを防ぐために右手で下腿遠位部を握る．左手は内反を維持する．内反は回外・内転・底屈を含んでいるので，足部をこれら3方向に動かす．

第9章　足関節と足部　159

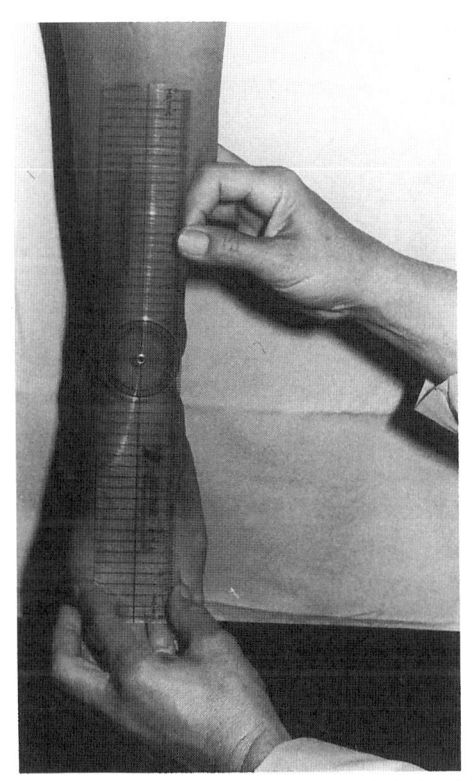

図 9-8　開始肢位．全円型プラスチック製角度計の本体部を両果間部の中点に当てる．プラスチック製角度計は柔軟性があるので，内反の測定では金属製角度計よりも使いやすい．検者は角度計の近位アームを脛骨稜に沿って当て，遠位アームは第2中足骨に当てる．

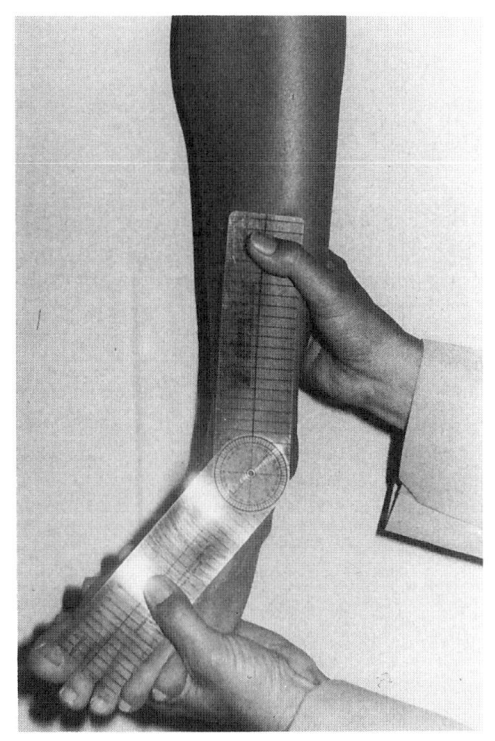

図 9-9　最終肢位．検者は左手で内反を保ち，角度計の遠位アームを当てる．

外反

　この動きは距骨下，横足根（距踵舟と踵立方），立方舟状，楔舟，楔立方，足根中足，中足間の各関節でさまざまに起こる回内・外転・背屈の組み合わせである．足部の機能は，これらすべての関節運動の組み合わせにより接地面に順応することと，床反力を吸収することである．これらの関節の組み合わされた動きの測定法を以下に述べる．この動きは前額面で前後軸を軸とする動きとして測定する．後・中・前足部の外反の測定は距骨下，横足根関節の項で述べる．

基本的測定肢位
　測定肢位は内反測定の場合と同様である．

固　定
　膝関節の外旋・屈曲および股関節の内旋・内転を防ぐために脛骨と腓骨を固定する（図9-10）．

正常な最終域感
　最終域感は踵骨と足根洞底部が接触するために骨性のものとなるかもしれない．あるいは関節包，三角靱帯，内側距踵靱帯，底側踵舟靱帯，踵立方靱帯，背側踵舟靱帯，二分靱帯内側部束，横中足靱帯，および立方舟状，楔舟，楔間，楔立方，足根中足，中足間の各関節の背側，底側および骨間の種々の靱帯，さらに後脛骨筋の緊張のために結合組織性のものとなる場合もある．

角度計の当て方
　角度計の当て方は内反測定の場合と同様である（図9-11，9-12）．

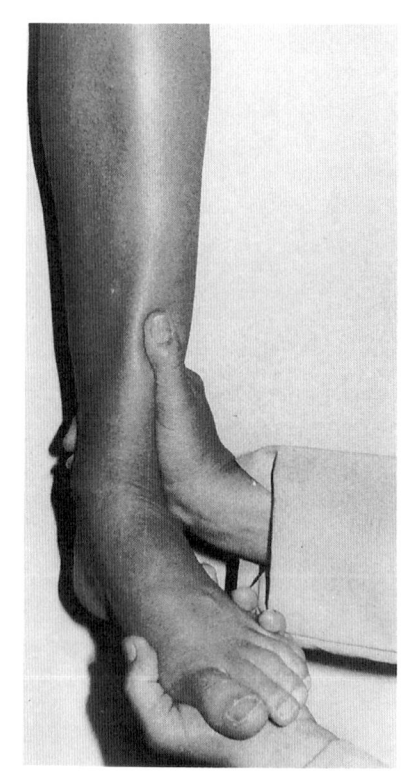

図9-10　左の足関節と足部の外反の最終可動域．検者は膝関節の屈曲と外旋を起こさないように，右手を被験者の下腿遠位に置く．左手は外反を保つ．

第9章　足関節と足部　161

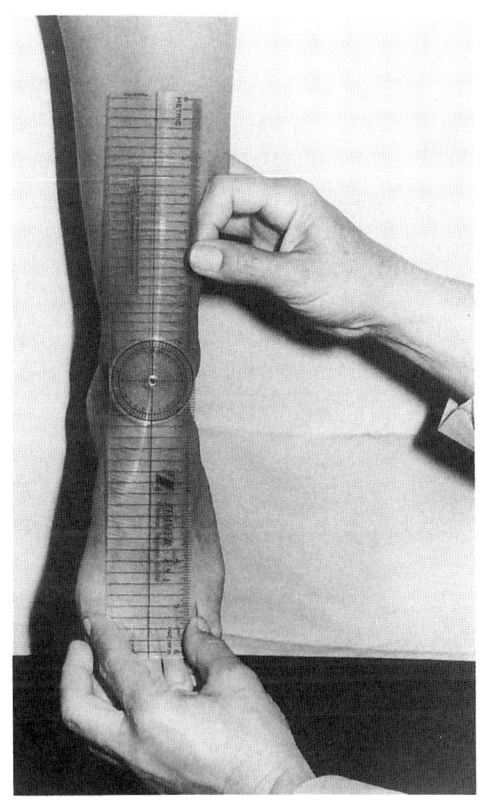

図 9-11　開始肢位．角度計の当て方は内反測定の場合と同様である．

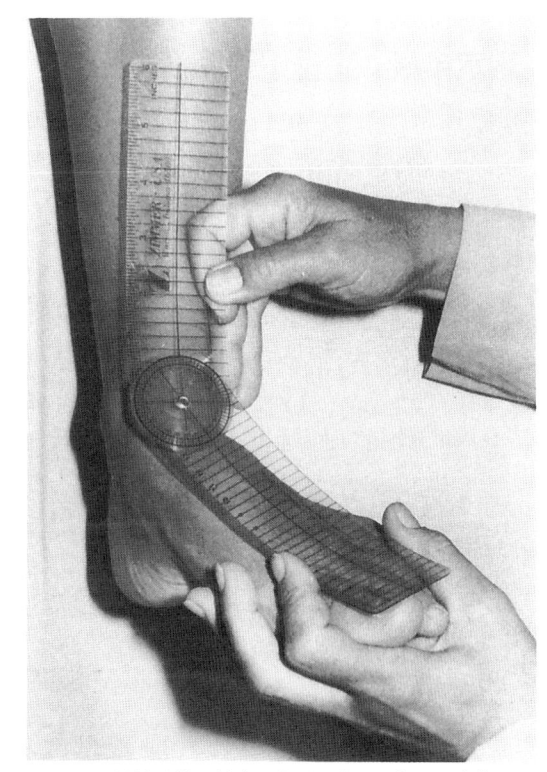

図 9-12　最終肢位．検者は左手で外反を保ち，遠位アームを被験者の第2中足骨に当てる．右手で遠位アームを脛骨稜に当てる．外反は回内・外転・背屈を含んでいるので，足部をこれらの方向に動かす．

測定手順：距骨下関節（後足部）

内　反

この動きは回外・内転・底屈の組み合わせである．角度計が単軸であるため，この動きは前額面で前後軸を軸とする動きとして測定する．

基本的測定肢位

被験者に腹臥位をとらせ，股関節の屈曲・伸展・外転・内転・回旋が0°となるようにする．膝関節は屈曲・伸展0°にする．足部はベッドの端から出しておく．

固　定

股関節と膝関節の動きを防ぐために脛骨と腓骨を固定する（図9-13）．

正常な最終域感

最終域感は関節包外側部，前後距腓靱帯，踵腓靱帯，および外側・後・前骨間距舟靱帯の緊張のために結合組織性のものとなる．

角度計の当て方

図9-14，9-15参照．

1. 角度計の支点は足関節後面の両果部間の中点に合わせる．
2. 近位アームは下腿後面の中央線に当てる．
3. 近位アームは踵骨後面の中央線に当てる．

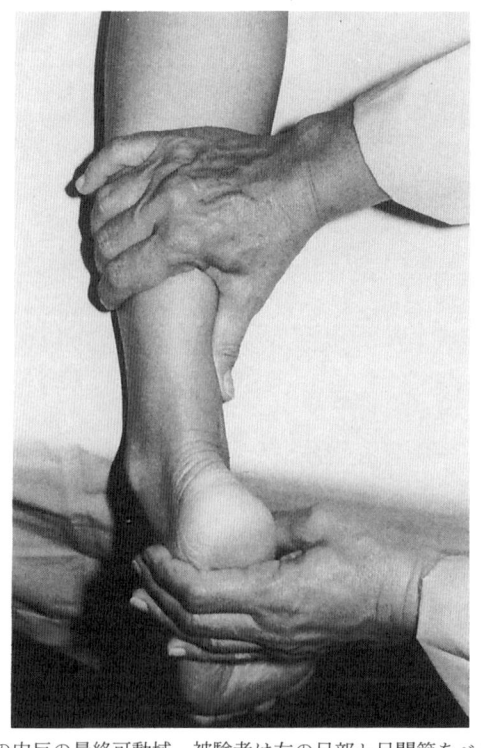

図9-13　左距骨下関節の内反の最終可動域．被験者は左の足部と足関節をベッドの端から出した腹臥位をとる．検者は膝関節の内旋と股関節の内転を防ぐために被験者の下腿を固定する．左手で距骨下関節を内反にするために踵骨を内方に引く．前足部は押さないようにする．

第9章 足関節と足部　163

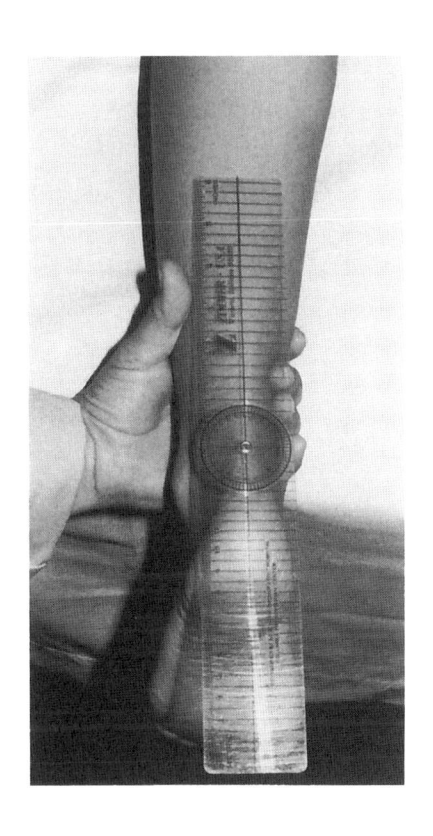

図 9-14　開始肢位．角度計の本体部を両果部間の中点に合わせる．近位アームは踵骨後面の中央線に当て，遠位アームは踵骨後面の中央線に当てる．正しくは，検者の右手で角度計の遠位アームを保持すべきであるが，ここでは見やすくするために持っていない．

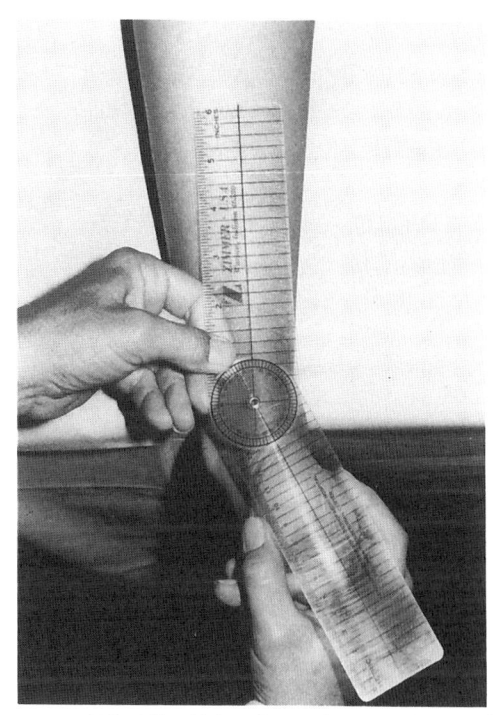

図 9-15　最終肢位．検者は右手で内反を維持し，遠位アームを当てる．左手で近位アームを保持して当てる．

外 反

この動きは回内・外転・背屈の組み合わせである．角度計が単軸であるため，この動きは前額面で前後軸を軸とする動きとして測定する．

基本的測定肢位，固定，角度計の当て方

測定肢位，固定および角度計の当て方は距骨下関節の内反測定の場合と同様である（図 9-16～9-18）．

正常な最終域感

最終域感は踵骨と足根洞底面が接触するために骨性のものとなるかもしれない．あるいは三角靱帯，内側距踵靱帯，および後脛骨筋の緊張のために結合組織性のものとなるかもしれない．

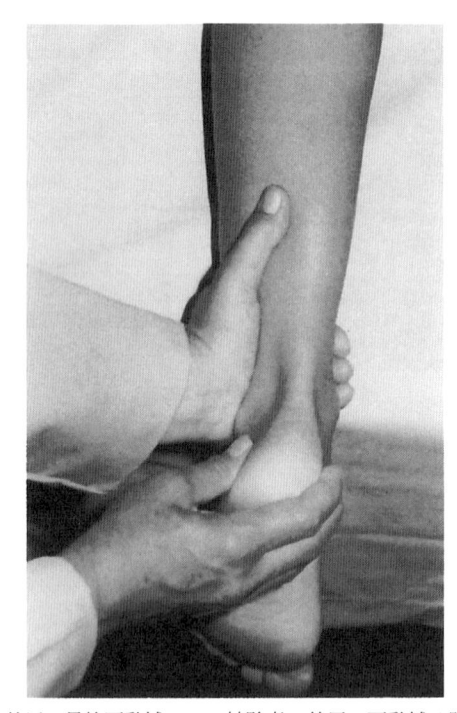

図 9-16　左距骨下関節の外反の最終可動域．この被験者の外反の可動域は距骨下関節の内反よりも制限されていることが観察できる．検者は膝関節外旋と股関節外転を防ぐために被験者の脛骨と腓骨を固定する．右手で踵骨を外方に引いて距骨下関節の外反を保持する．

第9章 足関節と足部　165

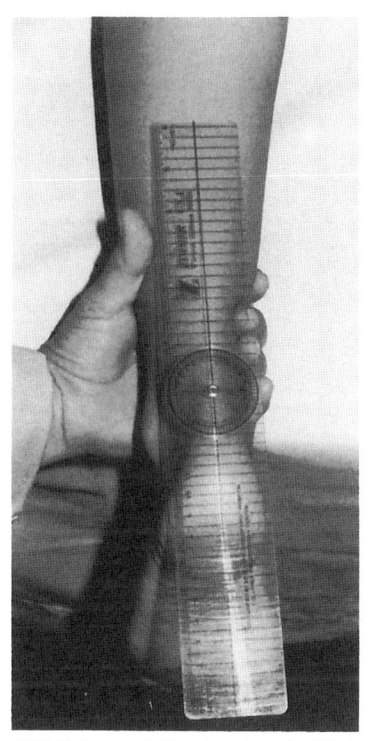

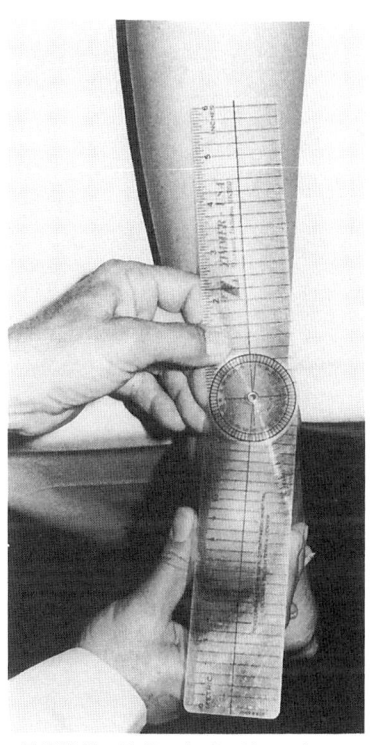

図 9-17　開始肢位．角度計の当て方は内反測定の場合と同様である．

図 9-18　最終肢位．検者は右手で外反を保ち，踵骨の中央線に当てた遠位アームを保持する．左手で下腿後面の中央線に近位アームを保持して当てる．

測定手順：横足根関節

中足部と前足部における大部分の動きは，立方舟状・楔舟・楔間・楔立方・足根中足関節で行われる．

内　反

この動きは回外・内転・底屈の組み合わせである．角度計が単軸であるので，この動きは前額面で前後軸を軸として測定する．

基本的測定肢位
測定肢位は足関節の内反測定の場合と同様である．

固　定
足関節背屈および距骨下関節の内反を防ぐために踵骨と距骨を固定する（図 9-19）．

正常な最終域感
最終域感は関節包，背側踵立方靱帯，背側距舟靱帯，二分靱帯の外側部束，横中足靱帯，および立方舟状，楔舟，楔間，楔立方，足根中足，中足間の各関節の背側・底側・骨間にある種々の靱帯，さらに長腓骨筋，短腓骨筋の緊張のために結合組織性のものとなる．

角度計の当て方
図 9-20，9-21 参照．
1. 角度計の支点は両果部間の中点よりわずかに遠位側の足関節前面上に合わせる．
2. 近位アームは脛骨稜を指標に下腿前面の中央線に当てる．
3. 遠位アームは第 2 中足骨前面の中央線に当てる．

別法の角度計の当て方
図 9-22，9-23 参照．
1. 角度計の支点は第 5 中足骨頭の外側面に合わせる．
2. 近位アームは下腿前面の中央線に平行に当てる．
3. 遠位アームは第 1〜第 5 中足骨頭の底面に当てる．

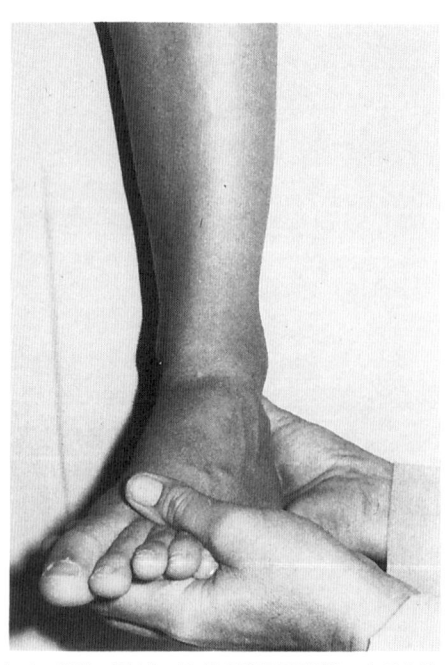

図 9-19 左横足根関節の内反の最終可動域．検者は距骨下関節の内反を防ぐために，碗状にした右手で踵骨を支える．左手は足指よりもむしろ中足骨をつかむ．横足根関節の可動域は，組み合わさった足根関節の全可動域に比べて小さいことに注意すること．

第9章　足関節と足部　　167

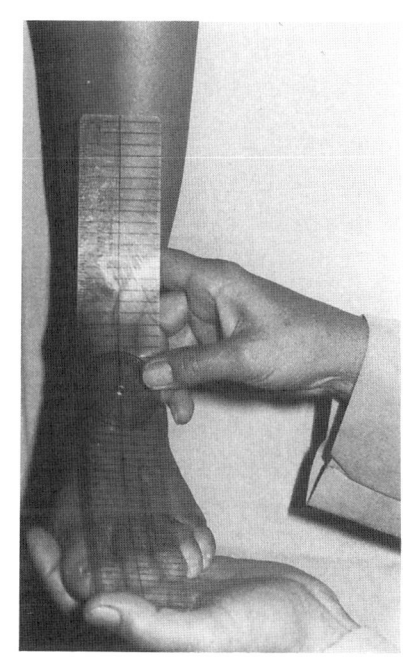

図 9-20　開始肢位．角度計の当て方は内反測定に用いた方法に似ている（図9-8）．図9-8では角度計の支点を両果部間に合わせたが，横足根関節の内反測定では角度計の支点を足部の果部よりも遠位に合わせる．

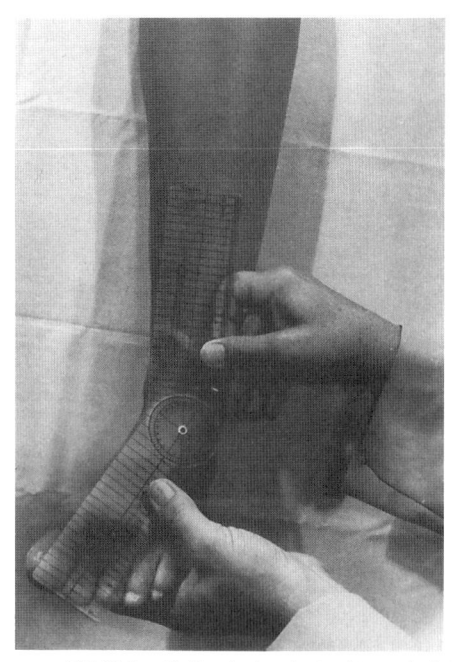

図 9-21　最終肢位．検者は左手で内反を保ち，角度計の遠位アームを第2中足骨上に当てる．右手で近位アームを正しい位置に保持する．

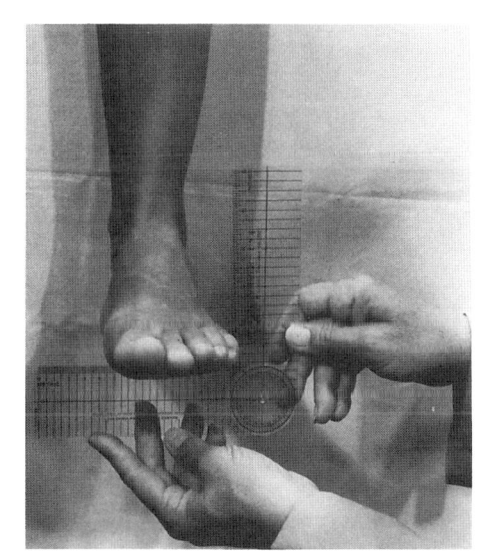

図 9-22　別法の開始肢位．検者は近位アームを脛骨に対し平行に当てる．遠位アームは中足骨頭の位置で足底面に合わせる．この当て方では，角度計の90°の位置が開始肢位0°となる．したがって，角度計の示す目盛は変換して記録すべきである．

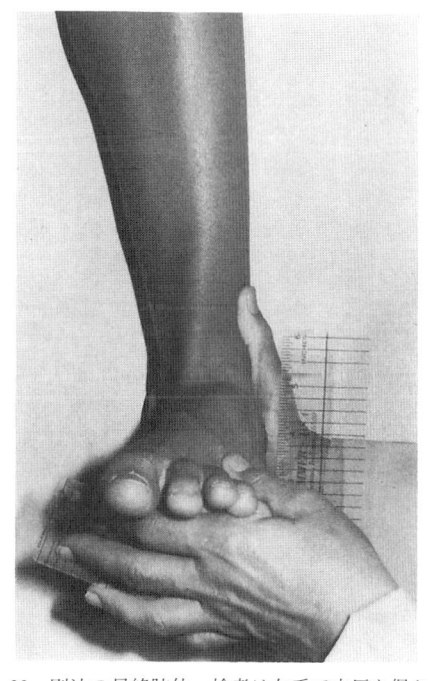

図 9-23　別法の最終肢位．検者は左手で内反を保ち，遠位アームを正しい位置に当てる．

外 反

この動きは回内・外転・背屈の組み合わせである．角度計が単軸であるので，この動きは前額面で前後軸を軸として測定する．

基本的測定肢位

測定肢位は足根関節外反測定の場合と同様である．

固 定

足関節底屈と距骨下関節の外反を防ぐために踵骨と距骨を固定する（図9-24）．

正常な最終域感

最終域感は関節包，三角靱帯，底側踵舟靱帯，二分靱帯内側部束，横中足靱帯，および立方舟状，楔舟，楔間，楔立方，足根中足，中足間の各関節の背側，底側，骨間の種々の靱帯，さらに後脛骨筋の緊張のために結合組織性のものとなる．

角度計の当て方

角度計の当て方は横足根間関節内反測定の場合と同様である（図9-25，9-26）．

別法の角度計の当て方

図9-27，9-28参照．

1. 角度計の支点は第1中足骨頭の内側面に合わせる．
2. 近位アームは下腿前面の中央線に平行に当てる．
3. 遠位アームは第1～第5中足骨頭の底面に当てる．

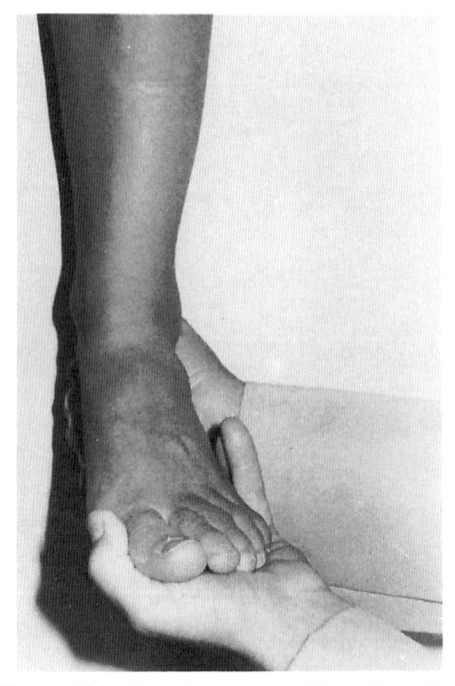

図9-24 左横足根関節の外反の最終可動域．検者は距骨下関節の外反を防ぐために右手で踵骨を固定する．写真からもわかるように，可能な運動範囲はごくわずかである．

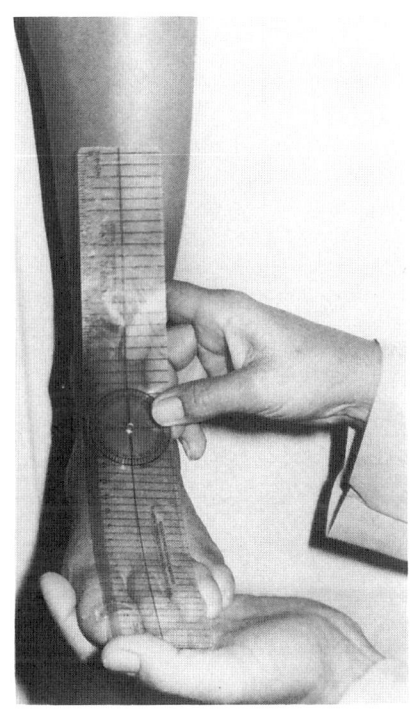

図 9-25 開始肢位．角度計の当て方は横足根関節内反の測定の場合と同様である．

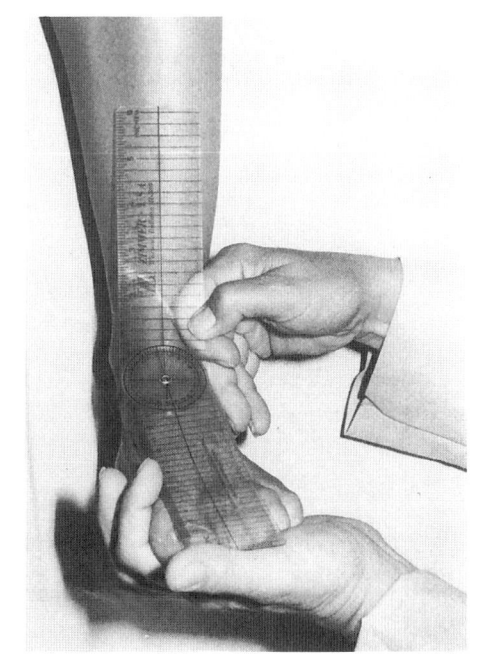

図 9-26 最終肢位．検者は左手で外反を保ち，第2中足骨に遠位アームを当てる．

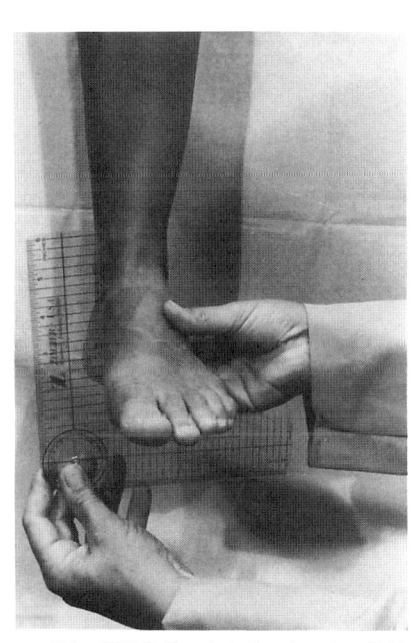

図 9-27 別法の開始肢位．角度計の当て方は横足根関節内反の測定に用いた方法に似ている（図9-22）．しかし，外反測定時には，角度計は足部の外側ではなく内側に当てる．

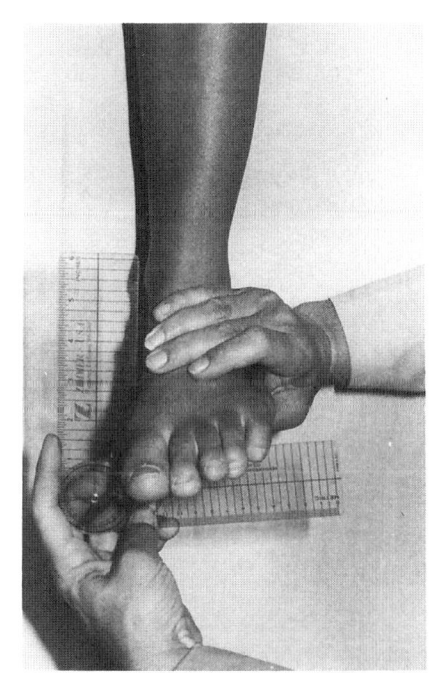

図 9-28 別法の最終肢位．検者は左手で角度計を当てながら右手で外反を保つ．被験者は台の上に座っているので，検者は角度計を目の高さで当てたり，読んだりできるように低い椅子に座る．

測定手順：中足指節関節

屈　曲

この動きは矢状面で冠状軸を軸として起こる．

基本的測定肢位

被験者に背臥位または坐位をとらせ，足関節および足部を背屈・底屈・内反・外反0°の肢位にする．MTP関節は内転・外転0°になるようにする．IP関節は屈曲・伸展0°になるようにする（足関節底屈位およびIP関節屈曲位で測定すると，長母指伸筋または長指伸筋の緊張が動きを制限するであろう）．

固　定

足関節底屈および足部の内反，または外反を防ぐために中足骨を固定する．横中足靱帯の緊張が動きを制限するので，他の足指のMTP関節を伸展位に保持してはならない（図9-29）．

正常な最終域感

最終域感は関節包背部と側副靱帯の緊張のために結合組織性のものとなる．また，短指伸筋の緊張も最終域感を結合組織性のものとする要因となるだろう．

角度計の当て方

図9-30，9-31参照．
1. 角度計の支点はMTP関節の背面に合わせる．
2. 近位アームは中足骨の背側中央線に当てる．
3. 遠位アームは基節骨の背側中央線に当てる．

第1MTP関節の別法の角度計の当て方

1. 角度計の支点はMTP関節の内側面に合わせる．
2. 近位アームは中足骨の内側中央線に当てる．
3. 遠位アームは基節骨の内側中央線に当てる．

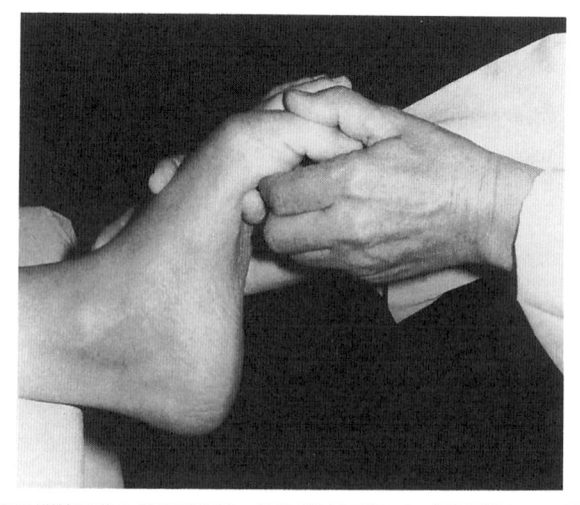

図9-29　左第1MTP関節屈曲の最終可動域．被験者は足部および足関節をベッドの端から出して背臥位をとる．しかし，足部をベッド上に置いてもよい．底屈を防ぐために検者の右母指を中足骨に対して直角に当てる．左手は第1MTP関節を屈曲位に保つ．

第9章　足関節と足部　171

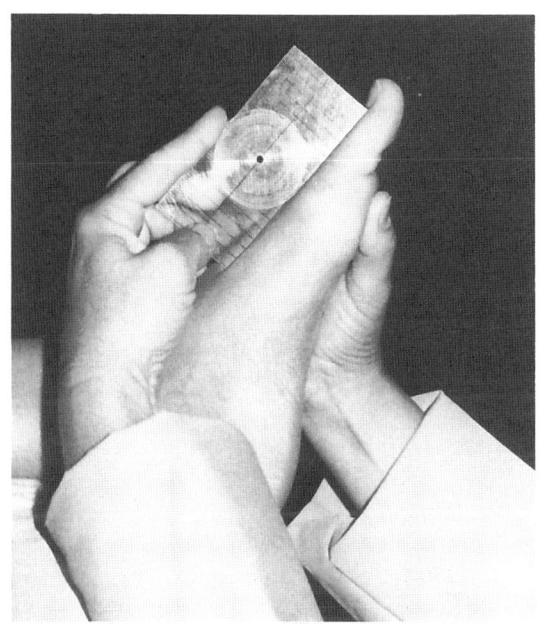

図9-30　開始肢位．角度計のアームは中足骨と基節骨の背面に当てる．この比較的小さな近位および遠位の関節に合わせるために角度計のアームを短く切り落としてある．

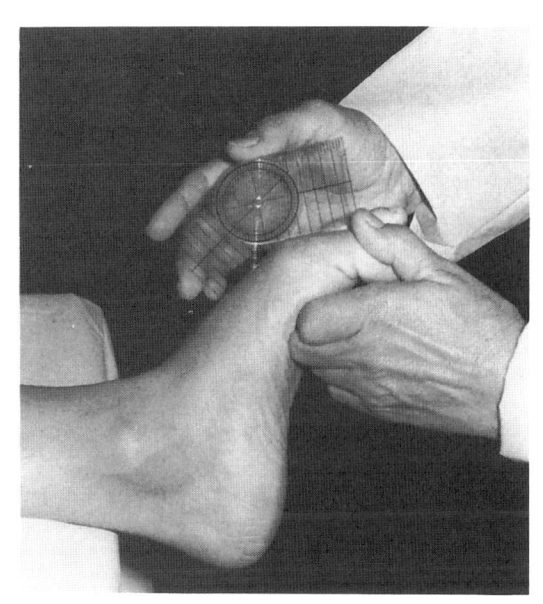

図9-31　最終肢位．検者は左手でMTP関節の屈曲を保ちながら，右手で角度計を当てる．

伸 展

この動きは矢状面で冠状軸を軸として起こる．

基本的測定肢位

測定肢位は MTP 関節測定の場合と同様である（足関節背屈位および IP 関節伸展位で測定すると，長母指屈筋または長指屈筋の緊張が動きを制限するであろう．測定する足指の IP 関節が過度に屈曲していると，虫様筋や骨間筋の緊張が動きを制限することもある）．

固 定

足関節の背屈と足部の内反または外反を防ぐために中足骨を固定する．横中足靱帯の緊張が動きを制限するので，他の足指の MTP 関節を過度に屈曲位に保持してはならない（図 9-32）．

正常な最終域感

最終域感は関節包底面，掌側板（掌側線維軟骨板），短母指屈筋，短指屈筋，短小指屈筋の緊張のために結合組織性のものとなる．

角度計の当て方

角度計の当て方は MTP 関節屈曲測定の場合と同様である（図 9-33，9-34）．

第 1 MTP 関節の別法の角度計の当て方

別の当て方は第 1 MTP 関節屈曲測定で用いた方法と同様である．

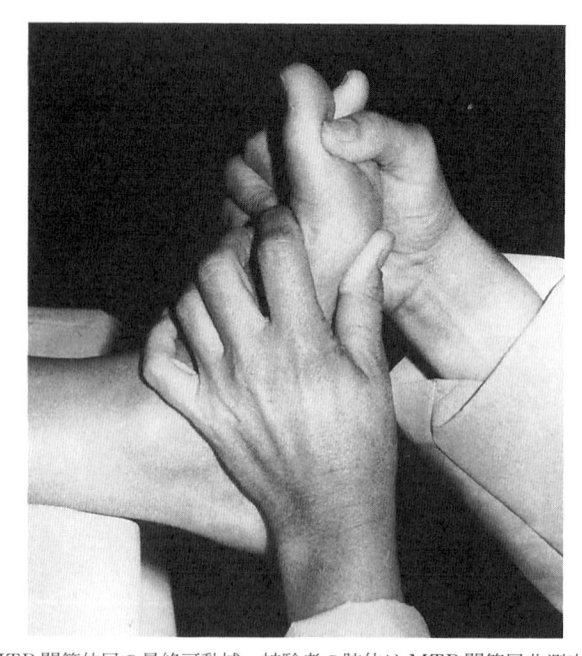

図 9-32 左第 1 MTP 関節伸展の最終可動域．被験者の肢位は MTP 関節屈曲測定の場合と同様である．検者の左手指は背屈を防ぐために足背に当てる．右母指で基節骨が伸展位になるよう押す．

第9章 足関節と足部　173

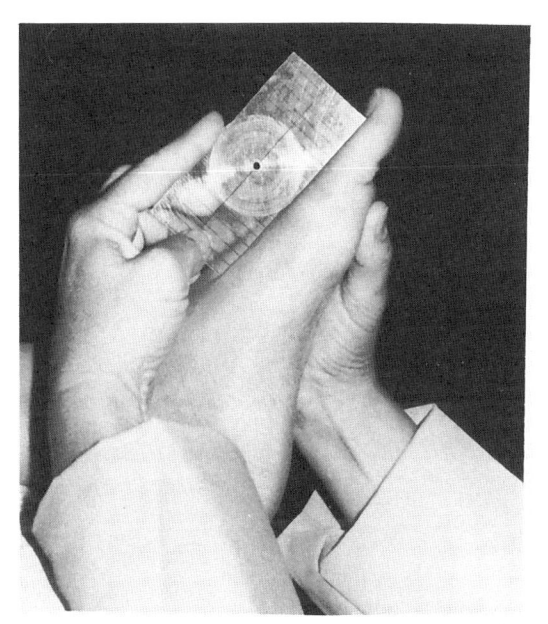

図 9-33　開始肢位．角度計の当て方は屈曲測定の場合と同様である．

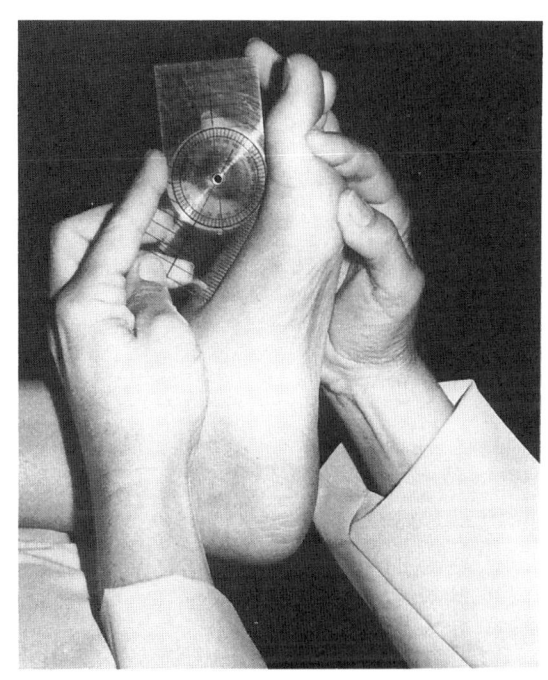

図 9-34　最終肢位．検者は示指で伸展を保ちながら，左手で角度計を当てる．

外　転

被験者が解剖学的肢位をとっている場合，この動きは横断面で垂直軸を軸として起こる．

基本的測定肢位

被験者に背臥位または坐位をとらせ，足部を内反・外反0°の肢位にする．MTP・IP関節は屈曲・伸展0°になるようにする．

固　定

足部の内反・外反を防ぐために中足骨を固定する（図9-35）．

正常な最終域感

最終域感は関節包，側副靱帯，足指間の指間腔筋膜，母指内転筋，底側骨間筋の緊張のために結合組織性のものとなる．

角度計の当て方

図9-36，9-37参照．

1. 角度計の支点はMTP関節の背側面上に合わせる．
2. 近位アームは中足骨の背側中央線に当てる．
3. 遠位アームは基節骨背側中央線に当てる．

内　転

被験者が解剖学的肢位をとっている場合，この動きは横断面で垂直軸を軸として起こる．

基本的測定肢位，固定，角度計の当て方

測定肢位，固定，角度計の当て方はMTP関節外転測定の場合と同様である．

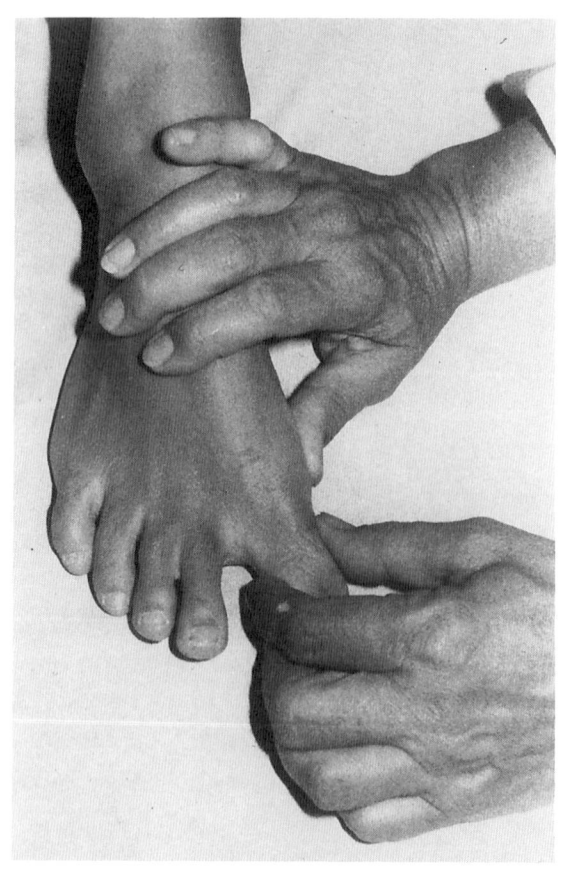

図9-35　右MTP関節外転の最終可動域．検者は母指で横足根関節の内反を防ぎ，左示指と母指で基節骨を外転方向に引く．

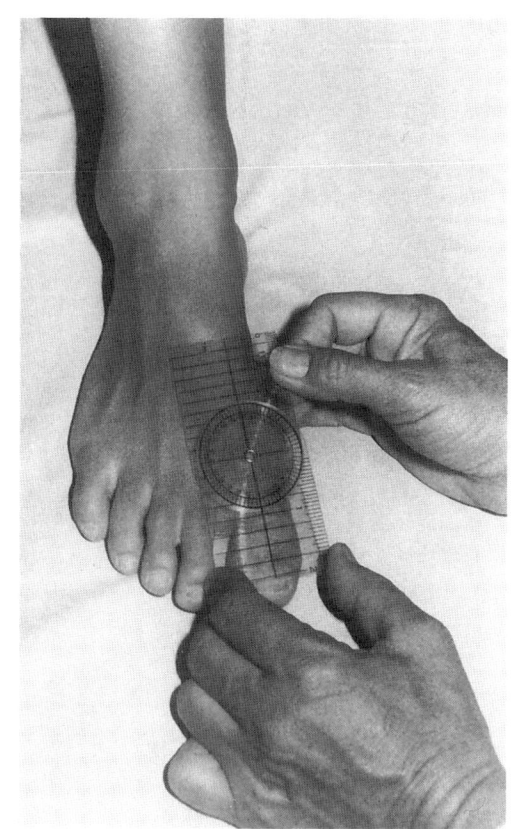

図 9-36 開始肢位．全円型プラスチック製角度計の支点をMTP関節上に合わせる．近位アームは第1中足骨に，遠位アームは基節骨の中央線に当てる．

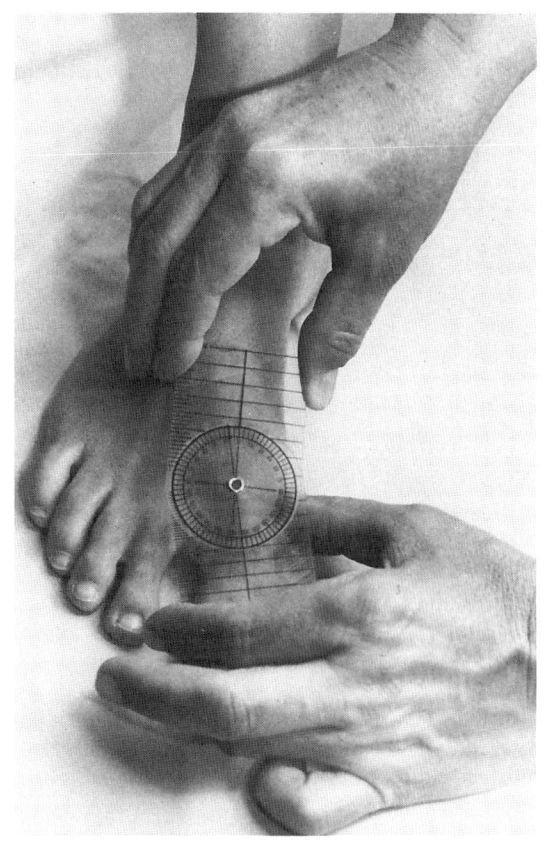

図 9-37 最終肢位．検者は右手で近位アームを当てる．左手で遠位アームを当てながら，MTP関節を外転位に保つ．

測定手順：足指の近位指節間関節

屈　曲
この動きは矢状面で冠状軸を軸として起こる．

基本的測定肢位
被験者に背臥位または坐位をとらせ，足関節および足部を背屈・底屈・内反・外反0°にする．MTP関節は屈曲・伸展・内転・外転0°になるようにする（足関節が底屈位をとり，MTP関節が屈曲していると，長母指伸筋または長指伸筋の緊張が動きを制限するであろう．MTP関節が完全伸展位であれば虫様筋と骨間筋が動きを制限することがある）．

固　定
足関節の背屈・底屈および足部の内反・外反を防ぐために中足骨と基節骨を固定する．MTP関節の屈曲・伸展は避ける．

正常な最終域感
母指IP関節と他足指PIP関節の屈曲の最終ROMは，指節底面間の軟部組織の圧迫のために軟部組織性のものとなるかもしれない．関節包背部と側副靱帯の緊張のために結合組織性のものとなる場合もある．

角度計の当て方
1. 角度計の支点は測定する指節間関節の背側面上に合わせる．
2. 近位アームは基節骨の背側中央線に当てる．
3. 遠位アームは測定する関節遠位の指節の背側中央線に当てる．

伸　展
この動きは矢状面で冠状軸を軸として起こる．

基本的測定肢位，固定，角度計の当て方
測定肢位，固定，角度計の当て方はPIP関節屈曲測定の場合と同様である（足関節が背屈位をとり，MTP関節が伸展していると，長・短母指伸筋と長・短指屈筋の緊張が動きを制限するであろう）．

正常な最終域感
最終域感は関節包底部と掌側板（掌側線維軟骨板）の緊張のために結合組織性のものとなる．

測定手順：足指の遠位指節間関節

屈　曲
この動きは矢状面で冠状軸を軸として起こる．

基本的測定肢位
被験者に背臥位または坐位をとらせ，足関節および足部を背屈・底屈・内反・外反0°にする．MTP・PIP関節は屈曲・伸展・内転・外転0°にする（足関節が底屈位をとり，MTP・PIP関節が屈曲していると，長指伸筋の緊張が動きを制限することがある．MTP・PIP関節を過度に伸展位に保つと，斜支帯靱帯の緊張がさらに加わり，動きを制限するであろう）．

固　定
足関節の背屈・底屈および足部の内反・外反を防ぐために中足骨・基節骨・中節骨を固定する．測定する足指のMTP・PIP関節の屈曲・伸展は避ける．

正常な最終域感
最終域感は関節包背側，側副靱帯および斜支帯靱帯の緊張のために結合組織性のものとなる．

角度計の当て方
1. 角度計の支点はDIP関節の背側面上に合わせる．
2. 近位アームは中節骨の背側中央線に当てる．
3. 遠位アームは末節骨の背側中央線に当てる．

伸　展
この動きは矢状面で冠状軸を軸として起こる．

測定肢位は足指のDIP関節屈曲測定の場合と同様である（足関節が背屈位にあり，MTP・PIP関節が完全伸展していると，長指屈筋，虫様筋および骨間筋の緊張が動きを制限するであろう）．

固　定
足関節の背屈・底屈および足部の内反・外反を防ぐ

ために中足骨・基節骨・中節骨を固定する．測定する足指のMTP・PIP関節の過度な伸展は避ける．

正常な最終域感

最終域感は関節包底部と掌側板（掌側線維骨板）の緊張のために結合組織性のものとなる．

角度計の当て方

角度計の当て方は足指のDIP関節屈曲測定の場合と同様である．

文　献

1. Norkin, CC and Levangie, PK: Joint Structure and Function: A Comprehensive Analysis, ed 2. FA Davis, Philadelphia, 1992.
2. Cyriax, JM and Cyriax, PJ: Illustrated Manual of Orthopaedic Medicine. Butterworths, London, 1983.
3. Kisner, C and Colby, LA: Therapeutic Exercise: Foundations and Techniques, ed 2. FA Davis, Philadelphia, 1992.
4. American Academy of Orthopaedic Surgeons: Joint Motion: Method of Measuring and Recording. AAOS, Chicago, 1965.
5. American Medical Association: Guides to the Evaluation of Permanent Impairment, ed 3 (revised). AMA, Chicago, 1988.
6. Boone, DC and Azen, SP: Normal range of motion of joints in male subjects. J Bone Joint Surg Am 61:756, 1979.
7. Murray, MP: Gait as a total pattern of movement. Am J Phys Med Rehabil 46:290, 1967.
8. Livingston, LA, Stevenson, JM, and Olney, SJ: Stairclimbing kinematics on stairs of differing dimensions. Arch Phys Med Rehabil 72:398, 1991.
9. Professional Staff Association, Rancho Los Amigos Medical Center: Observational Gait Analysis Handbook. Ranchos Los Amigos Medical Center, Downey, CA, 1989.
10. McFayden, BJ and Winter, DA: An integrated biomechanical analysis of normal stair ascent and descent. J Biomech 21:733, 1988.
11. Ostrosky, KM: A comparison of gait characteristics in young and old subjects. Phys Ther 74:637–646, 1994.
12. Waugh, KG, et al: Measurement of selected hip, knee and ankle joint motions in newborns. Phys Ther 63:1616, 1983.
13. Watanabe, H, et al: The range of joint motion of the extremities in healthy Japanese people: The differences according to age. Cited in Walker, JM: Musculoskeletal development: A review. Phys Ther 71:878, 1991.
14. Boone, DC: Techniques of measurement of joint motion. (Unpublished supplement to Boone, DC and Azen, SP: Normal range of motion in male subjects. J Bone Joint Surg Am 61:756, 1979.
15. Walker, JM: Musculoskeletal development: A review. Phys Ther 71:878, 1991.
16. Boone, DC, Walker, JM, and Perry, J: Age and sex differences in lower extremity joint motion. Presented at the National Conference, American Physical Therapy Association, Washington, DC, 1981.
17. Bell, RD and Hoshizaki, TB: Relationships of age and sex with range of motion of seventeen joint actions in humans. Canadian Journal of Applied Sport Sciences, 6:202, 1981.
18. Walker, JM, et al: Active mobility of the extremities of older subjects. Phys Ther 64:919, 1984.
19. Boone, DC, et al.: Reliability of goniometric measurements. Phys Ther 68:1355, 1978.
20. Clapper, MP and Wolf, SL: Comparison of the reliability of the Orthoranger and the standard goniometer for assessing active lower extremity range of motion. Phys Ther 68:214, 1988.
21. Bohannon, RW, Tiberio, D, and Waters, G: Motion measured from forefoot and hindfoot landmarks during passive ankle dorsiflexion range of motion. Journal of Orthopaedic and Sports Physical Therapy 13:20, 1991.
22. Elveru, RA, Rothstein, J, and Lamb, RL: Goniometric reliability in a clinical setting: Subtalar and ankle joint measurements. Phys Ther 68:672, 1988.
23. Youdas, JW, Bogard, CL, and Suman, VJ: Reliability of goniometric measurements and visual estimates of ankle joint range of motion obtained in a clinical setting (abstract). Phys Ther 72(Suppl):S113, 1992.
24. Elveru, RA, et al: Methods for taking subtalar joint measurements: A clinical report. Phys Ther 68:678, 1988.
25. Bailey, DS, Perillo, JT, and Forman, M: Subtalar joint neutral: A study using tomography. Journal of the American Podiatry Association 74:59, 1984.
26. Lattanza, L, Gray, GW, and Kanter, RM: Closed versus open kinematic chain measurements of subtalar joint eversion: Implications for clinical practice. Journal of Orthopedic and Sports Physical Therapy 9:310, 1988.
27. Picciano, AM, Rowlands, MS, and Worrell, T: Reliability of open and closed kinetic chain subtalar joint neutral positions and navicular drop test. Journal of Orthopedic and Sports Physical Therapy 18:553, 1993.
28. Clarkson, HM and Gilewich, GB: Musculoskeletal Assessment: Joint Range of Motion and Manual Muscle Strength. Williams & Wilkins, Baltimore, 1989.
29. Palmer, ML and Epler, M: Clinical Assessment Procedures in Physical Therapy. JB Lippincott, Philadelphia, 1990.

第4部

脊柱と顎関節の関節可動域測定

目 標

第4部では，読者は以下のことを学ぶ．

1. 理解すること
   各脊柱の運動の適切な運動面と運動軸
2. 脊柱の動きの基本測定肢位を述べること
3. 説明すること
   年齢と性差が関節可動域に及ぼす影響
   測定誤差の要因が測定結果に及ぼす影響
4. 以下を含めて頸椎，胸椎，腰椎の関節可動域測定が実践できること
   測定手順を明確に説明する
   被験者を基本測定肢位にする
   関節の近位構成体を適切に固定する
   最終関節可動域を正確に決定する
   正しい骨指標を触診する
   角度計を正しく当てる
   正確に目盛を読み，記録する
5. メジャーを使って頸椎，胸椎，腰椎の評価が行えること
6. メジャーまたは定規を使って顎関節の評価が行えること
7. 脊柱と顎関節の関節可動域測定の検者内信頼性および検者間信頼性を評価すること

第10章から第12章には，臨床で使われている頸椎，胸椎，腰椎および顎関節の粗大な動きを測定する一般的な手技を載せた．個々の椎間関節の可動域や最終域感の評価については触れていない．

10 頸椎

環椎後頭関節および環軸関節

構造

環椎後頭関節は，環椎（C1）のやや凹状の左・右上関節面とそれに相応する頭蓋骨の凸状の後頭顆で構成される．

環軸関節は3つの関節で構成される．つまり，正中環軸関節と2つの外側環軸関節である．正中環軸関節は軸椎（C2）歯突起の前関節面とC1内側の関節面（歯突起窩）とで構成される．2つの外側環軸関節はC2の左・右上関節面とそれに相応するC1のやや凹状の左・右下関節面とで構成される．

環椎後頭関節と環軸関節は前後の環椎後頭靱帯と横靱帯，翼状靱帯，蓋膜で補強されている．

骨運動

環椎後頭関節と2つの外側環軸関節は滑膜性平面関節である．環椎後頭関節の動きは，矢状面で冠状軸を軸とする屈曲―伸展と，ある程度の回旋および側屈である．正中環軸関節は滑膜性車軸関節であり，横断面で垂直軸を軸とする回旋が行える．

3つの関節で行える動きは屈曲―伸展と側屈，回旋である．

関節包パターン

環椎後頭関節の関節包パターンは伸展および側屈の同等な制限である．回旋と屈曲は制限されない[1]．

第2頸椎（C2）から第7頸椎（C7）の椎体間結合と椎間関節

構造

椎体間は上下の椎体面とその間の椎間板によって結合される．この結合は前方では前縦靱帯で補強されており，これは伸展を制限する．後方では後縦靱帯と項靱帯，黄色靱帯で補強されており，これは屈曲を制限するのに役立っている．

椎間関節は椎骨の左・右上関節突起（関節面）と直上の椎骨の左・右下関節突起で構成される．各関節にはそれぞれ関節包と関節包靱帯があるが，頸部ではゆるみが大きく，比較的大きな可動域を可能にしている．黄色靱帯は関節包を補強している．

骨運動と関節運動

WhiteとPunjabi[2]によれば，1つの椎骨は隣接する椎骨との関係において，3つの軸を軸として6方向の異なった動き（3方向の滑りと3方向の回旋）が可能である．一連の椎体における滑りと傾きの合成された動きは，脊柱全体の大きな可動域を可能にし，これには屈曲・伸展・側屈・回旋が含まれる．脊椎におけるある種の動きは他の動きと組み合わさっている．この組み合わせ運動は部位によって異なる．組み合わせ運動とは，1つの運動軸を軸とした1つの動きに，他の運動軸を軸とした他の動きが必ず随伴することをいう．たとえば，C2からC5の左側屈には左回旋（棘突起が右方向に動く）と前屈を伴う．C2からC7の頸椎では，屈曲と伸展は組み合わせ運動のない唯一の動きである[2]．

椎体間の結合は連結タイプの軟骨性関節である．こ

れらの関節では1つの椎体上での他の椎体のわずかな滑りと傾きが可能である．すべての椎体間の連結では，椎間板の髄核が椎体の滑りおよび傾きの軸として作用する．屈曲は下位の椎体上にある椎間板上で上位椎体が滑り，傾く結果である．伸展は後方への滑りと傾きの結果である．

椎間関節は滑膜性平面関節であり，下位椎体の左・右上関節突起上での上位椎体の左・右下関節突起のわずかな滑りを可能にする．頸部では，関節面は横断面に対して45°をなしている．上位椎体の下関節突起は前下方に向いている．下位椎体の上関節突起は後上方に向いている．屈曲では，上位椎体の下関節突起が下位椎体の上関節突起上で前上方に滑る．伸展では，上位椎体の下関節突起が下位椎体の上関節突起上で後下方に滑る．側屈と回旋では，脊柱が屈曲する側の上位椎体の下関節突起が下位椎体の同側の上関節突起上で後下方に滑る．対側の上位椎体の下関節突起は下位椎体の上関節突起上を前上方に滑る．

椎体によって異なる関節面の向きは椎体の滑りと傾きの方向を決定し，椎間板の大きさは動きの大きさを決定する．さらに，数多くの軟部組織の緊張や骨の接触は脊柱の動きを制御し，制限する．部位による差異はあるものの，一般に過度の前屈を制御し，制限する軟部組織には上・下椎間靱帯，椎間関節包，黄色靱帯，後縦靱帯，椎間板線維輪の後方線維，背部の伸筋群などがある．

伸展は棘突起の接触，椎間関節包や椎間板線維輪の前方線維，前縦靱帯の他動的緊張，体幹前部の筋群などによって制限される．側屈は運動方向とは対側の凸となった側の横靱帯，その側の椎間板線維輪の他動的緊張によって制限される．

関節包パターン

C2からC7の関節包パターンは，屈曲を除くすべての動きにおいて，痛みおよび同等の制限として認識できる．一般に，屈曲は制限されることが少ない．一側の関節が障害された場合の関節包パターンは，対側への側屈および同側への回旋の制限が大きくなる．たとえば，右の椎間関節が侵された場合，左側屈と右回旋がもっとも制限されやすい[1]．

関節可動域

表10-1にいくつかの報告に基づく頸椎のROM値を載せた．Capuano-Pucciら[6]の研究から引用したROM値は，頸椎の動きを測定するために考えられた特殊な頸椎ROM（CROM；cervical ROM）測定機を使用して得られたものである．この測定機は2つの重力角度計（gravity goniometer）とコンパス，磁気の肩掛けからなっている．角度計とコンパスは被験者の鼻と耳にわたした枠の上に取りつける．測定値は頸椎に問題のないボランティアの被験者20名（男性16名，女性4名）から得られたものである．被験者の平均年齢は23.5歳，標準偏差は3歳であった．

表10-2～10-7に載せたROM値は，検者がCROM測定機を使う場合にのみ参考値として使用すべきであ

表10-1 頸椎の動き：主要な資料による平均値（単位：度）

動き	アメリカ整形外科学会[4]*（AAOS）	アメリカ医師会[5]**（AMA）	Capuano-Pucciら[6]***（被験者数＝20）	
			平均	標準偏差
屈曲	45	60	50.9	9
伸展	45	75	69.5	9.1
左側屈	45	45	43.7	8.3
右側屈	45	45		
左回旋	60	80	70.8	5.3
右回旋	60	80		

*万能角度計を使用して得た測定値．
**傾斜計を使用して得た測定値．
***CROM測定機を使用して得た測定値．

る．理想的には，測定方法と測定する被験者の年齢や性に合致した値を使用すべきである．

年齢および性差による影響

表10-2～10-7に頚椎のROMに対する年齢と性差の影響を示した．表10-2～10-7に示した値は，337名（女性171名，男性166名），年齢11～97歳の健康なボランティアから得られたものである．彼らには，測定時点での頚部や肩の痛みはなく，過去にも頚部の外傷や治療の履歴もなく，鎮痛剤も服用していなかった．理学療法施設の5名の常勤職員が被験者を測定した．

表10-2と10-3を見ると，男女の最高齢2群の頚部屈曲の自動ROMの平均値は若い被験者群から得られた平均値よりも小さい．80歳の被験者では20歳の被験者の動きよりも20°少ない．表10-4の男性の頚部伸展の平均値と表10-5の男性の伸展の平均値とを比較すると，若い被験者群の伸展ROMは高齢群のROMよりも1標準偏差以上大きいことがわかる．

表10-5～10-7を検証すると，一般に30歳以上のすべての年齢群の女性は，測定したほとんどの動きで男性よりも頚椎の自動運動の平均値が大きいように思われる．さらに，男女とも最高齢の対象者群は若い対象者群よりも自動運動が小さい．Youdasら[7]は，年齢が10歳増すごとに男女とも自動伸展が約5°，自動側屈と回旋が約3°減少すると結論している．したがって，健康な60歳代の対象者群は同性の20歳代の対象者群と比べて，頚部の自動伸展が約15～20°少ないことが予測される．

O'DriscollとTomenson[8]は，頚椎のROMを年齢横断的に研究した．彼らは測定のために2つの傾斜計（inclinometer）（振り子の原理で作用する液角度計（hydrogoniometer））を使った．そして，0～79歳の女性79名，男性80名を測定した．ROMは年齢が上昇するにつれて減少し，男性と女性では差異があった．回帰分析では，年齢のみが変数の説明因子であった．回帰直線は男性と女性では有意差があった．しかし，彼らの測定値は表10-2～10-7の値と比較することができない．その理由は，彼らが屈曲などの個々の動きではなく，屈曲と伸展などの全ROMを測定しているからである．

Keskeら[9]は，電磁ROM（ENROM；electromagnetic ROM）システムを使い，21～29歳の男女群と66～85歳の女性群の頚椎のROMを比較した．彼らも年齢に関連した変化を報告している．11名の高齢女性群で側屈・伸展・回旋の平均値は20名の若い年

表10-2 頚椎の自動屈曲に対する年齢の影響：11～59歳の男女の平均値（単位：度）*

動き	11～19歳 (被験者数=40)		20～29歳 (被験者数=42)		30～39歳 (被験者数=41)		40～49歳 (被験者数=42)		50～59歳 (被験者数=40)	
	平均	標準偏差	平均	標準偏差	平均	標準偏差	平均	標準偏差	平均	標準偏差
屈曲	64.0	8.6	54.3	8.8	47.3	9.5	49.5	11.4	45.5	9.1

アメリカ理学療法士協会の許可を得てPhysical Therapyから転載したYoudasら[7]より改変．
*CROM測定機を使用して得た測定値．

表10-3 頚椎の自動伸展に対する年齢の影響：60～97歳の男女の平均値（単位：度）*

動き	60～69歳 (被験者数=40)		70～79歳 (被験者数=40)		80～89歳 (被験者数=38)		90～97歳 (被験者数=14)	
	平均	標準偏差	平均	標準偏差	平均	標準偏差	平均	標準偏差
屈曲	41.0	8.4	39.2	8.8	40.4	8.7	36.4	9.8

アメリカ理学療法士協会の許可を得てPhysical Therapyから転載したYoudasら[7]より改変．
*CROM測定機を使用して得た測定値．

齢群の男女よりも少なかった．

信頼性と妥当性

頭部や頸部の動きを評価するために多くの異なった方法や機器が採用されてきた．しかし，研究のほとんどは妥当性よりも信頼性に焦点を当てたものであった．以下の項に信頼性もしくは妥当性，あるいは両者を評価するために行われたいくつかの研究および種々の機器や測定方法に関する研究のまとめを載せた．研究対象となったROM測定のための機器には万能角度計[10,11]，CROM測定機[6,7,11,12]，振り子角度計（pendulum goniometer）[13,14]，重力角度計[15]，電気角度計[9]がある．角度計を使わない方法にはメジャー[15]，目測[11,16]，自在曲線定規（flexible ruler）[17]，レントゲン写真[14]がある．

万能角度計，重力角度計，CROM測定機，目測

本書の使用者にとってもっとも関連のある2つの研究はTucciら[10]によるものとYoudasら[11]によるものである．Tucciらは万能角度計と重力角度計を使って測定した頸椎の動きの検者間信頼性および検者内信頼性を比較した．経験のある2名の検者が万能角度計を使って10名のボランティアの被験者を測定した検者間信頼性の級内相関係数（ICC）は，屈曲の−0.084から伸展の0.82までであった．経験のある1名の検者と新人の検者1名が，重力角度計を使って11名のボランティアを測定した検者間信頼性のICCは右回旋の0.80から左回旋の0.91までであった．結論として，彼らが開発した重力角度計は検者間信頼性が良好であり，正確で信頼性のある機器であるとしている．

Youdasら[11]の研究では，11名の理学療法士が3つ

表10-4 頸椎の自動運動に対する年齢と性差の影響：11〜29歳の男女の平均値（単位：度）*

	11〜19歳				20〜29歳			
	男（被験者数＝20）		女（被験者数＝20）		男（被験者数＝20）		女（被験者数＝20）	
動き	平均	標準偏差	平均	標準偏差	平均	標準偏差	平均	標準偏差
伸展	85.6	11.5	84.0	14.9	76.7	12.8	85.6	10.6
左側屈	46.3	6.7	46.6	7.3	41.4	7.1	42.8	4.6
右側屈	44.8	7.7	48.9	7.1	44.9	7.2	46.2	6.7
左回旋	72.3	7.0	70.5	9.8	69.2	7.0	71.6	5.7
右回旋	74.1	7.6	74.9	9.8	69.6	6.0	74.6	5.9

アメリカ理学療法士協会の許可を得てPhysical Therapyから転載したYoudasら[7]より改変．
*CROM測定機を使用して得た測定値．

表10-5 頸椎の自動運動に対する年齢と性差の影響：30〜49歳の男女の平均値（単位：度）*

	30〜39歳				40〜49歳			
	男（被験者数＝20）		女（被験者数＝21）		男（被験者数＝20）		女（被験者数＝22）	
動き	平均	標準偏差	平均	標準偏差	平均	標準偏差	平均	標準偏差
伸展	68.2	12.8	78.0	13.8	62.5	12.2	77.5	13.2
左側屈	41.2	10.3	43.6	7.9	35.6	8	40.8	9.3
右側屈	42.9	8.5	46.5	8.4	38.0	10.9	42.5	9.2
左回旋	65.4	9.1	65.9	8.1	62.0	7.6	64.0	7.9
右回旋	67.1	7.4	71.7	5.7	64.6	9.6	70.2	6.6

アメリカ理学療法士協会の許可を得てPhysical Therapyから転載したYoudasら[7]より改変．
*CROM測定機を使用して得た測定値．

の測定方法（目測，万能角度計，CROM 測定機）を使って頚椎の自動 ROM を測定した．理学療法士は，整形外科的障害のある患者 60 名（21〜84 歳の男性 39 名，女性 21 名）の頚椎の ROM を測定した．測定に先立って，理学療法士は各機器を使った標準的な測定方法について，1 時間の指導と実習を受けた．検者内信頼性と検者間信頼性は測定する動きによって様々であったが，検者内信頼性は，万能角度計もしくは CROM 測定機のどちらを使っても一般に良好であった（ICC は 0.80 以上）．CROM 測定機の検者間信頼性は良好であった．万能角度計と目測の 2 つとも検者間信頼性の ICC は 0.80 以下であった．すべての頚椎の動きにおいて，3 つの測定方法（目測，万能角度計，CROM 測定機）を比較した ICC は不良から普通であった．目測の検者間 ICC は，回旋を除くすべての動きにおいて，万能角度計のそれよりも低かった．

測定方法間の信頼性が不良であったことから，彼らは 3 つの測定方法を互換的に使用すべきではないと結論している．万能角度計を使ったときよりも CROM 測定機を使用したときの方が信頼性が高かったということから，複数のセラピストが特定の患者の頚椎の ROM を測定するときは，万能角度計や目測よりも CROM 測定機の方が適しているとしている．

Garrett ら[12]は，頚椎に整形外科的障害のある患者 40 名の頭部の前方位測定の検者内信頼性と検者間信頼性を決定するために，CROM 測定機を使った研究を行った．検者内信頼性は高く（ICC＝0.93），7 名のセラピストの検者間信頼性は良好であった（ICC＝0.83）．

Capuano-Pucci ら[6]も，CROM 測定機を使用して検者内信頼性と検者間信頼性を研究した．2 名の検者が CROM 測定機を使って平均年齢 23.5 歳の男性 4

表 10-6 頚椎の自動運動に対する年齢と性差の影響：50〜69 歳の男女の平均値（単位：度）*

	50〜59 歳				60〜69 歳			
	男（被験者数＝20）		女（被験者数＝20）		男（被験者数＝20）		女（被験者数＝20）	
動き	平均	標準偏差	平均	標準偏差	平均	標準偏差	平均	標準偏差
伸　展	59.9	10.4	65.3	16	57.4	10.5	65.2	13.3
左側屈	34.9	6.6	35.1	6	30.4	4.7	34.4	8.1
右側屈	35.6	5.4	37.3	6.8	29.8	5.4	32.7	9.6
左回旋	58	8.8	62.8	8.4	56.6	6.7	59.7	9.1
右回旋	61	7.7	61.2	8.6	53.6	7.4	65.2	9.7

アメリカ理学療法士協会の許可を得て Physical Therapy から転載した Youdas ら[7]より改変．
*CROM 測定機を使用して得た測定値．

表 10-7 頚椎の自動運動に対する年齢と性差の影響：年齢 70〜89 歳の男女の平均値（単位：度）*

	70〜79 歳				80〜89 歳			
	男（被験者数＝20）		女（被験者数＝20）		男（被験者数＝20）		女（被験者数＝18）	
動き	平均	標準偏差	平均	標準偏差	平均	標準偏差	平均	標準偏差
伸　展	53.7	14.4	54.8	10.2	49.4	11.5	50.3	14.5
左側屈	25	8.4	26.9	6.7	23.5	6.8	22.6	7.1
右側屈	25.8	7.3	27.7	7.3	23.8	6.2	26.3	5.7
左回旋	49.7	8.8	50.1	7.9	46.8	9.2	50.5	10.7
右回旋	50	10.2	53.4	8.8	46.4	8.2	52.6	10.5

アメリカ理学療法士協会の許可を得て Physical Therapy から転載した Youdas ら[7]より改変．
*CROM 測定機を使用して得た測定値．

名，女性16名を測定した．彼らは，CROM測定機は信頼性をもって受け入れられる機器であると結論している．検者間信頼性は検者内信頼性よりもわずかに高かった．それは，検者間の測定時間間隔が数分間にすぎなかったのに対し，同一検者による1回目と2回目の測定時間間隔が2日であったということに起因している．

Youdasら[7]は，5つの理学療法施設の常勤職員に6名の健常被験者の頸椎ROMを繰り返し測定させ，その検者間信頼性を検討した．検者には書面にした手順にしたがわせ，また測定に先立ってCROM測定機の使用練習を30分間行わせた．検者間信頼性は20名の健常ボランティア（男性11名，女性9名，年齢22～50歳）の測定によって決定した．3名の検者がそれぞれ同時に各被験者の頸椎の6つの動きの自動ROMを測定した．ICCは測定した動きによって異なっていた．ICCの中央値から，頸部屈曲測定の検者内信頼性はわずかであり（ICC=0.76），頸部伸展では高く（ICC=0.94），以下では良好であった――頸部左側屈（ICC=0.86），右側屈（ICC=0.85），左回旋（ICC=0.84），右回旋（ICC=0.80）．検者間信頼性は頸部伸展の測定では高く（ICC=0.90），以下では良好であった――頸部屈曲（ICC=0.83），左側屈（ICC=0.89），右側屈（ICC=0.87），右回旋（ICC=0.82）．しかし，左回旋測定の信頼性は不良であった（ICC=0.66）．

振り子角度計

Defibaugh[13]は，頸椎の動きを測定するためにマウスピースのついた振り子角度計を使用した．この研究では，年齢20～40歳の男性30名を対象とした．検者内信頼性の係数は0.909～0.711であり，検者間信頼性の相関係数は0.939～0.660であった．彼は他の大部分の研究者とは異なり，動きによっては検者間信頼性の方が検者内信頼性よりも高かったとしている．しかし，同一検者による1回目と2回目の測定は1～7日の間隔があったのに対し，1名の検者と他の検者の測定は2時間の間隔があったにすぎなかった．検者間信頼性が高かったのは，測定の間隔が短時間だったことに起因していると思われる．

Herrmann[14]は，2～68歳の16名の被験者に対して，レントゲン撮影によって他動的な頸部屈曲―伸展の測定を行った．レントゲン写真による測定値と振り子角度計によって得られた測定値とを比較した．ICCが0.98であったことから，2つの測定方法の一致度は良好であるといえる．

重力角度計とメジャー測定

Balogunら[15]は，3名の検者と21名の健常被験者を使って，Myrin Gravity-Reference Goniometer（OB Rehab AB, Soina, Sweden）で得られた測定値とメジャーによる測定値とを比較した．屈曲ROMを除いて，両者の測定方法とも検者内信頼性の係数は比較的高かった．検者間信頼性は，メジャーによる測定の方が重力角度計よりもわずかに高かった．しかし，屈曲測定の検者間信頼性は2つの方法とも不良であった．

目　測

目測の信頼性を評価した研究には，Viikari-Juntura[16]が神経学的障害のある患者を対象とした研究と，Youdasら[11]が整形外科的障害のある患者を対象としたものがある．Viikari-Junturaの研究では，頸椎に神経学的障害のある男女52名（年齢13～66歳）で頸椎の脊髄造影を依頼された患者を対象とした．2名の検者による頸椎ROMの検者間信頼性は普通であった．

Youdasら[11]の研究の被験者は，60名の整形外科的障害のある患者（年齢21～84歳）であった．目測の検者間信頼性は，自動屈曲と伸展の両者において不良であった（ICC=0.42）．自動運動による頸部側屈のROMの検者間信頼性はわずかであった（左側屈のICC=0.63，右側屈のICC=0.70）．回旋の目測による検者内信頼性は，左回旋で不良（ICC=0.69），右回旋で良好（ICC=0.82）であった．

自在曲線定規

Rheaultら[17]は，自在曲線定規を使った検者間信頼性は，頸椎の中間位の測定値では良好（$r=0.80$）であり，頸椎屈曲の測定値では高かった（$r=0.90$）．測定は20名の健常被験者（女性14名，男性6名）で行われた．

まとめ

上に述べた頸椎 ROM を測定する方法は，ある種の利点と欠点がある．万能角度計やメジャー，自在曲線定規は安価で入手しやすく，持ち運びや使用も容易である．信頼性は測定する動きに左右される傾向があり，全般的に検者内信頼性は検者間信頼性よりも良好であった．したがって，これらの方法を患者の進捗状況を評価するために使用する場合，測定は同一検者が行うべきである．研究において目測の信頼性が低かったことから，目測は使用できないといえる．

CROM 測定機や重力角度計，振り子角度計の利点は，動きによっては検者間信頼性が万能角度計やメジャー，自在曲線定規で得られた値よりも高かったということである．また，Herrmann[14] は振り子角度計で得られた測定値の妥当性について，ある程度の確証を呈示している．これらの機器の大きな欠点は高価であること，適切に使用するには指導と練習が必要なこと，備品として所有している施設は少ないであろうことが挙げられる．

頸椎の ROM を測定する各種の機器の価格と使用しやすさを考慮し，万能角度計やメジャーの検者内信頼性が他の機器のそれに匹敵すると考えられるという事実を考えあわせ，本書では万能角度計とメジャーによる方法を採用することにする．

測定手順

屈　曲

この動きは矢状面で冠状軸を軸として起こる.

基本的測定肢位

被験者に坐位をとらせ,椅子の背当てで胸腰椎を十分に支持する.頸椎は回旋・側屈が0°になる肢位にする.舌圧子を歯で保持させると測定の参考にすることができる.

固　定

胸腰椎の屈曲を防ぐために肩甲帯を固定する.通常,固定は患者の協力と椅子の背当てによって可能である(図10-1).

角度計の当て方

図10-2,10-3参照.
1. 角度計の支点は外耳道上に合わせる.
2. 近位アームは床に対して垂直または平行になるように当てる.
3. 遠位アームは鼻の底部線に沿って当てる.舌圧子を使用する場合,舌圧子の長軸と平行に角度計の遠位アームを当てる.

メジャーを使用した別法の測定方法

メジャーを使って顎の先端と胸骨頸切痕間の距離を測定することができる.このとき,被験者の口が閉じたままであるかを確認すること(図10-4).

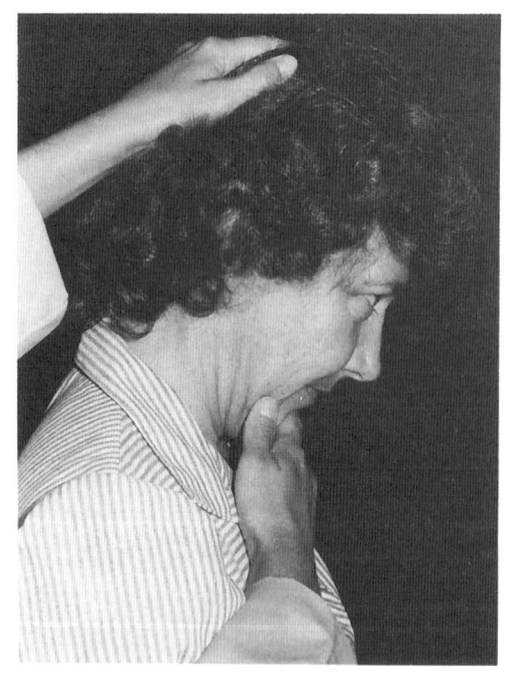

図10-1　頸椎屈曲の最終可動域.検者は頸椎屈曲を維持するために左手で被験者の頭部後面を穏やかに押す.同時に,右手で被験者の顎を胸の方向へ引く.右手は胸腰椎の屈曲を防ぐために,被験者の胸を横切るように置く.

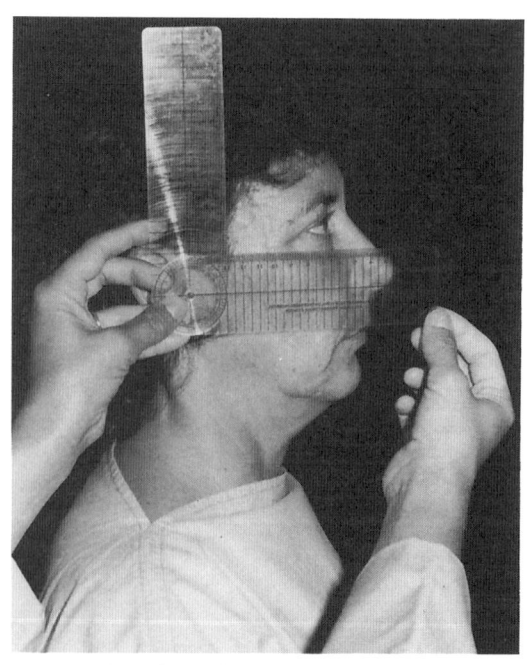

図10-2　開始肢位.近位アームは床からの垂線に合わせる.角度計の支点は被験者の外耳道上に合わせ,遠位アームは鼻の底部線に当てる.角度計は0°の開始肢位で90°を示している.この角度を換算して0°と記録する.

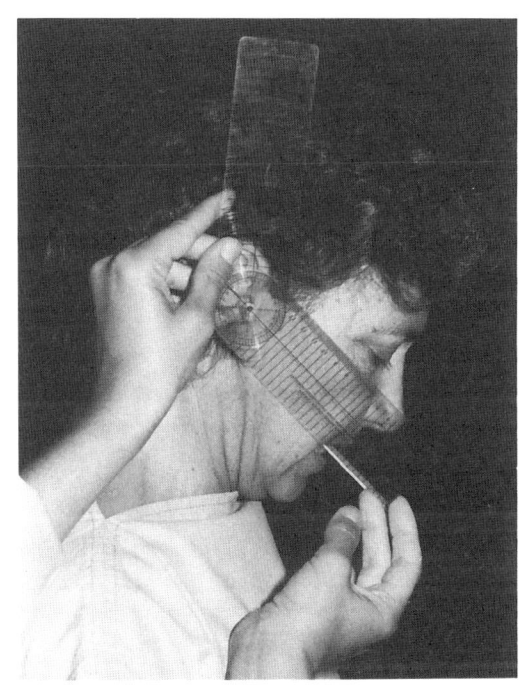

図 10-3 最終肢位．検者は左手で近位アームを当てる．右手は遠位アームを鼻の底部線に当てる．図では，最終肢位で130°を示している．0°の開始肢位が90°であったので，頸椎屈曲のROMは0〜40°と記載する．また，遠位アームは歯で保持させた舌圧子と平行に当てることができる．

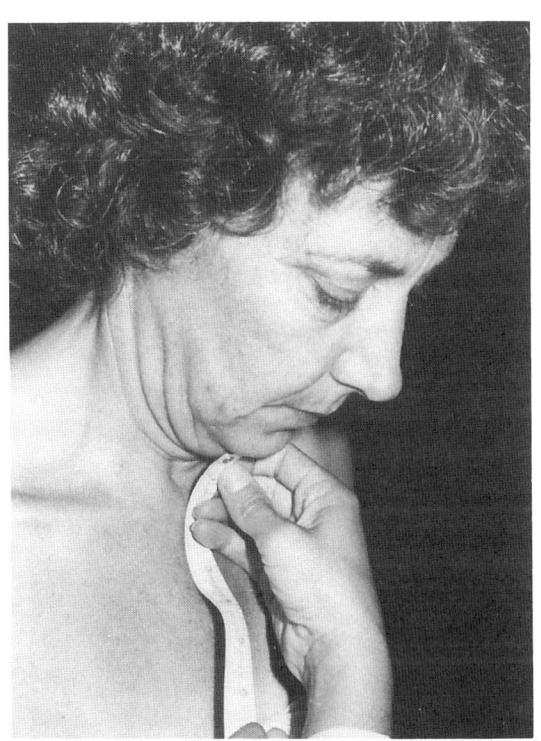

図 10-4 頸椎屈曲を測定する別法として，メジャーを使用して顎の先端と胸骨頸切痕間の距離を測定する．

伸 展

この動きは矢状面で冠状軸を軸として起こる．

基本的測定肢位，固定，角度計の当て方

測定肢位，固定，角度計の当て方は頸椎屈曲測定の場合と同様である（図10-5〜10-7）．

メジャーを使用した別法の測定方法

メジャーを使用して顎の先端と胸骨頸切痕間の距離を測定することができる．このとき，被験者の口が閉じたままであるかを確認すること（図10-8）．

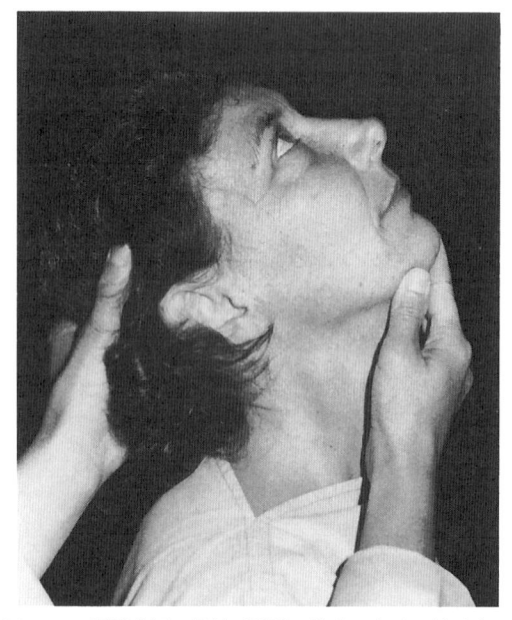

図10-5 頸椎伸展の最終可動域．検者は右手で被験者の顎，左手で被験者の後頭部を保持することによって，頸椎の回旋と側屈を防ぐ．椅子の背当て（図では不明瞭だが）は胸腰椎の伸展を防いでいる．

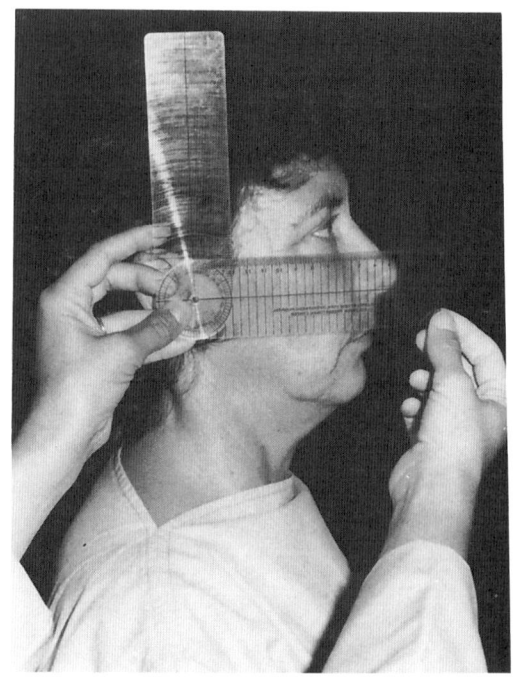

図10-6 開始肢位．角度計の当て方は頸椎屈曲測定の場合と同様である．

第 10 章　頸椎　　191

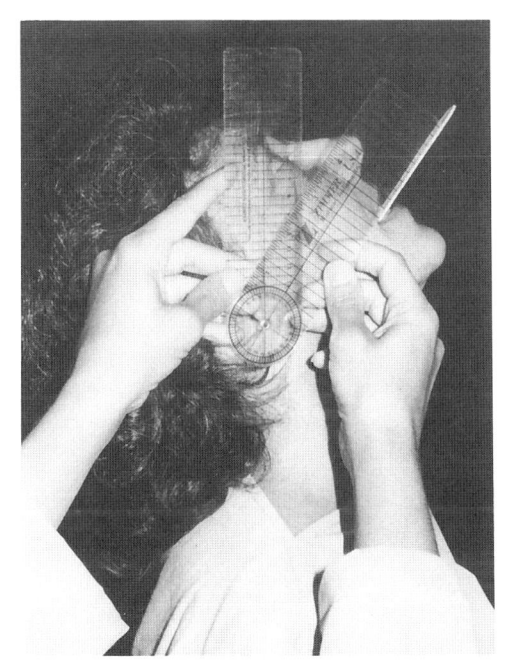

図 10-7　最終肢位．検者は左手で近位アームを垂直に当てる．右手は遠位アームを鼻の底部線に当てている．舌圧子は遠位アームを当てるときの補助に使うことができる．

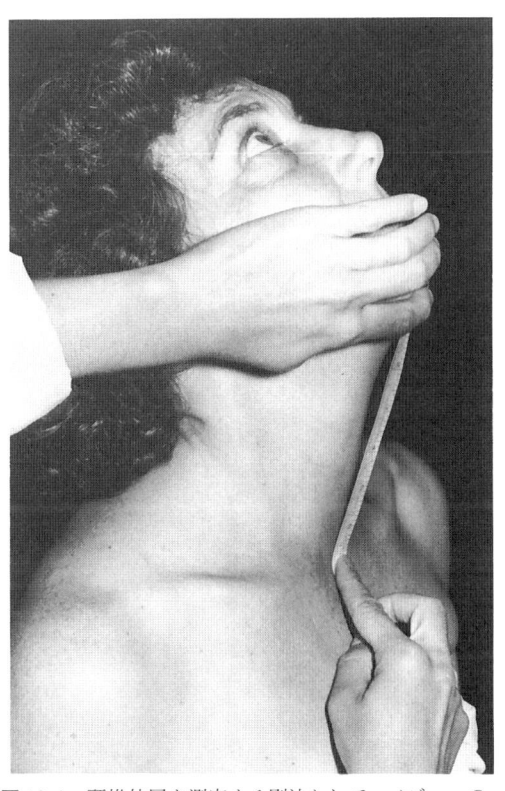

図 10-8　頸椎伸展を測定する別法として，メジャーの一端を被験者の顎の尖端に当てる．メジャーの他端は胸骨頸切痕に当てる．2 点間の距離はインチまたはセンチメートルで記録する．2 つの基準点間の距離の測定は，最終肢位よりも開始肢位を先に行うようにする．検者は最終肢位の測定値だけでなく，開始時の測定値も記録する．測定したこれら 2 点間の差が可動域を示している．
例：開始肢位が約 5 cm で最終肢位が約 12.5 cm のときの可動域は約 7.5 cm である．

側　屈

この動きは前額面で前後軸を軸として起こる．

基本的測定肢位

被験者に坐位をとらせ，椅子の背当てで胸腰椎を十分に支持する．頸椎は屈曲・伸展・回旋が0°になる肢位にする．

固　定

胸腰椎の側屈を防ぐために肩甲帯を固定する（図10-9）．

角度計の当て方

図 10-10，10-11 参照．

1. 角度計の支点はC7の棘突起上に合わせる．
2. 近位アームは胸椎の棘突起に沿って当て，床に対して垂直になるようにする．
3. 遠位アームは後頭隆起を指標にして頭部背側中央線に当てる．

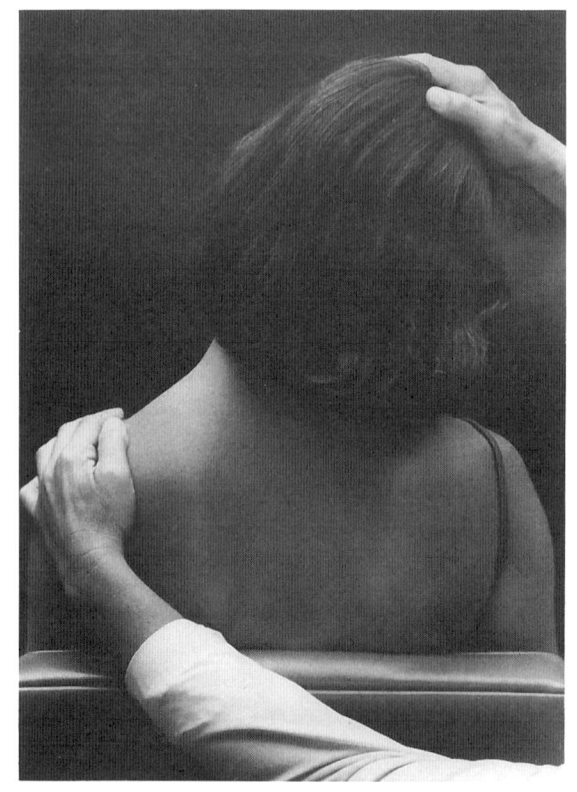

図 10-9　頸椎側屈の最終可動域．検者は胸腰椎の側屈を防ぐために左手で被験者の左肩を保持する．右手で頭部を側方に引いて頸椎を側屈させる．

第 10 章　頸椎　193

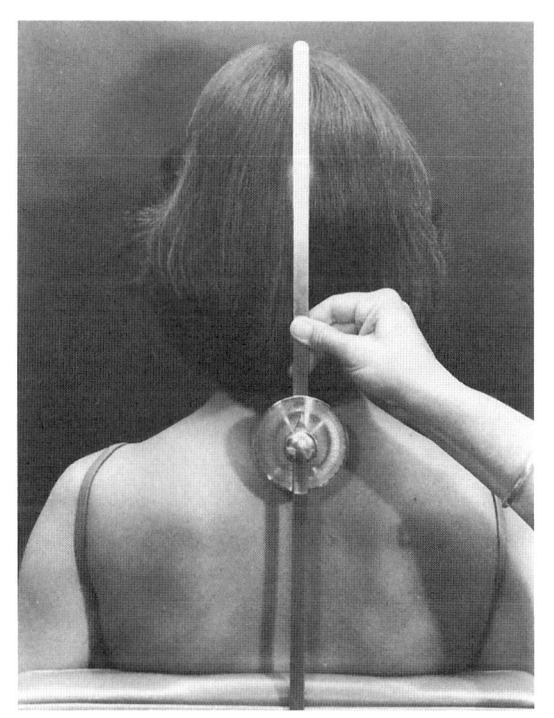

図 10-10 開始肢位．検者は被験者のC7上に角度計の支点を合わせる．近位アームは自由に動くようにしておき，床に対して垂直になるようにする．

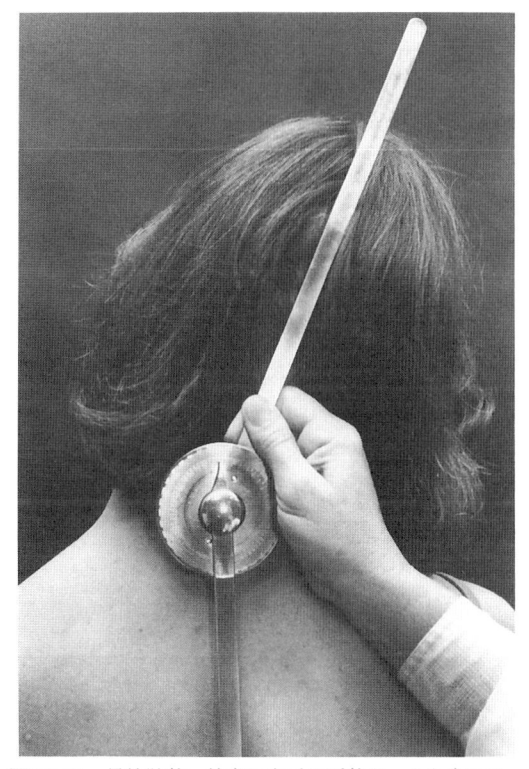

図 10-11 最終肢位．検者は右手で近位アームを当てる．実際には，検者は側屈を維持するために被験者の頭に片手を当てる．しかしながら，図では角度計の当て方を示すために検者は片手だけを使用している．

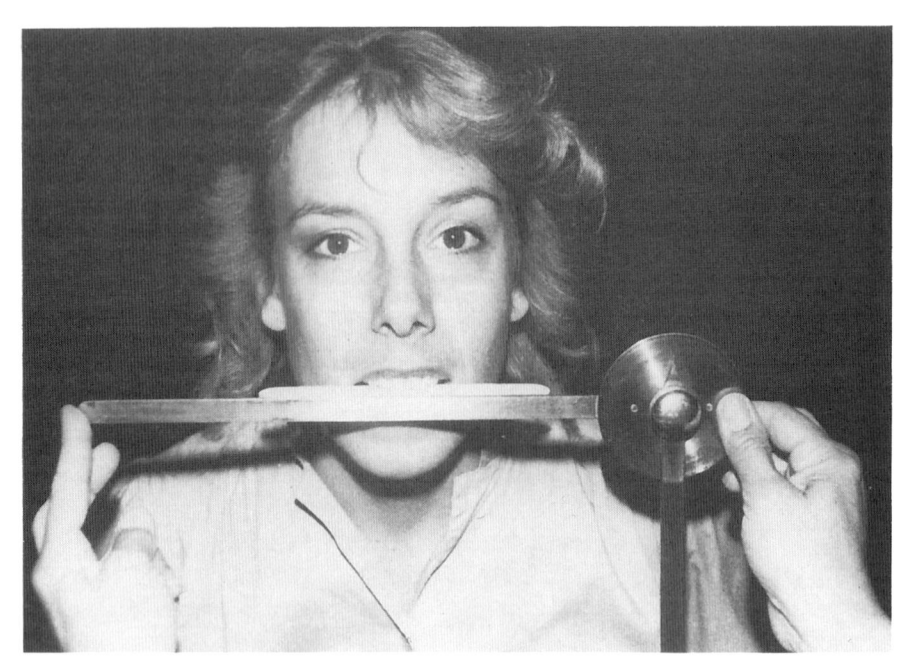

図10-12 頸椎側屈測定の別法として，被験者は歯で舌圧子を保持する（舌圧子は角度計のアームによってほぼ完全に覆われている）．検者は舌圧子の長軸と平行に遠位アームを当てる．近位アームは床へ垂直に垂らす．

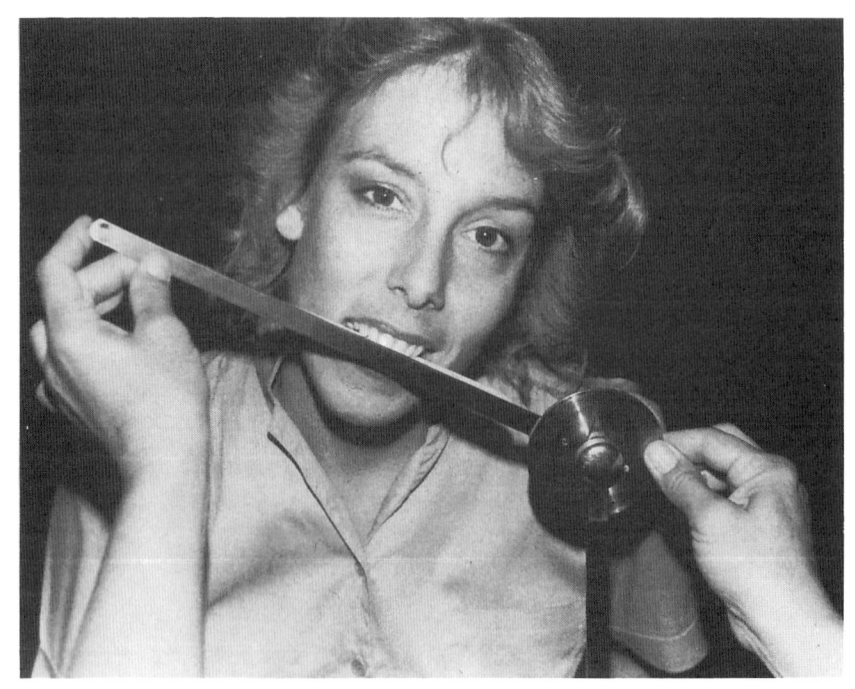

図10-13 別法の最終肢位．検者は左手で遠位アームを当て，同時に右手で角度計の支点を合わせる．

別法の角度計の当て方

舌圧子を横方向に歯で保持させる（図 10-12, 10-13）.

1. 角度計の支点は舌圧子の先端近くに合わせる.
2. 近位アームは床に対して垂直または平行どちらかになるように当てる.
3. 遠位アームは舌圧子の長軸に沿って当てる.

メジャーを使用した別法の測定方法

メジャーを使って乳様突起と肩峰間の距離を測定することができる（図 10-14）.

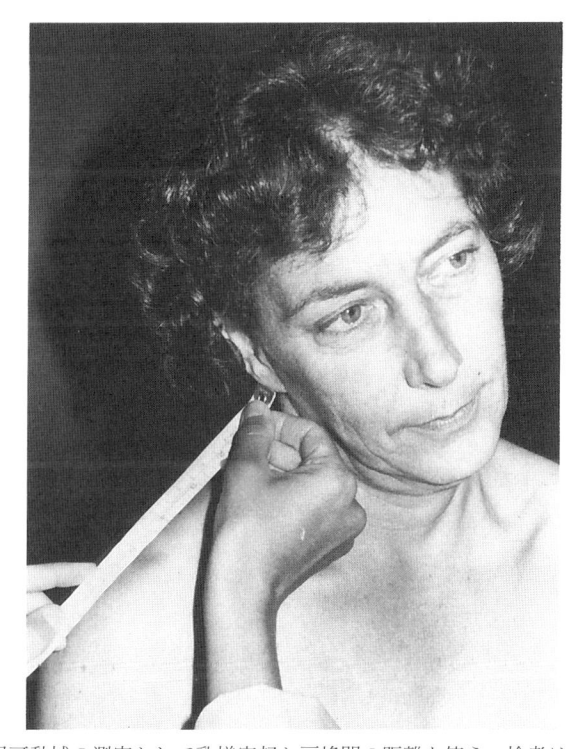

図 10-14　頸椎側屈可動域の測定として乳様突起と肩峰間の距離を使う．検者は，0°の開始肢位と最終肢位の両方でこれら2つの基準点間の距離を測定する．測定結果の記録の方法は図 10-8 の方法と同様である．上の図では，頸椎側屈の最終肢位を示している．

回旋

この動きは横断面で垂直軸を軸として起こる．

基本的測定肢位

被験者に坐位をとらせ，椅子の背当てで胸腰椎を十分に支持する．頸椎は屈曲・伸展・側屈が0°になる肢位にする．舌圧子を前歯の間で保持させると測定の参考にすることができる．

固定

胸腰椎の回旋を防ぐために肩甲帯を固定する（図10-15）．

角度計の当て方

図10-16，10-17参照．
1. 角度計の支点は頭部上面の中心に合わせる．
2. 近位アームは両肩峰を結んだときに想定される線に平行に当てる．
3. 遠位アームは鼻の先端に当てる．舌圧子を使用する場合，舌圧子の長軸と平行に遠位アームを当てる．

メジャーを使用した別法の測定方法

メジャーを使って顎の先端と肩峰間の距離を測定することができる（図10-18）．

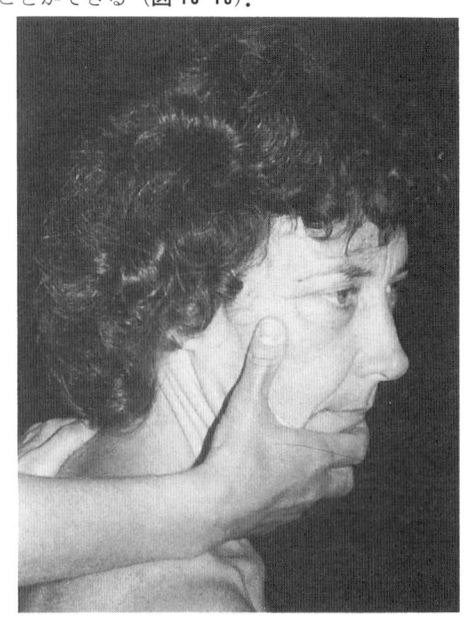

図10-15 頸椎回旋の最終可動域．検者は右手で回旋を維持すると同時に，頸椎の屈曲と伸展を防ぐ．左手は胸腰椎の回旋を防ぐために被験者の肩に当てる．

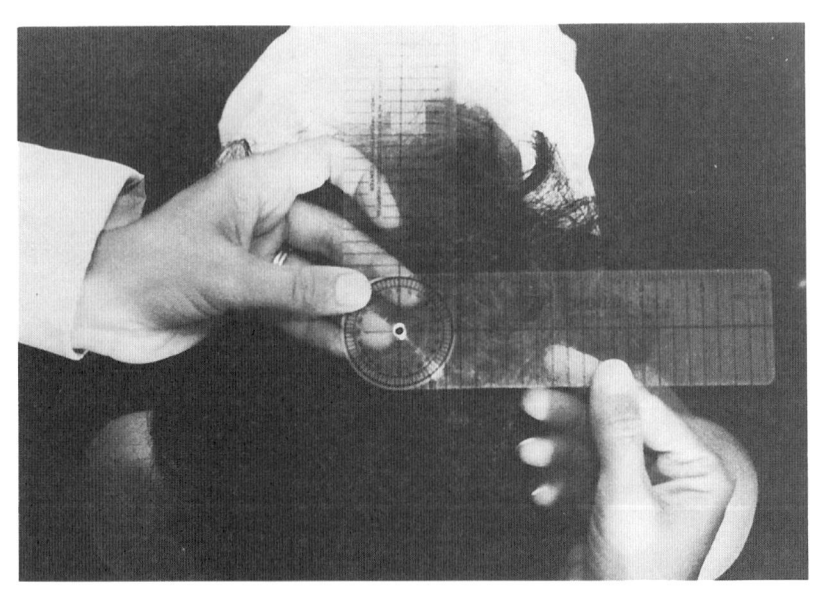

図10-16 開始肢位で角度計を当てるために，被験者は低い椅子に座り，検者は被験者の後ろに立つ．検者は被験者の頭頂に角度計の支点を合わせる．近位アームは被験者の両肩峰間を結んだときに想定される線に平行に当てる．左手は被験者の鼻の尖端，または舌圧子の先端のいずれかに遠位アームを当てるために使用する．

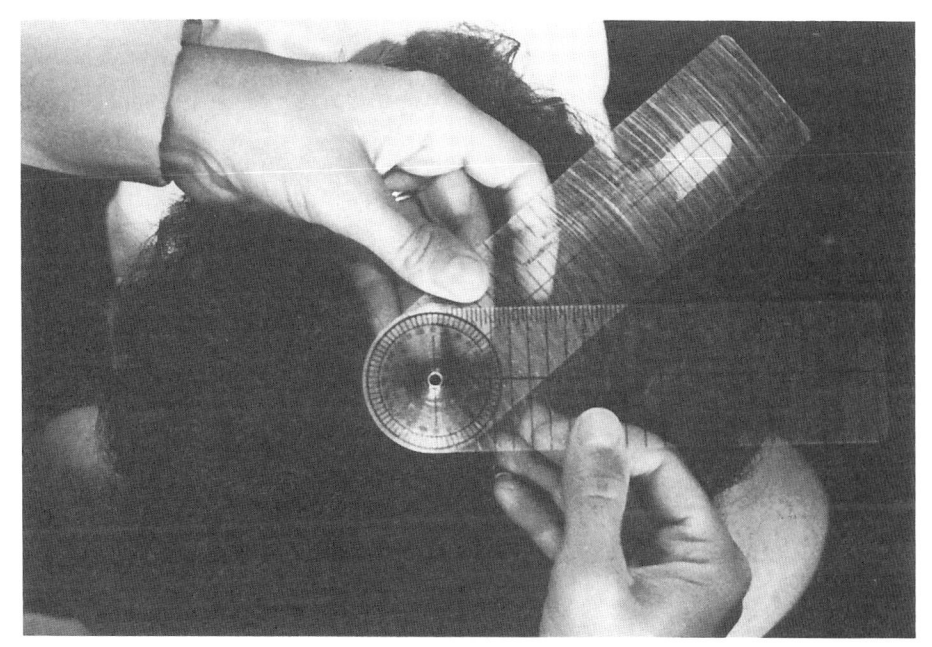

図 10-17 最終肢位．検者は左手で被験者の鼻の尖端と舌圧子の先端に遠位アームを当てる．右手は被験者の両肩峰間を結んだ線に平行に近位アームを当てる．

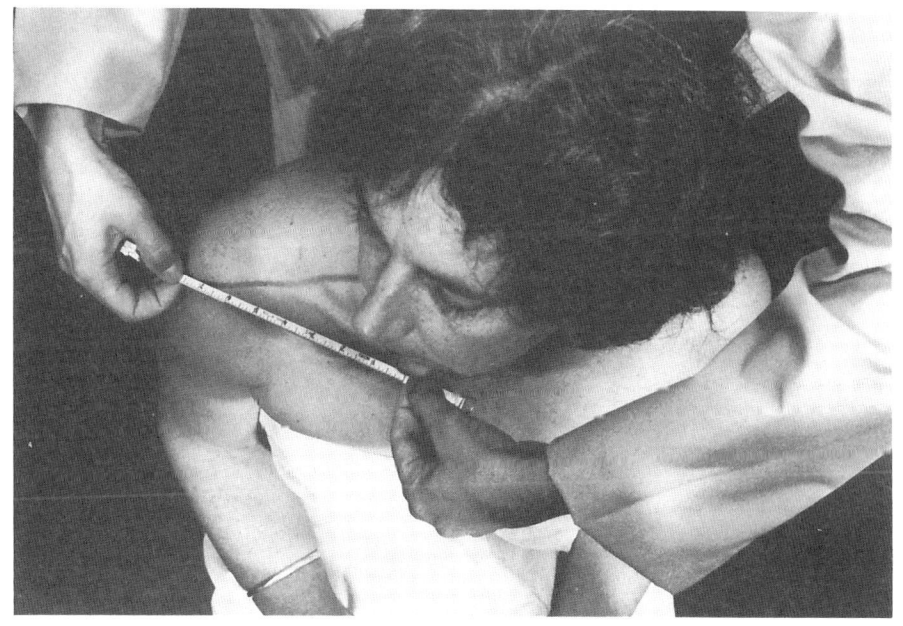

図 10-18 別法の最終肢位．検者はメジャーを使って被験者の顎の尖端と右肩峰間の距離を測定する．開始肢位と最終肢位の測定値の差が，頸椎の右回旋可動域である．

文　献

1. Hertling, D and Kessler, RM: Management of Common Musculoskeletal Disorders, ed 2. JB Lippincott, Philadelphia, 1990.
2. White, AA and Punjabi, MM: Clinical Biomechanics of the Spine, ed 2. JB Lippincott, Philadelphia, 1990.
3. Norkin, CC and Levangie, PK: Joint Structure and Function: A Comprehensive Analysis, ed 2. FA Davis, Philadelphia, 1992.
4. American Academy of Orthopaedic Surgeons: Joint Motion: Method of Measuring and Recording. AAOS, Chicago, 1965.
5. American Medical Association: Guides to the Evaluation of Permanent Impairment, ed 3. AMA, Chicago, 1988.
6. Capuano-Pucci, D et al: Intratester and intertester reliability of the cervical range of motion. Arch Phys Med Rehabil 72:338, 1991.
7. Youdas, JW, et al: Normal range of motion of the cervical spine: An initial goniometric study. Phys Ther 72:770, 1992.
8. O'Driscoll, SL and Tomenson, J: The cervical spine. Clinics in Rheumatic Disease 8:617, 1982.
9. Keske, J, Johnson, G, and Ellingham, C: A reliability study of cervical range of motion of young and elderly subjects using an electromagnetic range of motion system (ENROM) [Abstract]. Phys Ther 71:S94, 1991.
10. Tucci, SM et al: Cervical motion assessment: A new, simple and accurate method. Arch Phys Med Rehabil 67:225, 1986.
11. Youdas, JW, Carey, JR, and Garrett, TR: Reliability of measurements of cervical spine range of motion: Comparison of three methods. Phys Ther 71:2, 1991.
12. Garrett, TR, Youdas, JW, and Madson, TJ: Reliability of measuring the forward head posture in patients [Abstract]. Phys Ther 71:S54, 1991.
13. Defibaugh, JJ: Measurement of head motion. Part II: An experimental study of head motion in adult males. Phys Ther 44:163, 1964.
14. Herrmann, DB: Validity study of head and neck flexion-extension motion comparing measurements of a pendulum goniometer and roentgenograms. Journal of Orthopaedic and Sports Physical Therapy 11:414, 1990.
15. Balogun, JA, et al: Inter- and intratester reliability of measuring neck motions with tape measure and Myrin Gravity-Reference Goniometer. Journal of Orthopaedic and Sports Physical Therapy: Jan:248, 1989.
16. Viikari-Juntura, E: Interexaminer reliability of observations in physical examination of the neck. Phys Ther 67:1526, 1987.
17. Rheault, W, et al: Intertester reliability of the flexible ruler for the cervical spine. Journal of Orthopaedic and Sports Physical Therapy Jan:254, 1989.

11 胸椎と腰椎

胸椎：椎体間結合，椎間関節，肋椎関節，肋横突関節

構造

椎体間結合と椎間関節の構造は頸椎で述べた構造と基本的には同じであるが，椎間関節の上関節面は後方かつやや外上方に向いている．上関節面はやや凸状であるのに対し，下関節面はやや凹状である．下関節面は前方かつやや内下方に向いている．さらに，関節包は頸椎部よりも締まっており，棘突起が重なり合っている．

肋椎関節はやや凸状の肋骨頭関節面で構成され，第2胸椎（T）からT8までは，上位椎体下部と隣接する下位椎体の上面間で形成する肋骨窩と関節する．また，いくつかの肋骨頭関節面は椎間板とも関節しているが，第1・11・12肋骨は1つの椎骨と関節する．肋椎関節は薄い線維性関節包に覆われ，放線状靱帯と後縦靱帯で補強されている．関節包内には関節内靱帯があり，肋骨頭を髄輪（annulus pulposus）に結びつけている．

肋横突関節は，凸状の肋骨結節とT1からT10の横突起にある凹状の肋骨窩で構成される．肋横突関節は下位の2ないし3肋骨には存在しない．肋横突関節包は内側・外側・上肋横突靱帯によって補強されている．

骨運動

T1からT6では，椎間関節面は前額面上にある．したがって，この部位での屈曲と伸展を制限する．肋骨と肋椎関節は側屈を制限する．下位胸椎部の関節面はやや矢状面を向いているので，ある程度の屈曲と伸展が可能である．胸椎部では棘突起の重なり合い，関節包の締まり，胸郭などが動きを制限するので，全般的に頸椎より可動性が少ない．

関節包パターン

胸椎の関節包パターンは前屈よりも伸展・側屈・回旋で制限が大きい．

腰椎：椎体間結合，椎間関節

構造

腰椎の椎体は頸胸椎の椎体よりも大きい．棘突起は大きく厚く，水平に延びている．椎間関節の上関節面は凸状をしており，内側かつ後方を向いている．下関節面は凹状をしており，内側かつ前方を向いている．椎間関節面はほぼ矢状面上にあり，そのため屈曲と伸展に優位で，側屈と回旋は制限される．T5は他の腰椎とは異なり，後方より前方が高い楔形をしている．T5の下関節面は仙骨と関節するために幅広くなっている．

関節包は強靱である．腰椎部の靱帯は基本的には胸椎部と同様であるが，腸腰筋膜と胸腰筋膜がこれに加わる．腸腰靱帯は腰仙関節の固定を補助し，前方への偏位（displacement）を防いでいる．横突間靱帯は腰椎部でよく発達しており，側屈を制限するようになっている．後縦靱帯は腰椎部ではあまり発達していないが，前縦靱帯はこの部位がもっとも強靱である．

骨運動

T1からT4の椎間関節面はほぼ矢状面上にあり，そのため屈曲と伸展に優位で，側屈と回旋は制限される．腰椎の屈曲は伸展よりも制限される．最大の屈曲

は腰仙関節で起こる．側屈と回旋は上位腰椎部で大きい．関節面の向きのために，腰仙関節では側屈はほとんど，あるいは全くみられない．

関節包パターン

腰椎の関節包パターンは，左右の側屈が著しくそして同等に制限され，次に屈曲と伸展が制限される[1]．

関節可動域

表11-1にアメリカ整形外科学会（AAOS；American Academy of Orhopedic Surgeons）とアメリカ医師会（AMA；American Medical Association）に基づく胸腰椎のROM値を示した．

年齢と性差の影響

表11-2と11-3にMollとWright[4]が報告している胸腰椎ROMに対する年齢と性差の影響を示した．表11-2と11-3に示した測定値は，関節症性乾癬患者の近親者で臨床的にもレントゲン上も正常な被験者から得られたものである．研究に参加した被験者の総数は237名（女性118，男性119名），年齢15～90歳であった．屈曲ROMを測定するための方法は，MacraeとWright[5]が1969年に述べたSchober法を改変した方法を用いた．側屈はメジャーを用い，剣状突起を通る水平線と腸骨稜の最高位点を通る垂線が交わる点との距離を測定した．伸展はプラムライン（plumb line；重心線）および側屈と同じ骨指標を用いて測定した．その結果，男性のROMは前屈と伸展では女性よりも大きかったが，女性のROMは側屈において男性よりも大きかった．平均的な可動性の初期増加は15～24歳の間に起こり，10年を経過するごとに徐々に低下していく．彼らは，加齢のみが脊柱の可動性を減少させ，その量は23～52％になると推察している．

表11-4には，Fitzgeraldら[6]の腰椎ROMに対する年齢の影響の研究結果を示した．表11-4に示した測定値が得られた被験者は，172名のボランティアの患者（女性4名，男性168名）であった．測定を行った時点で腰痛を訴えている者はいなかった．彼らは，屈曲を測定するのにSchober法を，伸展と側屈を測定するのに万能角度計を用いた．表11-4の値を概観すると，最高齢群は最若年群よりかなり可動性が低下していることがわかる．ROM値の差異は，すべての動きで2標準偏差以上である．変動係数からは，最高齢群のROMにかなりの変動があることがわかる．

以下に挙げる研究者もまた，ROMの年齢と性差の影響を理解したり，正確で信頼性のある情報を得ることの困難さに直面したときに役立つ情報を提供している―MacraeとWright[5]，MollとWright[6]，Loebl[7]，Mollら[8]，Hartら[9]，AndersonとSweetman[10]，Sugaharaら[11]，Booksteinら[12]．

頸椎と同様，胸椎や胸腰椎，腰椎のROMを測定するために多くの方法が用いられている．したがって，各研究を比較するのは困難である．その他の身体部位でもそうであったように，ROMの年齢と性差の影響に関して混乱をもたらすような確証が示されている．しかし，ほとんどの研究で年齢や性差に関連したROMの変化は起こり，その変化は同じ関節もしくは部位で特定方向の動きに起こることを示唆している．

表11-1 胸腰椎の動き：主要な資料による平均値（単位：度）

動き	アメリカ整形外科学会[2]* (AAOS)	アメリカ医師会[3]** (AMA)
屈　曲	80（4インチ）	60
伸　展	20～30	25
右側屈	35	25
左側屈	35	25
右回旋	45	30
左回旋	45	30

*胸腰椎の動きの値を示す．屈曲（インチで示す）はC7と第1仙椎（S）の棘突起を参照点としてメジャーで測定した値．
**腰仙椎の動きは，2つの傾斜計を用いて仙椎中央からT12を測定した値．

第11章 胸椎と腰椎

表11-2 胸腰椎の動きに対する年齢と性差の影響：15～44歳の平均値（単位：cm）

動き	15～24歳 男 (被験者数=21)		15～24歳 女 (被験者数=10)		25～34歳 男 (被験者数=13)		25～34歳 女 (被験者数=16)		35～44歳 男 (被験者数=14)		35～44歳 女 (被験者数=18)	
	平均	標準偏差	平均	標準偏差	平均	標準偏差	平均	標準偏差	平均	標準偏差	平均	標準偏差
屈曲	7.23	0.92	6.66	1.03	7.48	0.82	6.69	1.09	6.88	0.88	6.29	1.04
伸展	4.21	1.64	4.34	1.52	5.05	1.41	4.76	1.53	3.73	1.47	3.09	1.31
右側屈	5.43	1.30	6.85	1.46	5.34	1.06	6.32	1.93	4.83	1.34	5.30	1.61
左側屈	5.06	1.40	7.20	1.66	5.93	1.07	6.13	1.42	4.83	0.99	5.48	1.30

MollとWright[4]より改変．

表11-3 胸腰椎の動きに対する年齢と性差の影響：45～74歳の平均値（単位：cm）

動き	45～54歳 男 (被験者数=19)		45～54歳 女 (被験者数=23)		55～64歳 男 (被験者数=34)		55～64歳 女 (被験者数=30)		65～74歳 男 (被験者数=14)		65～74歳 女 (被験者数=14)	
	平均	標準偏差	平均	標準偏差	平均	標準偏差	平均	標準偏差	平均	標準偏差	平均	標準偏差
屈曲	7.17	1.20	6.02	1.32	6.87	0.89	6.08	1.32	5.67	1.31	4.93	0.90
伸展	3.88	1.19	3.12	1.36	3.56	1.28	3.57	1.32	3.41	1.56	2.72	0.95
右側屈	4.71	1.35	5.37	1.54	5.05	1.30	5.10	1.85	4.44	1.03	5.56	2.04
左側屈	4.55	0.94	5.14	1.54	4.94	1.22	4.88	1.61	4.38	0.98	5.55	2.16

MollとWright[4]より改変．

表11-4 腰椎の動きに対する年齢の影響：平均値（単位：度）

動き	20～29歳 (被験者数=31)		30～39歳 (被験者数=42)		40～49歳 (被験者数=16)		50～59歳 (被験者数=43)		60～69歳 (被験者数=26)		70～79歳 (被験者数=9)	
	平均	標準偏差	平均	標準偏差	平均	標準偏差	平均	標準偏差	平均	標準偏差	平均	標準偏差
屈曲*	3.7	0.7	3.9	1.0	3.1	0.8	3.0	1.1	2.4	0.7	2.2	0.6
伸展	41.2	9.6	40.0	8.8	31.1	8.9	27.4	8.0	17.4	7.5	16.6	8.8
右側屈	37.6	5.8	35.3	6.5	27.1	6.5	25.3	6.2	20.2	4.8	18.0	4.7
左側屈	38.7	5.7	36.5	6.0	28.5	5.2	26.8	6.4	20.3	5.3	18.9	6.0

アメリカ理学療法士協会の許可を得てFitzgeraldら[6]より改変．
*Schober法によって得られた測定値（単位：cm）．他はすべて万能角度計を使用して得られた測定値（単位：度）．

初期の研究の1つで，Loebl[7]は傾斜計を用い，126名の男女（年齢15〜84歳）の胸椎と腰椎の自動ROMを測定した．彼は，腰椎の屈曲と伸展に関しては男女間の有意差を認めなかった．しかし，男女ともに年齢に関した影響を認め，男女ともに年齢が10歳増すごとに脊柱のROMが8°減少することが予測されると結論した．

MacraeとWright[5]は，Schober法を改変した方法を用い，女性195名と男性147名（年齢18〜71歳）の前屈を測定した．Schober法の原法では，被験者は正常な立位をとり，検者は被験者の背中に2つの印をつける．1つの印は腰仙椎移行部の脊椎上につける．もう1つの印は第1の印から10 cm上方の脊椎上につける．脊椎上の2つの印の間に直接メジャーを当てる．被験者が前屈したときの2つの印の距離の増加を屈曲ROMとして測定する．

MacraeとWright[5]は，Schober法の原法を改変し，腰仙椎移行部の印の下5 cmに第3の印をつけた．第3の印をメジャーを当てる部位とした．したがって，測定は上下の印の距離である15 cmから始まる．原法を使うと，腰仙椎移行部上の皮膚は上下の印とともに棘突起に対して上方に動くという理由で，MacraeとWrightは改変を加えることを決めた．彼らは，5 cm下方の皮膚は骨にもっとしっかり付着していると確信していた．MacraeとWrightは，変法を使って，自動ROMは加齢とともに減少し，女性はどの年齢群においても，前屈のROMが男性よりも有意に少ないことを見出した．

Moll ら[8]は，皮膚に印をつけ，プラムラインを用いて腰椎伸展の可動域を測定した．被験者となったのは，年齢20〜90歳の237名（男性119名，女性118名）であった．Loebl[7]の知見とは対照的に，彼らは異なった年齢群で男女間の差異があるとしている．しかし，正常値の変動が大きいことも見出している．彼らは，35歳から90歳にかけて可動性が徐々に減少することを見出し，男性の伸展の可動性は女性の可動性より有意に大きく，それは7%であったとしている．

Hart ら[9]は，脊椎計（spondylometer）を使い，年齢10〜26歳の男性24名，女性3名のROMを測定した．彼らは，年齢に起因したROMの減少を見出せなかったとした．

AndersonとSweetman[10]は，自在曲線定規と液角度計を組み合わせた機器を使い，432名の男性労働者（年齢20〜59歳）のROMを測定した．年齢が上昇するにつれて腰椎の総ROM（屈曲と伸展）は減少した．屈曲と伸展の総計が50°以下であった74名のうち，32名は50〜59歳の年齢群だったのに対し，20〜29歳の年齢群の者は9名であった．総ROMが60°以上だった男性162名のうち，50〜59歳の年齢群だったのは22名で，60名が20〜29歳の年齢群に属していた．彼らは仙骨傾斜角も測定していたが，年齢に関連した変化は見られなかった．

Sugahara ら[11]は，年齢および職業に関連した胸腰椎の自動ROMの変化を研究するために，スピノメーター（spinometer）と呼ばれる機器を使用して男性1,071名，女性1,243名（年齢20〜60歳）を測定した．被験者は3つの職業群（漁業・農業・工場生産業）から選択した．彼らは，年齢が増加するにつれて屈曲・伸展ともに減少するが，伸展ROMの減少は屈曲の減少よりも大きかったとしている．自動伸展のROMの減少は，漁業従事者とその妻の方が，農業や工場生産業の従事者とその妻より少なかった．彼らは，夫もそうであるが，漁業従事者の妻は他の群の被験者よりも伸展が大きいので，この群においては漁業に必要とされる身体的活動以外の変数が伸展のROMを維持するのに影響したのではないかと結論している．彼らは，老化の指標として身長の減少と伸展ROMを関連づけている．

Bookstein ら[12]は，腰椎伸展のROMを測定するためにメジャーを用い，6〜11歳の小学生75名を測定した．年齢もしくは性に関しては差異はなかったが，6歳児群では年齢－性の相互連関に関して有意差があった．6歳女児の伸展の平均は4.1 cmであったのに対し，6歳男児の伸展の平均は2.1 cmであった．

測定方法が異なるので研究間の比較はできないが，確証の傾向を見ると胸腰椎の自動ROMは年齢および性の影響を受けていることを示唆しているようであり，これらの変化は動きの方向に特異的である．加齢に伴ってROMが減少するようにみえるという事実は，年齢に関連した椎間板の変化を論じた文献と一致している．椎間板の変化はROMの減少ばかりでなく，身長の減少ももたらすようである．

信頼性と妥当性

以下の信頼性と妥当性の項は，測定値を得た機器や手法別に構成した．何名かの研究者は異なった方法や機器を比較しているため，以下の記載内容にある程度の重複がみられる．

傾斜計

Loebl[7]は，腰椎の動きを測定する唯一信頼できる方法はレントゲン撮影であると述べている．しかし，レントゲン撮影は高い費用がかかるばかりでなく，被験者を危険に曝す．したがって，信頼性があり，妥当性のある腰椎の動きの測定方法を探るために，研究者は多くの機器や方法を使用している．Loeblは，9名の被験者の屈曲と伸展を測定するために傾斜計を使用した．彼が行った5回の自動ROMの測定において，もっとも一貫した被験者で5°，もっとも一貫性のみられなかった被験者で23°の変化があった．変動性は日単位よりも時間単位で測定したときの方が減少した．Patel[13]は，2つの傾斜計を用いる方法で25名（年齢21〜37歳）の被験者の腰椎屈曲を測定した．その結果，検者内信頼性は高かった（$r=0.91$）が，検者間信頼性は中等度であった（$r=0.68$）．

AMAのGuides to the Evaluation of Permanent Impairment[3]では次のように述べている．「信頼性のある脊柱可動性の測定値を得るには傾斜計を使用した測定法が必要である」．しかし，Williamsら[12]の最近の研究では，傾斜計とメジャー法とを比較すると，2つの傾斜計を使う方法は信頼性に疑問があるとしている．傾斜計を使った測定の検者間信頼性のICCは屈曲では0.60，伸展では0.48であったのに対し，メジャーによる測定では屈曲は0.72，伸展は0.76であった．

Schober法，傾斜計，脊椎計，重力角度計，万能角度計，指尖—床間距離法

MacraeとWright[5]は，Schober法の原法（皮膚に2つの印をつける）と変法（3つの印をつける）を使い，これらの方法とレントゲン写真との間に直線的な関係があることを見出した．Schober法（原法）とレントゲン写真との相関係数は0.90であり，標準誤差は6.2°であった．変法とレントゲン写真の相関係数は0.97であり，標準誤差は3.25°であった．腰仙椎移行部の確認は臨床的には容易ではない．また，原法では皮膚上の印をつけ間違えると，正確性に重要な障害をもたらす．たとえば，2cm下に印をつけると，測定値を14°過剰に見積もることになる．2cm上に印をつけると，15°過少な測定値になる．変法では，同様の誤りによる過剰もしくは過少な測定値は，それぞれ5°と3°になる．

MollとWright[4]は，プラムラインと皮膚に印をつける方法を使い，14名の被験者の脊柱伸展を測定した．その結果，体幹側部の皮膚の印の偏位とレントゲン写真で測定した胸腰椎の真の角度との間に正の相関があった（$r=0.75$）．彼らは，胸腰椎伸展の指標として体幹側部の皮膚の印を使う際の妥当性の確証としてこの知見を引用している．

Reynolds[15]は，脊柱計とプラムライン，皮膚の伸張（伸び），傾斜計を用いて，検者間信頼性と検者内信頼性を比較した．2名の検者が，30名のボランティア（平均年齢38.1歳）の腰椎の屈曲・伸展・側屈の測定を10回行い，その結果を比較して検者間信頼性を計算した．傾斜計および脊椎計で測定した屈曲・伸展のROM間に有意な，高い正の相関があった．腰椎伸展の測定値は皮膚伸張と傾斜計でよく相関していた．脊椎計と傾斜計とも検者間信頼性は受容できるものであった．もっとも高い検者内信頼性が得られたのは，傾斜計と脊椎計を使用した右側屈であった．

Millerら[16]は，指尖—床間距離法，Schober法の変法，OB Myrin gravity goniometer（LIC Rehab, Sweden），皮膚の短縮（縮み）10cmセグメント法（メジャー使用）の4つの方法を使って胸腰椎の可動性を測定した．4名の検者が4つの方法を使って4名の被験者（健常者1名，強直性脊椎炎の患者3名）を測定した．検者間誤差は著しい変動の原因としては認められなかった．10cmセグメント法は，脊柱の上部および中部10cmセグメントの可動性低下を検出するにはもっとも感受性が高かった．次に感受性が高かったのは指尖—床間距離法であり，脊柱下部に対する10cmセグメント法，Schober法の変法がこれに続いた．もっとも感受性が低かったのはOB Myrin gravity goniometerであった．検者の順序づけは指尖—床間距離法がもっとも簡便であり，Schober法の変法，10cmセグメント法，OB Myrin gravity goniometerの順で続いた．

Portekら[17]は，25～36歳の健常男性11名と14名の患者（16～58歳の男性9名，18～69歳の女性5名）を対象として研究した．彼らは，2名の検者が3つの臨床的方法によって得た測定値間にも，また3つの臨床的方法とレントゲン写真間にも相関を見出すことができなかった．ここで使用した3つの臨床的方法とは，Loebl[7]が述べた傾斜計による方法，伸展を測定するためのプラムライン，屈曲を測定するための皮膚伸長法であった．傾斜計は再現性のある結果が得られたが，注意深いモニタリング下で得られたものであった．傾斜計による屈曲の変動係数（CV）は16.4%であった．屈曲のための皮膚伸長法の検者間誤差は，対応t検定法で検者間に有意差を認めた．しかし，検者間誤差は測定日が異なる10日間の10回の測定に基づいて計算されたものであり，彼らは誤差の原因が毎回の測定ごとに中間位の開始肢位にすることの困難さ，および印をつけた部位の皮膚の可動性にあるとしている．

Gillら[18]は，4つの方法（指尖ー床間距離法，Schober法の変法，2つの傾斜計を使う方法，写真測定法）の信頼性を比較した．被験者となったのは24～34歳のボランティア10名（男性5名，女性5名）であった．指尖ー床間距離法の再現性は不良であった（CV＝14.1%）．傾斜計の完全屈曲測定の再現性も不良であった（CV＝33.9%）．しかし，Schober変法のCVは完全屈曲で0.9%，伸展のCVは2.8%であった．

Fitzgeraldら[11]は，Schober法を使って胸腰椎前屈を，万能角度計を使って側屈と伸展を測定した．検者間信頼性は，2名の検者が17名の理学療法学生のボランティアを測定して算出した．Pearsonの信頼性係数は，2名の検者による対応サンプル（測定結果）に基づいて計算した．Schober法の屈曲の検者間信頼性は1.0であった．万能角度計の検者間信頼性は伸展測定では0.88，右側屈では0.76，左側屈では0.91であった．

Williamsら[14]は，慢性腰痛のあるボランティアの患者15名（女性8名，男性7名，平均年齢35.7歳）の屈曲と伸展を測定した．測定には再改訂Schober法（MMS；modified-modified Schober technique）と2つの傾斜計を使う方法を使用した．MMSでは2つの印を使用した．1つは左右の上後腸骨棘（PSIS；posterior superior iliac spines）を結んだ線上の脊柱上に，もう1つはその印から15 cm上方の脊柱上に印をつけた．この方法は，腰仙椎移行部の同定を誤らないようにするために開発した．MMSを使用した3名の検者の検者間ICCは，屈曲では0.72，伸展では0.765であった．2つの傾斜計を使う方法での検者間ICCは，屈曲で0.60，伸展では0.48であった．測定の前に，セラピストはそれぞれの方法の標準化された手順について訓練を受けた．検者の意見では，Schober法が傾斜計による測定よりも容易で，手早く使用できるとしていた．

自在曲線定規

Lindahl[19]，Bryanら[20]，Lovellら[21]は，自在曲線定規を用いて，腰椎の動きと肢位の測定の信頼性と妥当性を検討した．

Lindahl[19]は，指尖ー床間距離法と自在曲線定規を含む5種類の測定法を評価した．指尖ー床間距離法では最大屈曲の値は－10～50 cmの範囲にあり，股関節の動きも含んでいた．それに対し，自在曲線定規では脊柱の最大屈曲・伸展についてかなり正確な記録を得ることができた．

Bryanら[20]は，自在曲線定規を用い，18～40歳の成人女性45名（黒人21名，白人24名）の腰椎前弯を測定した．彼らは，自在曲線定規およびレントゲン写真で得た測定値間の相関は不良であったとしている．自在曲線定規の基準妥当性が不良であったことから，彼らはこの使用を中止すべきであると示唆している．

Lovellら[21]は，80名の被験者（腰痛のある40名，腰痛のない40名）の腰椎前弯を自在曲線定規で測定し，検者間信頼性と検者内信頼性を検討した．検者内信頼性は0.73～0.94の範囲であったが，検者間信頼性は不良であった．

自動ビデオシステム

Robinsonら[22]は，自動ビデオ運動解析システムであるSpinetrak（Motion Analysis Corp., Santa Rosa, CA）を使用して，男性33名，女性9名（平均年齢38.5歳）の患者のROMと速さの測定を行った．全被験者とも6ヵ月以上の腰痛を訴え，腰痛リハビリテーションプログラムのための評価を受けてい

た．相関係数の範囲は，胸腰椎屈曲の 0.77 から胸—腰—骨盤帯屈曲の 0.95 までであった．彼らは，この研究によって被験者内信頼性が確立されたと結論している．

まとめ

今まで見てきたように，例に挙げた研究は，信頼性があり妥当性のある脊柱の動きの測定法を見出そうとする努力を示している．検討した各方法は利点と欠点があり，臨床家は自分の臨床場面に適切であると考えられる方法を選択し，後にその方法の信頼性を決定すべきである．脊柱の ROM 測定にメジャーを使う利点としては，メジャーが安価で手に入れやすく，容易にかつ手早く使用できるということである．他の方法と同じように，検者間信頼性は特定方向の動きに限定され，検者内信頼性よりも低い．しかし，少なくとも 1 つの研究では，メジャー法は 2 つの傾斜計を使う方法よりも検者間信頼性が高かったとされている．

Schober 法は，2 つの傾斜計を使う方法よりも容易で，信頼性と妥当性が良好であることが報告されている．これはメジャー法よりも少し困難な方法であるが，安価であり，手早く行える．この方法の最大の欠点は，腰仙椎移行部の同定が困難であることであり，これが測定誤差につながることである．

Fitzgerald ら[11]によれば，万能角度計を使用した伸展と左側屈測定の検者間信頼性は良好であった．万能角度計の利点は安価で入手しやすいこと，使用が容易であることである．しかし，屈曲と伸展では角度計を当てにくいことが欠点である．

2 つの傾斜計を使う方法の利点は，AMA が脊柱の障害評価に使用するよう指示している点である．この方法の欠点は，傾斜計が比較的高価であること，操作が困難であること，指標の同定や機器の取りつけが問題となることである．したがって，技法を習得し，正確な測定値を得るためには，かなりの練習時間と注意深いモニタリングが必要である．傾斜計を使う方法の検者内信頼性は中等度であるにすぎず，また別の研究ではわずかな検者間信頼を示すものから高い信頼性を示すものがあり，2 つの傾斜計を使う方法がメジャー法や Schober 法よりも優れているとは考えられない．障害判定のために 2 つの傾斜計を用いて脊柱の ROM を測定しなければならない場合，検者は AMA の Guides to the Evaluation of Permanent Impairment[3] にある指示にしたがわなければならない．

自在曲線定規については，Bryan ら[20]が信頼性基準が低いことを報告しており，薦められない方法である．

測定手順

以下の測定手順には，万能角度計，メジャー，MacraeとWright[4]が述べているSchober法の変法などの方法が述べてある．これらの方法は，安価であること，使用が比較的容易であること，他の方法に比べて信頼性や妥当性が高いことなどの理由で選択した．次回改訂のときまでには，脊柱ROMを測定する新しい方法の信頼性や妥当性に関する最終的な確証を呈示できるよう準備したいと考えている．

屈　曲

この動きは矢状面で冠状軸を軸として起こる．

基本的測定肢位

被験者に立位をとらせ，胸腰椎の側屈・回旋が0°になるようにする．

固　定

骨盤の前傾を防ぐために骨盤を固定する（図11-1）．

測　定

胸腰椎屈曲の可動域を測定する1つの方法は，メジャーでC7と第1仙椎（S）棘突起間の距離を測定する方法である．開始時の測定は被験者が0°の開始肢位をとっているときに行い，終了時の測定は最終肢位になったときに行うようにする（図11-2，11-3）．これら2つの測定値間の差は，胸腰椎屈曲の量を表わしている．Magee[23]は，この方法で10 cmの差は正

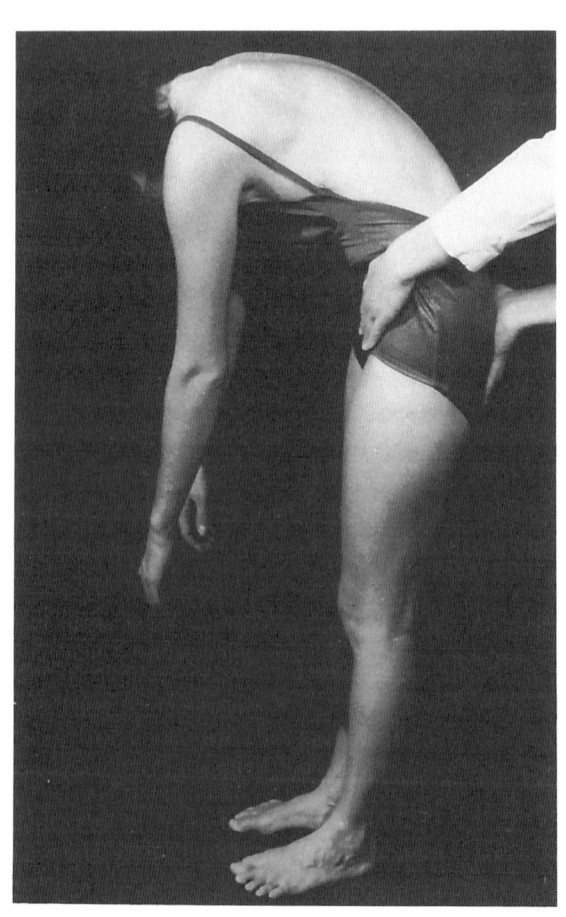

図11-1　胸腰椎屈曲の最終可動域．前屈したときの骨盤の前傾を防ぐために，検者は被験者の骨盤を固定する．

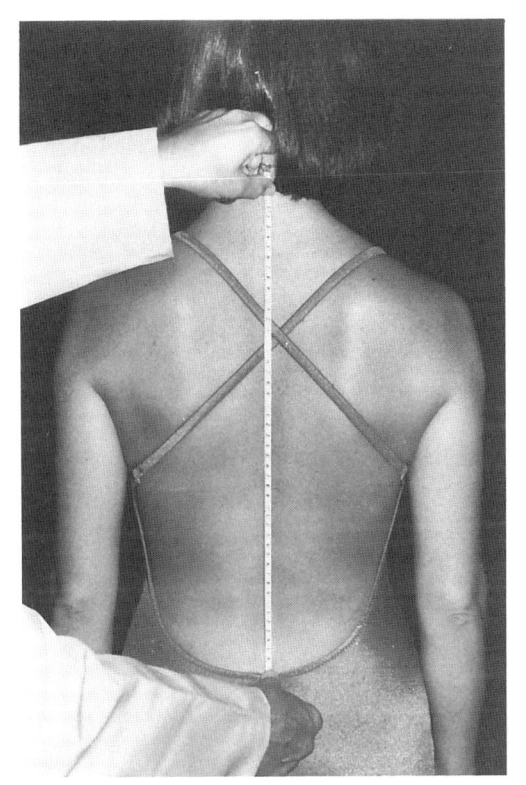

図11-2 開始肢位．検者はメジャーの一端を被験者のC7棘突起に当てる．メジャーの他端はS1に当てる．

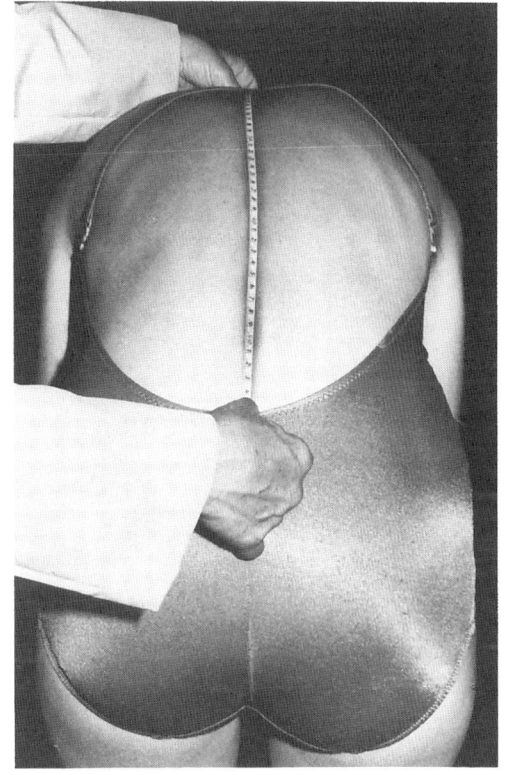

図11-3 最終肢位．検者はメジャーの一端を被験者のC7棘突起上に当てる．仙椎上のメジャーの端は脊柱の動きに合わせて長さを調節する．金属製のメジャーケースは検者の右手の中に隠れている．

常であるとしている．AAOS[2])は，約10 cm（4インチ）は健常成人の平均値であるとしている．

　その他の方法として，最終可動域で被験者の中指先端と床の間の距離を測定し，胸腰椎の屈曲の評価を行っている検者もいる．この指先端と床，または前屈による測定では，脊柱と股関節の屈曲が含まれており，脊柱屈曲のみを分離し，測定することは困難である．そのため，この方法は胸腰椎の測定方法としては薦められないが，全身の柔軟性の評価としては使用することができる[24～26)]．

別法の測定方法：Schober法の変法

　被験者は両足を約15 cm離して立つ．検者は被験者の後ろに立ち，以下の3つの印をつける．

1. 1つ目は腰仙椎移行部の上に
2. 2つ目は第1の印から10 cm上部の棘突起の上に（mm単位でもっとも近い所を測定する）
3. 3つ目は第1の印から5 cm下に

　最上部と最下部の印にメジャーを当て，下部にメジャーの0がくるようにする．膝を伸展したままで，できるだけ前屈するよう被験者に指示する．被験者が動いているときに背中にメジャーを当てたままにしておき，最終位で最上部と最下部の印間の距離を測定し，記録する．最終位で測定した長さから15 cmを引いたものがROMである．

　表11-2と**11-3**はこの測定方法の参考として使用できる．

伸　展

この動きは矢状面で冠状軸を軸として起こる.

基本的測定肢位, 固定, 測定方法

測定肢位, 固定, 測定方法は胸腰椎屈曲測定の場合と同様である（図11-4〜11-6）.

別法の測定方法：Schober法の変法

測定肢位とメジャーの当て方は, 屈曲測定のSchober法の変法で用いたのと同様である. しかし, 検者は被験者に臀部に手を当て, 可能な限り伸展するよう指示する. 最初の15 cmと最終ROMの長さの差がROMである.

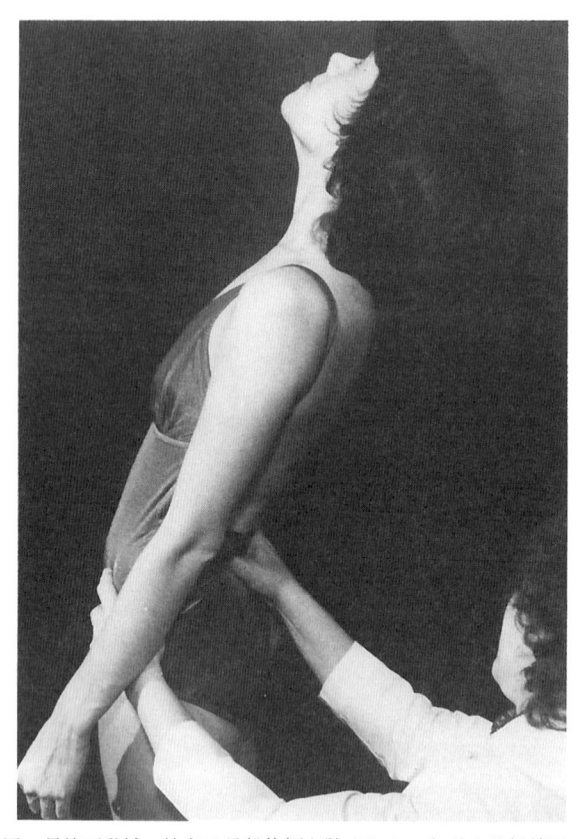

図11-4　胸腰椎伸展の最終可動域. 検者は骨盤後傾を防ぐために左手を骨盤前面, 右手を骨盤後面に当てる. 被験者のバランスに問題があったり, 下肢の筋力に低下がある場合は, 腹臥位または側臥位のいずれかで測定を行うこともできる.

第11章　胸椎と腰椎　209

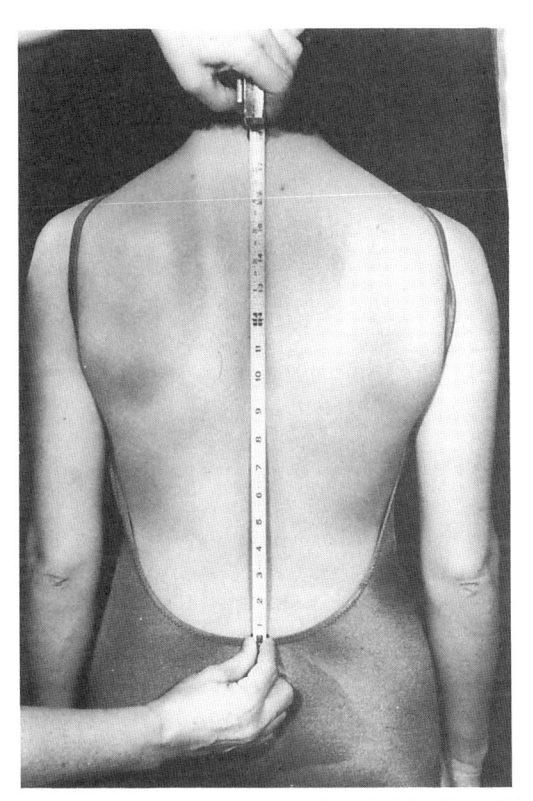

図11-5 メジャーの当て方は胸腰椎屈曲測定の場合と同様である．図では，メジャーケースは，検者の左手の中に握られている．被験者が伸展方向に動くとメジャーはケースの中に巻き込まれていく．

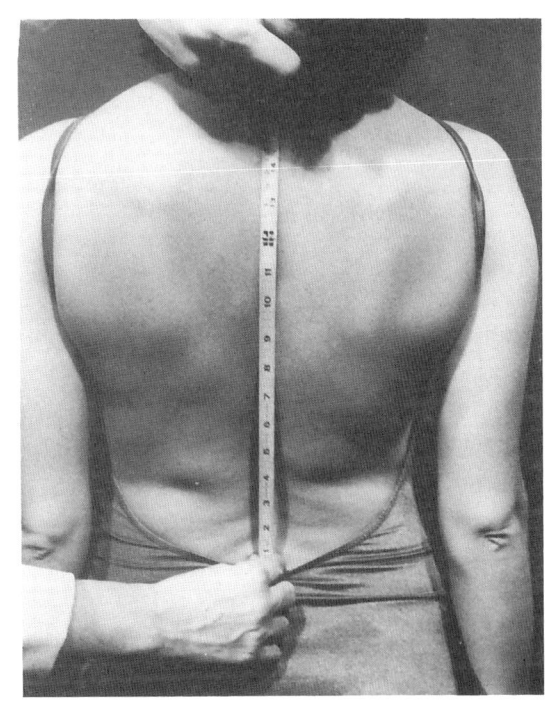

図11-6 最終肢位．2つの基準点間の距離は開始肢位の距離よりも短い．開始肢位と最終肢位の測定値の差が全可動域である．開始時の測定値，最終時の測定値，そしてこれらの測定値の差は，インチまたはセンチメートルのいずれかによって記録する．

側　屈

この動きは前額面で前後軸を軸として起こる．

基本的測定肢位

被験者に立位をとらせ，頸椎・胸椎・腰椎の屈曲・伸展・回旋が0°になるようにする．

固　定

骨盤の側方傾斜を防ぐために骨盤を固定する（図11-7）．

角度計の当て方

図11-8，11-9 参照．

1. 角度計の支点はS1棘突起の後面上に合わせる．
2. 近位アームは床に対して垂直になるように当てる．
3. 遠位アームはC7棘突起の後面に当てる．

表11-1 と 11-4 は，正常 ROM 値の参考として使用できる．

別法の測定方法

中指先端と床の間の距離を測定する．両足の足底全体が床につくようにし，膝関節は伸展しておかなければならない（図11-10）．

図11-7　胸腰椎側屈の最終可動域．検者は骨盤の側方傾斜を防ぐために被験者の骨盤に両手を当てる．

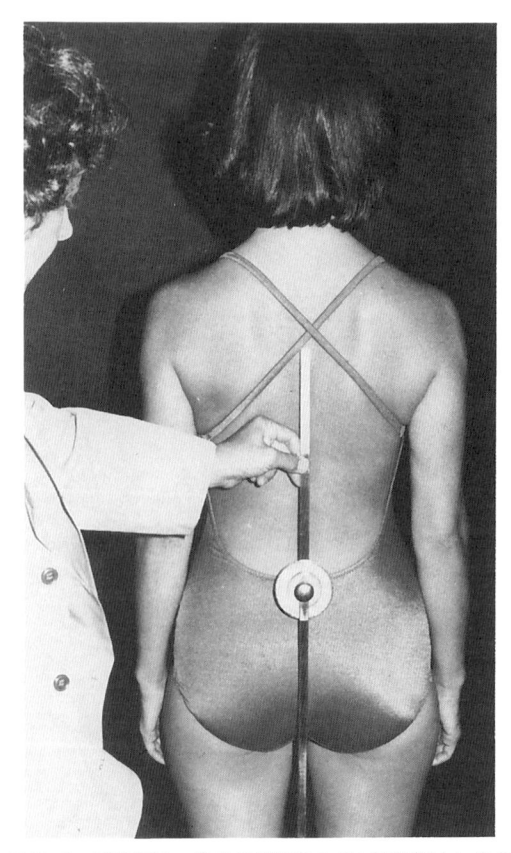

図11-8　開始肢位．検者は被験者のS1棘突起上に角度計の支点を合わせる．近位アームは自由に動くようにしておき，床に垂直になるようにする．検者は被験者のC7棘突起に遠位アームを当てる．

第 11 章　胸椎と腰椎　211

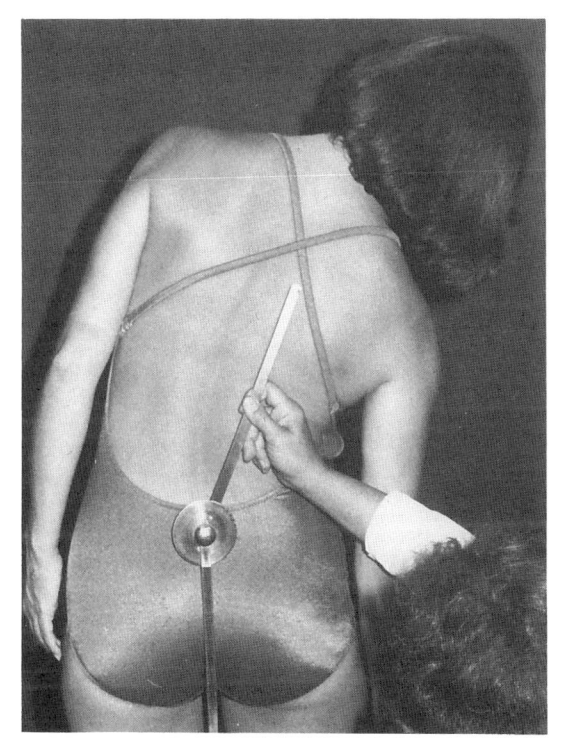

図 11-9　最終肢位．検者は被験者のC 7 に向けて遠位アームを当てる．被験者の脊柱に遠位アームを当ててはいけない．図でもわかるように，下部胸椎および上部腰椎は右側屈時に左側に凸になる．

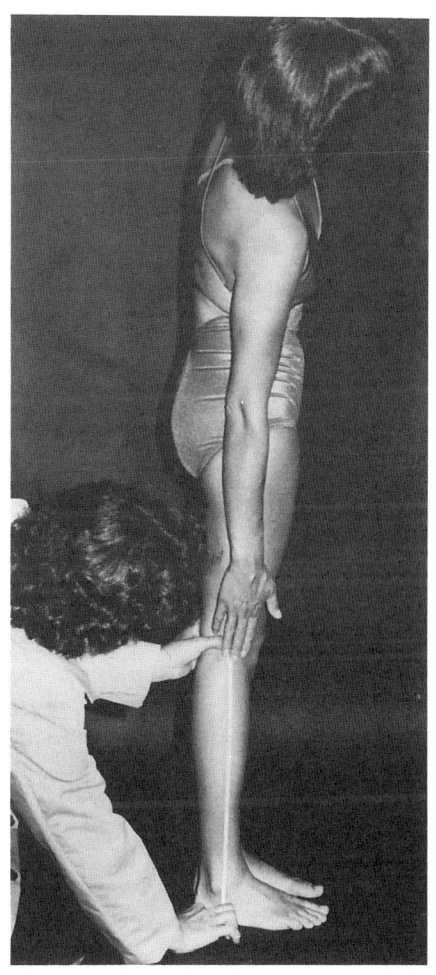

図 11-10　最終肢位．検者はメジャーを使って被験者の中指尖端から床までの距離を測定する．

回　旋

　この動きは横断面で垂直軸を軸として起こる．

基本的測定肢位

　被験者に坐位をとらせ，骨盤の固定を助けるために床に両足をつけさせる．脊柱の回旋が自由に行えるよう，背当てなしの椅子の方が良い．頸椎・胸椎・腰椎は，屈曲・伸展・側屈が0°になるようにする．

固　定

　骨盤の回旋を防ぐために骨盤を固定する（図11-11）．脊柱の屈曲・伸展・側屈を避ける．

角度計の当て方

　図11-12，11-13参照．
1. 角度計の支点は頭部上面の中心に合わせる．
2. 近位アームは両腸骨稜の最上縁を結んだときに想定される線に当てる．
3. 遠位アームは両肩峰間を結んだときに想定される線に当てる．

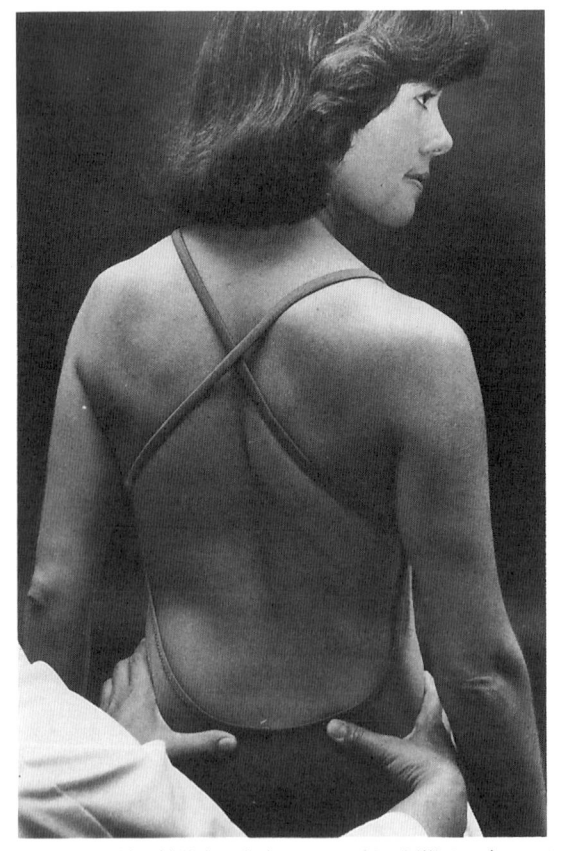

図11-11　胸腰椎回旋の最終可動域．被験者は背当てがない低い腰掛けに座ることによって，妨げられないで脊柱の動きを行うことができる．検者は骨盤の回旋を防ぐために被験者の腸骨稜上に手を当てる．

第 11 章　胸椎と腰椎　213

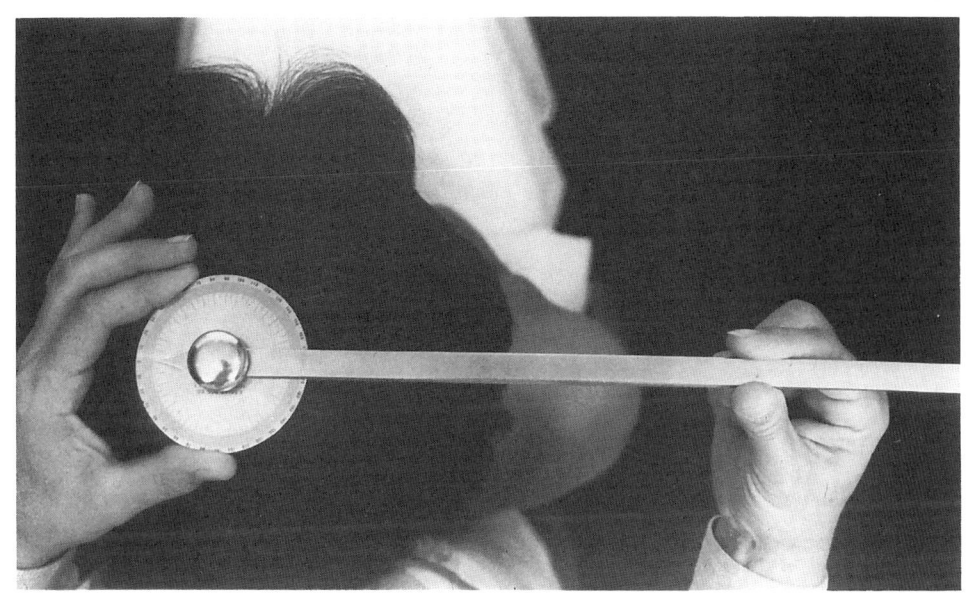

図 11-12　開始肢位．検者は座った被験者の後ろに立つ．検者は被験者の頭部上面に角度計の支点を合わせる．右手は角度計の両方のアームを肩峰に合わせ，保持する．被験者は肩峰と腸骨結節（腸骨の最上部）とが一直線になるような肢位をとらなければならない．

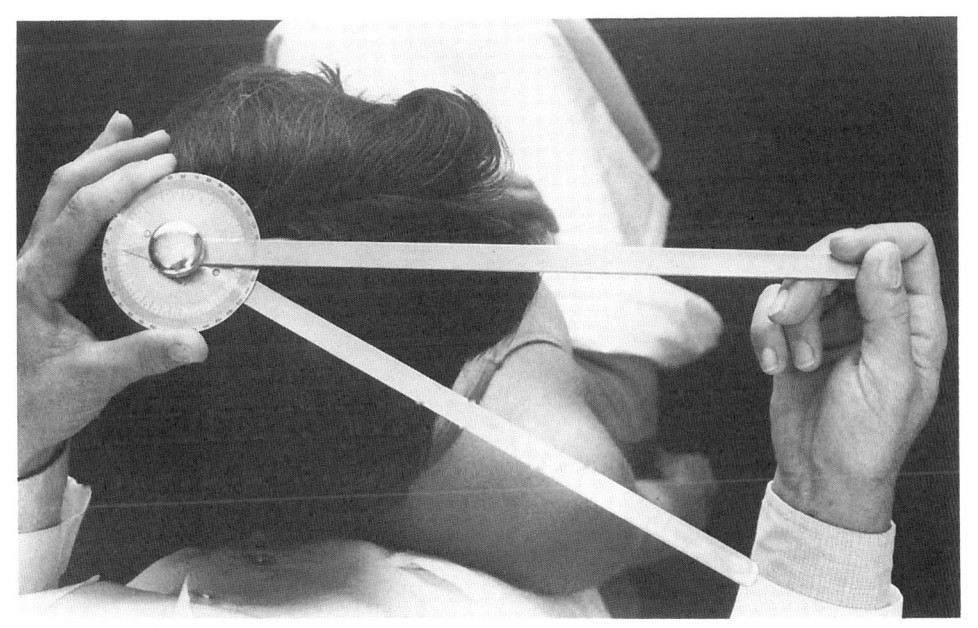

図 11-13　最終肢位．検者は右手で被験者の腸骨結節に近位アームを当てる．遠位アームは右肩峰に当てる．

文 献

1. Cyriax, JH and Cyriax, P: Illustrated Manual of Orthopaedic Medicine. Butterworths, London, 1983.
2. American Academy of Orthopaedic Surgeons: Joint Motion: Method of Measuring and Recording. AAOS, Chicago, 1965.
3. American Medical Association: Guides to the Evaluation of Permanent Impairment, ed 3. AMA, Chicago, 1988.
4. Moll, JMH and Wright, V: Normal range of spinal mobility: An objective clinical study. Ann Rheum Dis 30:381, 1971.
5. Macrae, IF and Wright, V: Measurement of back movement. Ann Rheum Dis 28:584, 1969.
6. Fitzgerald, GK et al: Objective assessment with establishment of normal values for lumbar spine range of motion. Phys Ther 63:1776, 1983.
7. Loebl, WY: Measurement of spinal posture and range of spinal movement. Annals of Physical Medicine 9:103, 1967.
8. Moll, JMH, Liyange, SP, and Wright, V: An objective method to measure lateral spinal flexion. Rheumatology and Physical Medicine 11:225, 1972.
9. Hart, FD, Strickland, D, and Cliffe, P: Measurement of spinal mobility. Ann Rheum Dis 33:136, 1974.
10. Anderson, JAD and Sweetman, BJ: A combined flexi-rule hydrogoniometer for measurement of lumbar spine and its sagittal movement. Rheumatology and Rehabilitation 14:173, 1975.
11. Sugahara, M et al: Epidemiological study on the change of mobility of the thoraco-lumbar spine and body height with age as indices for senility. J Hum Ergol (Tokyo) 10:49, 1981.
12. Bookstein, NA et al: Lumbar extension range of motion in elementary school children [abstract]. Abstracts in Physical Therapy 72:S35, 1992.
13. Patel, RS: Intratester and intertester reliability of the inclinometer in measuring lumbar flexion [abstract]. Abstracts in Physical Therapy 72:S44, 1992.
14. Williams, R et al: Reliability of the modified–modified Schober and double inclinometer methods for measuring lumbar flexion and extension. Phys Ther 73:26, 1993.
15. Reynolds, PMG: Measurement of spinal mobility: A comparison of three methods. Rheumatology and Rehabilitation 14:180, 1975.
16. Miller, MH et al: Measurement of spinal mobility in the sagittal plane: New skin distraction technique compared with established methods. J Rheumatol 11:4, 1984.
17. Portek, I et al: Correlation between radiographic and clinical measurement of lumbar spine movement. Br J Rheumatol 22:197, 1983.
18. Gill, K et al: Repeatability of four clinical methods for assessment of lumbar spinal motion. Spine 13:50, 1988.
19. Lindahl, O: Determination of the sagittal mobility of the lumbar spine. Acta Orthop Scand 37:241, 1966.
20. Bryan, JM et al: Investigation of the flexible ruler as a noninvasive measure of lumbar lordosis in black and white adult female sample populations. Journal of Orthopaedic and Sports Physical Therapy 11:3, 1989.
21. Lovell, FW, Rothstein, JM, and Personius, WJ: Reliability of clinical measurements of lumbar lordosis taken with a flexible rule. Phys Ther 69:96, 1989.
22. Robinson, ME et al: Intrasubject reliability of spinal range of motion and velocity determined by video motion analysis. Phys Ther 73:626, 1993.
23. Magee, DJ: Orthopedic Physical Assessment. WB Saunders, Philadelphia, 1987.
24. Kraus, H and Hirschland, RP: Minimum muscular fitness tests in school children. Res Q Exerc Sport 25:178, 1954.
25. Nicholas, JA: Risk factors, sports medicine and the orthopedic system: An overview. J Sports Med 3:243, 1975.
26. Brodie, DA, Bird, HA, and Wright, V: Joint laxity in selected athletic populations. Med Sci Sports Exerc 14:190, 1982.

12 顎関節

構造

側頭下顎関節（顎関節）は，下顎骨と関節円板，側頭骨間の関節である．関節円板は関節内を二分し，その二分した関節は上部関節と下部関節と呼ばれる．上部関節は側頭骨の凸状の関節結節と関節円板上面の凹状の関節面からなる．下部関節は凸状の下顎頭と関節円板下面の凹状の関節面からなる[1]．

関節は関節包で覆われている．関節円板より上では関節包は薄くゆるいが，下部関節の前方・内方・後方では張っている．関節包の外側面は側頭下顎靱帯で補強されており，厚く強くなっている．この靱帯は下顎骨の下方および後方への動きを制限し，下顎頭の側方への偏位を防いでいる．

骨運動および関節運動

上部関節は半関節性（amphiarthrodial）の滑走関節である．下部関節は蝶番関節である．顎関節は全体としては3つの運動面で3つの運動軸を軸とする動きが可能である．機能的な動きとしては，下顎骨の挙上と下制，前突（protrusion）と後退（retrusion），側方偏位である．

矢状面での下顎骨の下制（開口）は，冠状軸を軸とする関節円板上での下顎頭の回旋および関節結節上での下顎頭と関節円板の前下方向の滑りが組み合わさって起こる．下顎骨の挙上（閉口）は，関節円板上での下顎頭の回旋および関節結節上での下顎頭と関節円板の後上方の滑りによって起こる．

前突では，下顎頭と関節円板は関節結節上で前下方向に動く．側方偏位では，一方の下顎頭と関節円板が関節結節に沿って下前内方に滑る．もう一方の下顎頭は垂直軸を軸として回旋し，関節窩内を内方に滑る．たとえば，左方への偏位では左の下顎頭は軸回旋し，右は前方に滑る．

関節包パターン

関節包パターンは開口を1cmまでに制限し，それは側方偏位を伴う．

関節可動域

正常もしくは平均的には，開口のROMは被験者の屈曲した2ないし3本の指の近位指節間関節を入れるに十分な距離があると考えられる．つまり，35〜50mmの距離がある．前突（顎を突き出す）の平均的ROMは5mmで，後退の正常ROMは3〜4mmである．側方偏位の正常ROMは10〜12mmである[2]．

年齢と性差の影響

顎関節ROMに対する年齢と性差の影響を研究したものはないと思われる．しかし，一般に男性よりも女性によくみられる顎関節の機能障害は，最初は関節の可動性亢進の原因となり，後に動きを制限する原因になる[3]．

信頼性と妥当性

顎関節ROM測定の信頼性と妥当性を検討した研究はないと思われる．

測定手順

下顎の下制（開口）

この動きは矢状面で冠状軸を軸として起こる．

基本的測定肢位

被験者に坐位をとらせ，頸椎の屈曲・伸展・側屈・回旋が0°になるようにする．

固定

頸椎の屈曲・伸展・側屈・回旋を防ぐために後頭部と頸部を固定する（図12-1）．

正常な最終域感

最終域感は側頭下顎靱帯と蝶形下顎靱帯，茎突下顎靱帯の緊張のために結合組織性のものとなる．

測定

メジャーまたは定規で上顎中切歯と下顎中切歯間の距離を測定する（図12-2）．正常には，下顎は約35〜50 mm下制するといわれており，3横指[3]または屈曲した2本の指の近位指節間関節の幅まで上顎中切歯と下顎中切歯間を開かせることができる．正常な自動運動では，下制の間に側方偏位は起こらない．側方偏位が起こるとすれば，CもしくはS型のカーブを描くだろう．Cカーブでは一側への偏位が起こる．これを記録用紙に記入しておく．Sカーブでは最初に一側への偏位が起こり，次に他側への偏位が起こる[2]．偏位の詳細を記録用紙に記入しておくべきである（図12-3）．

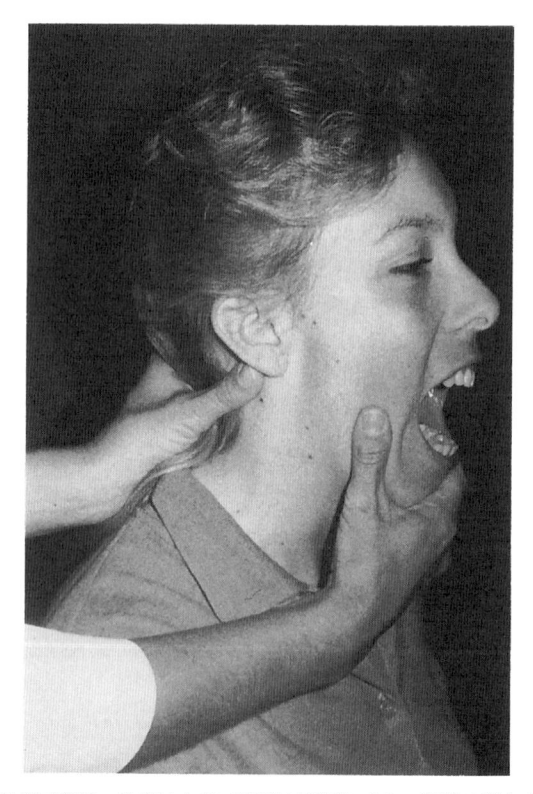

図12-1　下顎下制の最終可動域．検者は右手で下顎を下制させる．頸椎の動きを防ぐために左手で被験者の後頭部を保持する．

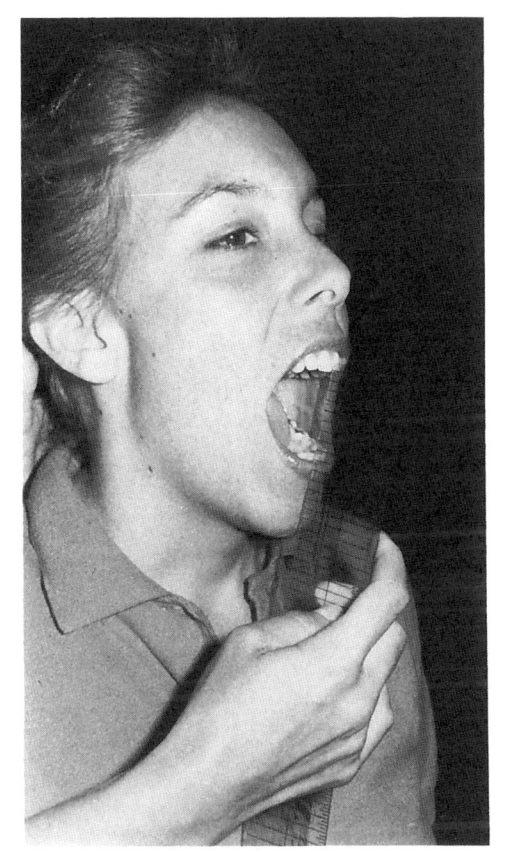

図 12-2 最終肢位．検者はプラスチック製角度計のアームを使用して，被験者の上顎中切歯と下顎中切歯間の距離を測定する．

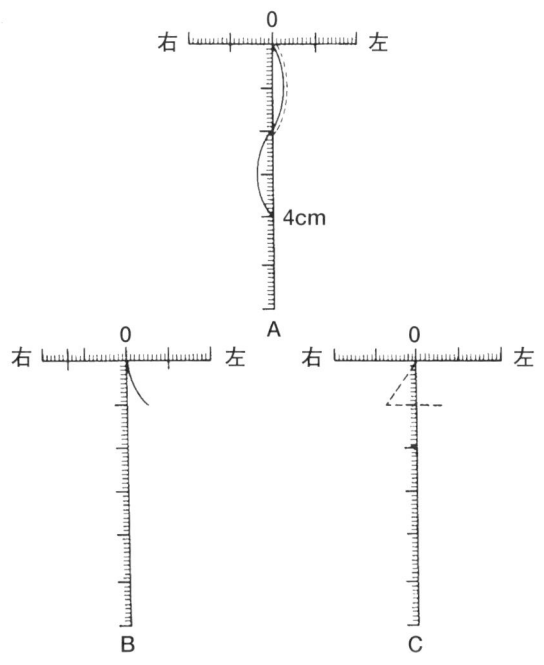

図 12-3 顎関節の偏位の記録例．
(A) 開口時の左右への偏位；最大開口は 4 cm；側方偏位は同等（それぞれ 1 cm）；機能的開口の前突（点線で示す）．
(B) 関節包―靱帯性パターン：開口は 1 cm までに制限されている；側方偏位は右よりも左が大きい；開口時に左へ偏位する．
(C) 前突は 1 cm；前突時に右へ側方偏位する（対側の外側翼突筋の弱化を示す）．
(Magee, DJ：Orthopedic Physical Assessment, ed[2]. WB Saunders, Philadelphia, 1991, p. 81. より許可を得て掲載)

下顎の前突

並進運動は横断面で起こる.

基本的測定肢位

被験者に坐位をとらせ,頸椎の屈曲・伸展・側屈・回旋が0°になるようにする.顎関節は軽度開口位にさせておく.

固　定

頸椎の屈曲・伸展・側屈・回旋を防ぐために後頭部と頸部を固定する(図12-4).

測　定

メジャーまたは定規で下顎中切歯と上顎中切歯間の距離を測定する(図12-5).正常には,下顎中切歯は上顎中切歯を越えて6～9mm前方に突出することが可能である[4,5].

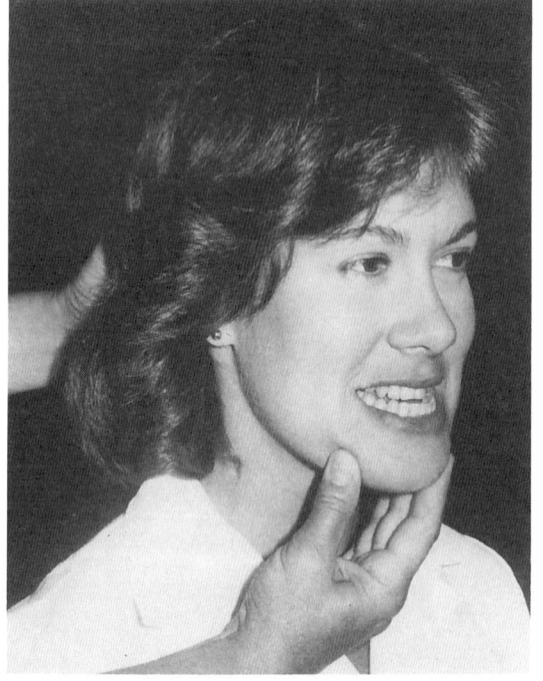

図12-4　下顎前突の最終可動域.検者は頸椎の動きを防ぐために被験者の後頭部を左手で固定する.前突させるために右手を使用する.

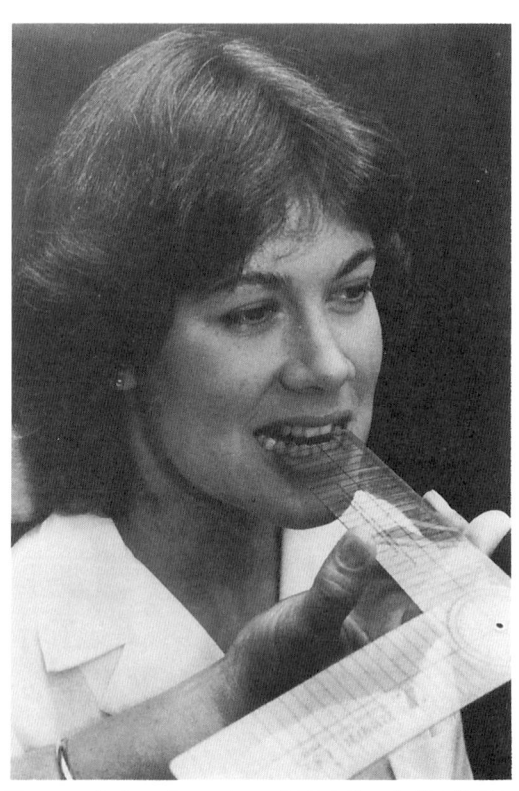

図12-5　検者はプラスチック製角度計の先端を使用して,被験者の上顎中切歯と下顎中切歯間の距離を測定する.被験者に運動を維持させる.

第 12 章　顎関節　219

下顎の側方偏位

並進運動は横断面で起こる．

基本的測定肢位，固定

測定肢位および固定は下顎の前突測定の場合と同様である（図 12-6）．

測　定

もっとも側方に位置した点で，メジャーまたは定規を使って上顎犬歯と下顎犬歯間の距離，もしくは第1小臼歯間の距離を測定する（図 12-7）．左および右への側方移動の量は同じになるはずである（10〜12 mm）[2]．

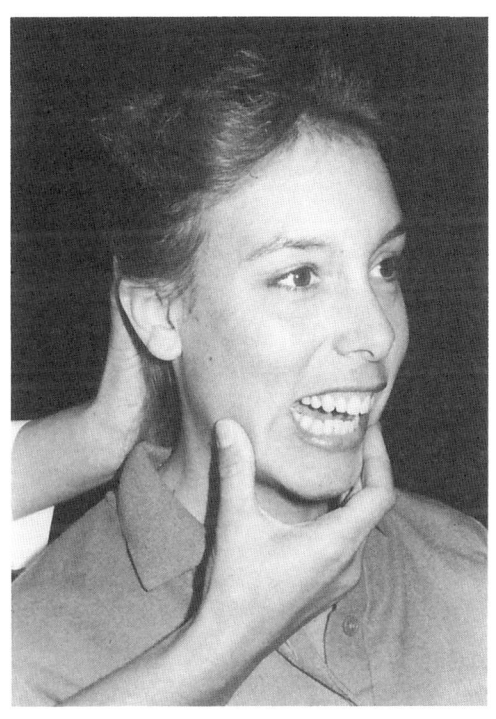

図 12-6　下顎側方偏位の最終可動域．検者は頸椎の動きを防ぐために，左手を被験者の後頭部に当てる．側方偏位を維持するために，右手で下顎を側方に引く．下顎を下制方向に引くことは避ける．

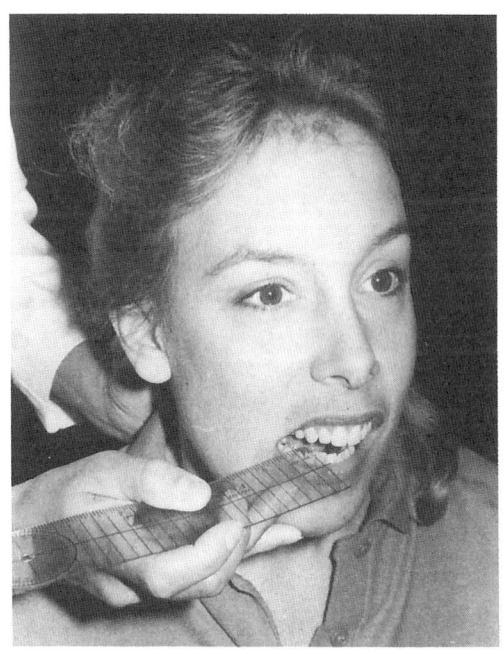

図 12-7　検者はプラスチック製角度計の先端を使用して，上顎犬歯と下顎犬歯間の距離を測定する．測定中，被験者の頭をつかんでおく．

文 献

1. Norkin, CC and Levangie, PK: Joint Structure and Function: A Comprehensive Analysis, ed 2. FA Davis, Philadelphia, 1992.
2. Magee, DJ: Orthopedic Physical Assessment, ed 2. WB Saunders, Philadelphia, 1992.
3. Hertling, D and Kessler, RM: Management of Musculoskeletal Disorders, ed 2. JB Lippincott, Philadelphia, 1990.
4. Hoppenfeld, S: Physical Examination of the Spine and Extremities. Appleton Century-Crofts, New York, 1976.
5. Friedman, MH and Weisberg, J: Application of orthopedic principles in evaluation of the temporomandibular joint. Phys Ther 62:597, 1982.

付録A：関節可動域の平均値

上肢における関節可動域の平均値（単位：度）

関節	動き	アメリカ整形外科学会[1]	Kendall と McCreary[2]	Hoppenfeld[3]	アメリカ医師会[4]
肩	屈曲	0〜180	0〜180	0〜90	0〜150
	伸展	0〜60	0〜45	0〜45	0〜50
	外転	0〜180	0〜180	0〜180	0〜180
	内旋	0〜70	0〜70	0〜55	0〜90
	外旋	0〜90	0〜90	0〜45	0〜90
肘	屈曲	0〜150	0〜145	0〜150	0〜140
前腕	回外	0〜80	0〜90	0〜90	0〜80
	回内	0〜80	0〜90	0〜90	0〜80
手	伸展	0〜70	0〜70	0〜70	0〜60
	屈曲	0〜80	0〜80	0〜80	0〜60
	橈屈	0〜20	0〜20	0〜20	0〜20
	尺屈	0〜30	0〜35	0〜30	0〜30
母指					
CMC	外転	0〜70	0〜80	0〜70	0〜8 cm
	屈曲	0〜15	0〜45		
	伸展	0〜20	0		
	対立	母指先端から小指の先端または基底	母指指腹部から小指指腹部	母指先端から各指の先端	
MCP	屈曲	0〜50	0〜60	0〜50	0〜60
IP	屈曲	0〜80	0〜80	0〜90	0〜80
第2〜5指					
MCP	屈曲	0〜90	0〜90		
	過伸展	0〜45		0〜90	0〜90
	外転			0〜45	0〜20
				0〜20	
PIP	屈曲	0〜100		0〜100	0〜100
DIP	屈曲	0〜90		0〜90	0〜70
	伸展	0〜10		0〜10	0〜30

下肢における関節可動域の平均値（単位：度）

関節	動き	アメリカ整形外科学会[1]	Kendall と McCreary[2]	Hoppenfeld[3]	アメリカ医師会[4]
股	屈曲	0〜120	0〜125	0〜135	0〜100
	伸展	0〜30	0〜10	0〜30	0〜30
	外転	0〜45	0〜45	0〜50	0〜40
	内転	0〜30	0〜10	0〜30	0〜20
	外旋	0〜45	0〜45	0〜45	0〜40
	内旋	0〜45	0〜45	0〜35	0〜50
膝	屈曲	0〜135	0〜140	0〜135	0〜150
足	背屈	0〜20	0〜20	0〜20	0〜20
	底屈	0〜50	0〜45	0〜50	0〜40
	内反	0〜35	0〜35		0〜30
	外反	0〜15	0〜20		0〜20
距骨下	内反	0〜5		0〜5	
	外反	0〜5		0〜5	
横足根	内反	0〜20		0〜20	
	外反	0〜10		0〜10	
足指					
第1 MTP	屈曲	0〜45		0〜45	0〜30
	伸展	0〜70		0〜90	0〜50
第1 IP	屈曲	0〜90			0〜30
	伸展	0			0
第2〜5 MTP	屈曲	0〜40			
	伸展	0〜40			
第2 MTP	屈曲				0〜30
	伸展				0〜40
第3 MTP	屈曲				0〜20
	伸展				0〜30
第4 MTP	屈曲				0〜10
	伸展				0〜20
第5 MTP	屈曲				0〜10
	伸展				0〜10
第2〜5 PIP	屈曲	0〜35			
第2〜5 DIP	屈曲	0〜60			

脊柱と顎関節における関節可動域の平均値（単位：度）

関節	動き	アメリカ整形外科学会[1]	Kendall と McCreary[2]	Hoppenfeld[3]	アメリカ医師会[4]
頸椎	屈曲	0〜45	0〜45	顎が胸につく	0〜60
	伸展	0〜45	0〜45	天井をみる	0〜75
	側屈	0〜45		0〜45	0〜45
	回旋	0〜60		顎が肩と同じ線上に並ぶ	0〜80
胸椎	屈曲				0〜50
	回旋				0〜30
胸腰椎	屈曲	0〜80 約 10 cm			
	伸展	0〜25			
	側屈	0〜35			
	回旋	0〜45			
腰仙椎	伸展				0〜25
	側屈				0〜25
下顎	下制			3 横指	
	前突			下顎の歯を越える	
	側方偏位			同上	

付録B：関節可動域測定の基本的肢位

	腹臥位	背臥位	坐位	立位
肩	伸展	屈曲 外転 内旋 外旋	(外転)	
肘		屈曲		
前腕			回外 回内	
手			屈曲 伸展 橈屈 尺屈	
手指			すべての動き	
股	伸展	屈曲 外転 内転	内旋 外旋	
膝		屈曲		
足／足部	距骨下関節の内反 距骨下関節の外反	背屈 底屈 内反 外反 中足根関節の内反 中足根関節の外反	背屈 底屈 内反 外反 中足根関節の内反 中足根関節の外反	
足指		全ての動き	全ての動き	
頸椎			屈曲 伸展 側屈 回旋	
胸腰椎			回旋	屈曲 伸展 側屈
顎			下制 前突 側方偏位	

付録C：数値記録表の例

関節可動域記録用紙

　氏名＿＿＿＿＿＿＿＿＿＿＿＿　　生年月日＿＿＿＿＿＿＿＿＿＿＿＿

　診断＿＿＿＿＿＿＿＿＿＿＿＿　　発症日＿＿＿＿＿＿＿＿＿＿＿＿

記録：
1. 自動運動の指示がない限り，他動運動を記録する．
2. 各項の最後の空欄には，使用した角度計，患者の肢位，痛み，浮腫，軋轢，最終域感などについて注記しておく．

左					右		
				検者			
				日付			
				顎関節			
				下制			
				前突			
				側方偏位			
				備考：			
				頸椎			
				屈曲			
				伸展			
				側屈			
				回旋			
				備考：			
				胸腰椎			
				屈曲			
				伸展			
				側屈			
				回旋			
				備考：			

関節可動域記録用紙－上肢

氏名								
	左					右		
				検者				
				日付				
				肩				
				屈曲				
				伸展				
				外転				
				内旋				
				外旋				
				備考：				
				肘および前腕				
				屈曲				
				回外				
				回内				
				備考：				
				手関節				
				屈曲				
				伸展				
				尺屈				
				橈屈				
				備考：				

関節可動域記録用紙－上肢（続き）

氏名								
	左					右		
				検者				
				日付				
				母指				
				CMC				
				屈曲				
				伸展				
				外転				
				対立				
				MCP				
				屈曲				
				IP				
				屈曲				
				伸展				
				備考：				
				示指				
				MCP				
				屈曲				
				伸展				
				外転				
				内転				
				PIP				
				屈曲				
				DIP				
				屈曲				
				備考：				
				中指				
				MCP				
				屈曲				
				伸展				
				外転（橈屈）				
				内転（尺屈）				
				PIP				
				屈曲				
				DIP				
				屈曲				
				備考：				

関節可動域記録用紙－上肢（続き）

氏名									
	左						右		
					検者				
					日付				
					環指				
					MCP				
					屈曲				
					伸展				
					外転				
					内転				
					PIP				
					屈曲				
					DIP				
					屈曲				
					備考：				
					小指				
					MCP				
					屈曲				
					伸展				
					外転				
					内転				
					PIP				
					屈曲				
					DIP				
					屈曲				
					備考：				
要約									

関節可動域記録用紙－下肢

氏名								
	左					右		
				検者				
				日付				
				股				
				屈曲				
				伸展				
				外転				
				内転				
				内旋				
				外旋				
				備考：				
				膝				
				屈曲				
				備考：				
				足関節				
				背屈				
				底屈				
				内反				
				外反				
				備考：				

関節可動域記録用紙−下肢（続き）

氏名								
		左					右	
				検者				
				日付				
				母指				
				MTP				
				屈曲				
				伸展				
				外転				
				IP				
				屈曲				
				備考：				
				第2指				
				MTP				
				屈曲				
				伸展				
				外転				
				PIP				
				屈曲				
				DIP				
				屈曲				
				備考：				
				第3指				
				MTP				
				屈曲				
				伸展				
				外転				
				PIP				
				屈曲				
				DIP				
				屈曲				
				備考：				

関節可動域記録用紙－下肢（続き）

				氏名				
		左				右		
				検者				
				日付				
				第4指				
				MTP				
				屈曲				
				伸展				
				外転				
				PIP				
				屈曲				
				DIP				
				屈曲				
				備考：				
				第5指				
				MTP				
				屈曲				
				伸展				
				外転				
				PIP				
				屈曲				
				DIP				
				屈曲				
				備考：				

日本語版への付録

関節可動域表示ならびに測定法
（平成7年4月改訂）

リハビリテーション医学 32：208-217,1995.

関節可動域表示ならびに測定法

I．関節可動域表示ならびに測定法の原則

1．関節可動域表示ならびに測定法の目的

日本整形外科学会と日本リハビリテーション医学会が制定する関節可動域表示ならびに測定法は整形外科医，リハビリテーション医ばかりでなく，医療，福祉，行政その他の関連職種の人々をも含めて，関節可動域を共通の基盤で理解するためのものである．従って，実用的で分かりやすいことが重要であり，高い精度が要求される計測，特殊な臨床評価，詳細な研究のためにはそれぞれの目的に応じた測定方法を検討する必要がある．

2．基本肢位

Neutral Zero Method を採用しているので，Neutral Zero Starting Position が基本肢位であり，概ね解剖学的肢位と一致する．ただし，肩関節水平屈曲・伸展については肩関節外転90°の肢位，肩関節外旋・内旋については肩関節外転0°で肘関節90°屈曲位，前腕の回外・回内については手掌面が矢状面にある肢位，股関節外旋・内旋については股関節屈曲90°で膝関節屈曲90°の肢位をそれぞれ基本肢位とする．

3．関節の運動

1）関節の運動は直交する3平面，すなわち前額面，矢状面，水平面を基本面とする運動である．ただし，肩関節の外旋・内旋，前腕の回外・回内，股関節の外旋・内旋，頸部と胸腰部の回旋は，基本肢位の軸を中心とした回旋運動である．また，足部の内がえし・外がえし，母指の対立は複合した運動である．

2）関節可動域測定とその表示で使用する関節運動とその名称を以下に示す．なお，下記の基本的名称以外によく用いられている用語があれば（　）内に併記する．

(1)屈曲と伸展

多くは矢状面の運動で，基本肢位にある隣接する2つの部位が近づく動きが屈曲，遠ざかる動きが伸展である．ただし，肩関節，頸部・体幹に関しては，前方への動きが屈曲，後方への動きが伸展である．また，手関節，手指，足関節，足指に関しては，手掌または足底への動きが屈曲，手背または足背への動きが伸展である．

(2)外転と内転

多くは前額面の運動で，体幹や手指の軸から遠ざかる動きが外転，近づく動きが内転である．

(3)外旋と内旋

肩関節および股関節に関しては，上腕軸または大腿軸を中心として外方へ回旋する動きが外旋，内方へ回旋する動きが内旋である．

(4)回外と回内

前腕に関しては，前腕軸を中心にして外方に回旋する動き（手掌が上を向く動き）が回外，内方に回旋する動き（手掌が下を向く動き）が回内である．

(5)水平屈曲と水平伸展

水平面の運動で，肩関節を90°外転して前方への動きが水平屈曲，後方への動きが水平伸展である．

(6)挙上と引き下げ（下制）

肩甲帯の前額面の運動で，上方への動きが挙上，下方への動きが引き下げ（下制）である．

(7)右側屈・左側屈

頸部，体幹の前額面の運動で，右方向への動きが右側屈，左方向への動きが左側屈である．

(8)右回旋と左回旋

頸部と胸腰部に関しては右方に回旋する動きが右回旋，左方に回旋する動きが左回旋である．

(9)橈屈と尺屈

手関節の手掌面の運動で，橈側への動きが橈屈，尺側への動きが尺屈である．

(10)母指の橈側外転と尺側内転

母指の手掌面の運動で，母指の基本軸から遠ざかる動き（橈側への動き）が橈側外転，母指の基本軸に近づく動き（尺側への動き）が尺側内転である．

(11)掌側外転と掌側内転

母指の手掌面に垂直な平面の運動で，母指の基本軸から遠ざかる動き（手掌方向への動き）

が掌側外転，基本軸に近づく動き（背側方向への動き）が掌側内転である．

(12)対立

母指の対立は，外転，屈曲，回旋の3要素が複合した運動であり，母指で小指の先端または基部を触れる動きである．

(13)中指の橈側外転と尺側外転

中指の手掌面の運動で，中指の基本軸から橈側へ遠ざかる動きが橈側外転，尺側へ遠ざかる動きが尺側外転である．

(14)外がえしと内がえし

足部の運動で，足底が外方を向く動き（足部の回内，外転，背屈の複合した運動）が外がえし，足底が内方を向く動き（足部の回外，内転，底屈の複合した運動）が内がえしである．

足部長軸を中心とする回旋運動は回外，回内と呼ぶべきであるが，実際は，単独の回旋運動は生じ得ないので複合した運動として外がえし，内がえしとした．また，外反，内反という用語も用いるが，これらは足部の変形を意味しており，関節可動域測定時に関節運動の名称としては使用しない．

4．関節可動域の測定方法

1）関節可動域は，他動運動でも自動運動でも測定できるが，原則として他動運動による測定値を表記する．自動運動による測定値を用いる場合は，その旨明記する〔5の2）の(1)参照〕．

2）角度計は十分な長さの柄がついているものを使用し，通常は5°刻みで測定する．

3）基本軸，移動軸は，四肢や体幹において外見上分かりやすい部位を選んで設定されており，運動学上のものとは必ずしも一致しない．また，手指および足指では角度計のあてやすさを考慮して，原則として背側に角度計をあてる．

4）基本軸と移動軸の交点を角度計の中心に合わせる．また，関節の運動に応じて，角度計の中心を移動させてもよい．必要に応じて移動軸を平行移動させてもよい．

5）多関節筋が関与する場合，原則としてその影響を除いた肢位で測定する．例えば，股関節屈曲の測定では，膝関節を屈曲しハムストリングをゆるめた肢位で行う．

6）肢位は「測定肢位および注意点」の記載に従うが，記載のないものは肢位を限定しない．変形，拘縮などで所定の肢位がとれない場合は，測定肢位が分かるように明記すれば異なる肢位を用いても良い〔5の2）の(2)参照〕．

7）筋や腱の短縮を評価する目的で多関節筋を緊張させた肢位で関節可動域を測定する場合は，測定方法が分かるように明記すれば多関節筋を緊張させた肢位を用いても良い〔5の2）の(3)参照〕．

5．測定値の表示

1）関節可動域の測定値は，基本肢位を0°として表示する．例えば，股関節の可動域が屈曲位20°から70°であるならば，この表現は以下の2通りとなる．

(1)股関節の関節可動域は屈曲20°から70°（または屈曲20°〜70°）

(2)股関節の関節可動域は屈曲は70°，伸展は−20°

2）関節可動域の測定に際し，症例によって異なる測定法を用いる場合や，その他関節可動域に影響を与える特記すべき事項がある場合は，測定値とともにその旨併記する．

(1)自動運動を用いて測定する場合は，その測定値を（　）で囲んで表示するか，「自動」または「active」などと明記する．

(2)異なる肢位を用いて測定する場合は，「背臥位」「座位」などと具体的に肢位を明記する．

(3)多関節筋を緊張させた肢位を用いて測定する場合は，その測定値を〈　〉で囲んで表示するが，「膝伸展位」などと具体的に明記する．

(4)疼痛などが測定値に影響を与える場合は，「痛み」「pain」などと明記する．

6．参考可動域

関節可動域は年齢，性，肢位，個体による変動が大きいので，正常値は定めず参考可動域として記載した．関節可動域の異常を判定する場合は，健側上下肢の関節可動域，参考可動域，（附）関節可動域の参考値一覧表，年齢，性，測定肢位，測定方法などを十分考慮して判定する必要がある．

II. 上肢測定

部位名	運動方向	参考可動域角度	基本軸	移動軸	測定肢位および注意点	参考図
肩甲帯 shoulder girdle	屈曲 flexion	20	両側の肩峰を結ぶ線	頭頂と肩峰を結ぶ線		
	伸展 extension	20				
	挙上 elevation	20	両側の肩峰を結ぶ線	肩峰と胸骨上縁を結ぶ線	前面から測定する.	
	引き下げ（下制） depression	10				
肩 shoulder （肩甲帯の動きを含む）	屈曲（前方挙上） forward flexion	180	肩峰を通る床への垂直線（立位または座位）	上腕骨	前腕は中間位とする. 体幹が動かないように固定する. 脊柱が前後屈しないように注意する.	
	伸展（後方挙上） backward extension	50				
	外転（側方挙上） abduction	180	肩峰を通る床への垂直線（立位または座位）	上腕骨	体幹の側屈が起こらないように90°以上になったら前腕を回外することを原則とする. ⇨［VI. その他の検査法］参照	
	内転 adduction	0				
	外旋 external rotation	60	肘を通る前額面への垂直線	尺骨	上腕を体幹に接して, 肘関節を前方90°に屈曲した肢位で行う. 前腕は中間位とする. ⇨［VI. その他の検査法］参照	
	内旋 internal rotation	80				
	水平屈曲 horizontal flexion (horizontal adduction)	135	肩峰を通る矢状面への垂直線	上腕骨	肩関節を90°外転位とする.	
	水平伸展 horizontal extension (horizontal abduction)	30				
肘 elbow	屈曲 flexion	145	上腕骨	橈骨	前腕は回外位とする.	
	伸展 extension	5				

部位名	運動方向	参考可動域角度	基本軸	移動軸	測定肢位および注意点	参考図
前腕 forearm	回内 pronation	90	上腕骨	手指を伸展した手掌面	肩の回旋が入らないように肘を90°に屈曲する.	
	回外 supination	90				
手 wrist	屈曲（掌屈） flexion (palmar-flexion)	90	橈骨	第2中手骨	前腕は中間位とする.	
	伸展（背屈） extension (dorsiflexion)	70				
	橈屈 radial deviation	25	前腕の中央線	第3中手骨	前腕を回内位で行う.	
	尺屈 ulnar deviation	55				

III．手指測定

部位名	運動方向	参考可動域角度	基本軸	移動軸	測定肢位および注意点	参考図
母指 thumb	橈側外転 radial abduction	60	示指（橈骨の延長上）	母指	運動は手掌面とする．以下の手指の運動は，原則として手指の背側に角度計をあてる．	
	尺側内転 ulnar adduction	0				
	掌側外転 palmar abduction	90			運動は手掌面に直角な面とする．	
	掌側内転 palmar adduction	0				
	屈曲（MCP） flexion	60	第1中手骨	第1基節骨		
	伸展（MCP） extension	10				
	屈曲（IP） flexion	80	第1基節骨	第1末節骨		
	伸展（IP） extension	10				

部位名	運動方向	参考可動域角度	基本軸	移動軸	測定肢位および注意点	参考図
指 fingers	屈曲（MCP）flexion	90	第2-5中手骨	第2-5基節骨	⇨［VI．その他の検査法］参照	
	伸展（MCP）extension	45				
	屈曲（PIP）flexion	100	第2-5基節骨	第2-5中節骨		
	伸展（PIP）extension	0				
	屈曲（DIP）flexion	80	第2-5中節骨	第2-5末節骨	DIPは10°の過伸展をとりうる．	
	伸展（DIP）extension	0				
	外転 abduction		第3中手骨延長線	第2，4，5指軸	中指の運動は橈側外転，尺側外転とする．⇨［VI．その他の検査法］参照	
	内転 adduction					

IV．下肢測定

部位名	運動方向	参考可動域角度	基本軸	移動軸	測定肢位および注意点	参考図
股 hip	屈曲 flexion	125	体幹と平行な線	大腿骨（大転子と大腿骨外顆の中心を結ぶ線）	骨盤と脊柱を十分に固定する．屈曲は背臥位，膝屈曲位で行う．伸展は腹臥位，膝伸展位で行う．	
	伸展 extension	15				
	外転 abduction	45	両側の上前腸骨棘を結ぶ線への垂直線	大腿中央線（上前腸骨棘より膝蓋骨中心を結ぶ線）	背臥位で骨盤を固定する．下肢は外旋しないようにする．内転の場合は，反対側の下肢を屈曲挙上してその下を通して内転させる．	
	内転 adduction	20				
	外旋 external rotation	45	膝蓋骨より下ろした垂直線	下腿中央線（膝蓋骨中心より足関節内外果中央を結ぶ線）	背臥位で，股関節と膝関節を90°屈曲位にして行う．骨盤の代償を少なくする．	
	内旋 internal rotation	45				

部位名	運動方向	参考可動域角度	基本軸	移動軸	測定肢位および注意点	参考図
膝 knee	屈曲 flexion	130	大腿骨	腓骨（腓骨頭と外果を結ぶ線）	屈曲は股関節を屈曲位で行う．	
	伸展 extension	0				
足 ankle	屈曲（底屈） flexion (plantar flexion)	45	腓骨への垂直線	第5中足骨	膝関節を屈曲位で行う．	
	伸展（背屈） extension (dorsiflexion)	20				
足部 foot	外がえし eversion	20	下腿軸への垂直線	足底面	膝関節を屈曲位で行う．	
	内がえし inversion	30				
	外転 abduction	10	第1，第2中足骨の間の中央線	同左	足底で足の外縁または内縁で行うこともある．	
	内転 adduction	20				
母指（趾） great toe	屈曲（MTP） flexion	35	第1中足骨	第1基節骨		
	伸展（MTP） extension	60				
	屈曲（IP） flexion	60	第1基節骨	第1末節骨		
	伸展（IP） extension	0				
足指 toes	屈曲（MTP） flexion	35	第2−5中足骨	第2−5基節骨		
	伸展（MTP） extension	40				
	屈曲（PIP） flexion	35	第2−5基節骨	第2−5中節骨		
	伸展（PIP） extension	0				
	屈曲（DIP） flexion	50	第2−5中節骨	第2−5末節骨		
	伸展（DIP） extension	0				

V. 体幹測定

部位名	運動方向		参考可動域角度	基本軸	移動軸	測定肢位および注意点	参考図
頸部 cervical spines	屈曲（前屈） flexion		60	肩峰を通る床への垂直線	外耳孔と頭頂を結ぶ線	頭部体幹の側面で行う．原則として腰かけ座位とする．	
	伸展（後屈） extension		50				
	回旋 rotation	左回旋	60	両側の肩峰を結ぶ線への垂直線	鼻梁と後頭結節を結ぶ線	腰かけ座位で行う．	
		右回旋	60				
	側屈 lateral bending	左側屈	50	第7頸椎棘突起と第1仙椎の棘突起を結ぶ線	頭頂と第7頸椎棘突起を結ぶ線	体幹の背面で行う．腰かけ座位とする．	
		右側屈	50				
胸腰部 thoracic and lumbar spines	屈曲（前屈） flexion		45	仙骨後面	第1胸椎棘突起と第5腰椎棘突起を結ぶ線	体幹側面より行う．立位，腰かけ座位または側臥位で行う．股関節の運動が入らないように行う． ⇨ [VI．その他の検査法] 参照	
	伸展（後屈） extension		30				
	回旋 rotation	左回旋	40	両側の後上腸骨棘を結ぶ線	両側の肩峰を結ぶ線	座位で骨盤を固定して行う．	
		右回旋	40				
	側屈 lateral bending	左側屈	50	ヤコビー（Jacoby）線の中点にたてた垂直線	第1胸椎棘突起と第5腰椎棘突起を結ぶ線	体幹の背面で行う．腰かけ座位または立位で行う．	
		右側屈	50				

VI. その他の検査法

部位名	運動方向	参考可動域角度	基本軸	移動軸	測定肢位および注意点	参考図
肩 shoulder（肩甲骨の動きを含む）	外旋 external rotation	90	肘を通る前額面への垂直線	尺骨	前腕は中間位とする．肩関節は90°外転し，かつ肘関節は90°屈曲した肢位で行う．	
	内旋 internal rotation	70				
	内転 adduction	75	肩峰を通る床への垂直線	上腕骨	20°または45°肩関節屈曲位で行う．立位で行う．	
母指 thumb	対立 opposition				母指先端と小指基部（または先端）との距離（cm）で表示する．	
指 fingers	外転 abduction		第3中手骨延長線	2，4，5指軸	中指先端と2, 4, 5指先端との距離（cm）で表示する．	
	内転 adduction					
	屈曲 flexion				指尖と近位手掌皮線 (proximal palmar crease) または遠位手掌皮線 (distal palmar crease) との距離 (cm) で表示する．	
胸腰部 thoracic and lumbar spines	屈曲 flexion				最大屈曲は，指先と床との間の距離（cm）で表示する．	

VII. 顎関節計測

顎関節 temporo-mandibular joint	開口位で上顎の正中線で上歯と下歯の先端との間の距離（cm）で表示する． 左右偏位 (lateral deviation) は上顎の正中線を軸として下歯列の動きの距離を左右とも cm で表示する． 参考値は上下第1切歯列対向縁線間の距離 5.0 cm，左右偏位は 1.0 cm である．

(附) 関節可動域参考値一覧表

関節可動域は，人種，性別，年齢等による個人差も大きい．また，検査肢位等により変化があるので，ここに参考値の一覧表を付した．

部位名及び運動方向	注1	注2	注3	注4	注5
肩					
屈　曲	130	150	170	180	173
伸　展	80	40	30	60	72
外　転	180	150	170	180	184
内　転	45	30		75	0
内　旋	90	40	60	80	
肩外転90°				70	81
外　旋	40	90	80	60	
肩外転90°				90	103
肘					
屈　曲	150	150	135	150	146
伸　展	0	0	0	0	4
前腕					
回　内	50	80	75	80	87
回　外	90	80	85	80	93
手					
伸　展	90	60	65	70	80
屈　曲		70	70	80	86
尺　屈	30	30	40	30	
橈　屈	15	20	20	20	
母指					
外　転（橈側）	50		55	70	
屈　曲					
CM				15	
MCP	50	60	50	50	
IP	90	80	75	80	
伸　展					
CM				20	
MCP	10		5	0	
IP	10		20	20	
指					
屈　曲					
MCP		90	90	90	
PIP		100	100	100	
DIP	90	70	70	90	
伸　展					
MCP	45			45	
PIP				0	
DIP				0	

部位名及び運動方向	注1	注2	注3	注4	注5
股					
屈　曲	120	100	110	120	132
伸　展	20	30	30	30	15
外　転	55	40	50	45	46
内　転	45	20	30	30	23
内　旋				45	38
外　旋				45	46
膝					
屈　曲	145	120	135	135	154
伸　展	10			10	0
足					
伸　展（背屈）	15	20	15	20	26
屈　曲（底屈）	50	40	50	50	57
母指（趾）					
屈　曲					
MTP		30	35	45	
IP		30		90	
伸　展					
MTP		50	70	70	
IP		0		0	
足指					
屈　曲					
MTP		30		40	
PIP		40		35	
DIP		50		60	
伸　展					
MTP					
PIP					
DIP					
頸部					
屈　曲		30		45	
伸　展		30		45	
側　屈		40		45	
回　旋		30		60	
胸腰部					
屈　曲		90		80	
伸　展		30		20-30	
側　屈		20		35	
回　旋		30		45	

注： 1．A System of Joint Measurements, William A. Clark, Mayo Clinic, 1920.
　　 2．The Committee on Medical Rating of Physical Impairment, Journal of American Medical Association, 1958.
　　 3．The Committee of the California Medical Association and Industrial Accident Commission of the State of California, 1960.
　　 4．The Committee on Joint Motion, American Academy of Orthopaedic Surgeons, 1965.
　　 5．渡辺英夫・他：健康日本人における四肢関節可動域について．年齢による変化．日整会誌　53：275-291, 1979.
　　 なお，5の渡辺らによる日本人の可動域は，10歳以上80歳未満の平均値をとったものである．

索 引

「図」「表」はそのページの図，表を示す．

【あ】

アメリカ医師会（AMA）…30, 203, 205

【い】

一時的変動 …………………………37

【う】

運動軸 ………………………4-5, 5 図, 6 図
運動面 ………………………4-5, 5 図, 6 図
運搬角度 ……………………………67

【え】

液（気泡）角度計 …………………18
SFTR 記録法 ……………………28-30
遠位アーム …………………………22
遠位脛腓関節 ……………………147
遠位指節間関節（DIP）
　　手指 ……………………92-93, 102
　　足指 ……………………176-177

【お】

横足根関節
　　外反 ………168, 168 図, 169 図
　　構造／運動／関節包パターン
　　　…………………………148
　　内反 ………166, 166 図, 167 図
横断面 ……………………4, 6 図, 28-30

【か】

回外 ……………………76, 76 図, 77 図
回旋
　　胸椎 ………212, 212 図, 213 図
　　頸椎 ………196, 196 図, 197 図
　　腰椎 ………212, 212 図, 213 図
外旋
　　肩関節 …64-65, 63 図, 64 図, 65 図
　　股関節 ………134, 134 図, 135 図
外転

肩関節 ……58, 58 図, 59 図, 60 図,
　　61, 61 図
股関節 ………128, 128 図, 129 図
手根中手関節 108, 108 図, 109 図
中手指節関節 ……………98, 99 図
中足指節関節 ……174, 174 図,
　　175 図
回内 ……………………74, 74 図, 75 図
外反
　　横足根関節 …168, 168 図, 169 図
　　距骨下関節 …164, 164 図, 165 図
　　足根関節 ……160, 160 図, 161 図
外反肘 ………………………………67
解剖学的肢位 ……………………6 図
解剖学的指標 ………………………22
下顎→顎関節を参照せよ
顎関節（TMJ）
　　下制（下顎，開口）…216, 216 図,
　　　217 図
　　関節運動 …………………215
　　関節可動域 ………215, 223 表
　　関節包パターン …………215
　　構造 ………………………215
　　骨運動 ……………………215
　　信頼性／妥当性 …………215
　　前突（下顎） ………218, 218 図
　　測定手順 …………………216-219
　　側方偏位（下顎）……219, 219 図
角度計
　　頸椎 ROM（CROM）測定機
　　　………………………184-187
　　重力── …………18-20, 20 図
　　測定方法の説明 …………30-31
　　電気── …………………20
　　──の当て方………22-25, 22 図,
　　　23 図, 24 図
　　──の選択 ………………19 図
　　半円型もしくは全円型──
　　　…………17 図, 18 図, 19 図

万能── ………16-18, 17 図, 21
角度計のアームの当て方 ……22-25,
　　22 図, 23 図, 24 図
下肢→足関節と足部，股関節，膝関節
　　を参照せよ …………………222 表
過伸展 ………………………………6
下制（下顎，開口）………………216-217
肩関節
　　外旋 ……64-65, 63 図, 64 図, 65 図
　　外転 ……………………58-61
　　関節可動域 ………50-53, 51 表
　　機能的関節可動域 ………51 表
　　胸鎖関節 …………………49-50
　　屈曲 ……7 図, 54-55, 54 図, 55 図
　　肩甲胸郭関節 ……………50
　　肩甲上腕関節 ……………49
　　肩鎖関節 …………………50
　　伸展 ……………7 図, 56, 57 図
　　信頼性／妥当性 …………52-53
　　測定手順 …………………53-65
　　内旋 ………62-63, 62 図, 63 図
　　内転 ………………………61
滑膜炎 ………………………………10
可動アーム ……………………16, 22
可動域過剰 ………………………26
可動域低下 ………………………26
　　記録方法 …………………29
下橈尺関節 ………………………67
環軸関節 …………………………181
冠状軸 ……………………………4, 5 図
関節運動 ……………………………4
　　横足根関節 ………………148
　　顎関節 ……………………215
　　胸鎖関節 …………………49-50
　　距骨下関節 ………………148
　　距腿関節 …………………147
　　脛腓関節 …………………147
　　肩甲胸郭関節 ……………50
　　肩甲上腕関節 ……………49

肩鎖関節 …………………50
　　股関節 ……………………119
　　指節間関節（手指）………92,103
　　指節間関節（足指）………149
　　手根中央関節 ……………79
　　手根中手関節 ……………102-103
　　足根中足関節 ……………148
　　中手指節関節 ……………92,103
　　中足根関節 ………………148
　　中足指節関節 ……………148-149
　　椎間関節 …………………181-182
　　椎体間結合 ………………181-182
　　橈骨手根関節 ……………79
　　橈尺関節 …………………67-68
　　膝関節 ……………………137-138
　　腕尺関節および腕橈関節 ……67
　関節炎 …………………………10-11
　関節角度測定 …………………3
　　関節可動域 ………………5-11
　　関節の動き ………………4-5
　　基礎知識 …………………3-11
　　最終域感 …………………9-10
　　対象者 ……………………3-4
　　目測 ………………………20-21
　関節可動域（ROM）……………5
　　影響する因子 ……………7-8
　　顎関節 ……………………215,223表
　　下肢 ………………………222表
　　肩関節 ……………………7図,50-52
　　胸椎 ………………………200-202,201表
　　頸椎 ………………………182-184,223表
　　肩甲上腕関節 ……………51表
　　股関節 ……………………119-123,120表
　　最終域感 …………………9-10
　　最終位の決定 ……………15-16
　　指節間関節 ………………103
　　自動—— …………………8
　　手関節と手 ………………79-82
　　手根中手関節 ……………103
　　上肢…………………………221表
　　制限（関節包／非関節包パターン）
　　　　………………………10-11
　　性差と—— ………………8
　　足関節と足部……149-151,149表

　　他動—— …………………8-9
　　中手指節関節 ………92,93表,103
　　年齢と—— ………………7-8
　　膝関節 ……………138-140,138表
　　肘関節と前腕 ………23図,24図,
　　　　68-70,68表,69表
　　腰椎 ……200-202,201表,223表
　関節可動域測定法
　　顎関節 ……………………216-219
　　肩関節 ……………………53-65
　　関節可動域測定の基本的測定肢位
　　　　………………………225表
　　胸椎 ………………………206-213
　　記録 ………………26-30,27図
　　頸椎 ………………………188-197
　　股関節 ……………………124-135
　　固定 ………………14-15,15図
　　手関節と手 ………84-91,94-116
　　手根中手関節 ……………104-111
　　足関節と足部 ……………153-177
　　測定機器 …………………16-21
　　測定肢位 …………………13-14
　　測定方法の説明 …………30-31
　　妥当性／信頼性 …………35-45
　　12の順序 …………………32
　　膝関節 ……………………142-145
　　肘および前腕 ……………71-77
　　腰椎 ………………………206-213
　関節窩面 ………………………49
　関節浸食 ………………………11
　関節の動き
　　運動面と運動軸 …4-5,5図,6図
　　関節運動 …………………4
　　骨運動 ……………………4
　関節包の線維症 ………………10
　関節包パターン ………………10-11
　　顎関節 ……………………215
　　環椎後頭関節および環軸関節
　　　　………………………181
　　胸椎 ………………………199
　　距骨下関節 ………………148
　　距腿関節 …………………147
　　脛腓関節 …………………147
　　肩甲上腕関節 ……………49

　　股関節 ……………………119
　　指節間関節（手指）………92,103
　　手根中央関節 ……………79
　　手根中手関節 ……………102
　　中手指節関節 ……………92,103
　　中足指節関節 ……………149
　　椎間関節 …………………182
　　椎体間結合 ………………182
　　橈骨手根関節 ……………79
　　非関節包パターン ………11
　　膝関節 ……………………138
　　腰椎 ………………………199-200
　　腕尺関節 …………………68
　　腕尺関節および腕橈関節 ……67
　　環椎後頭関節 ……………181

【き】

　基準連関妥当性 ………………35
　機能的関節可動域
　　肩関節 ……………………50,51表
　　股関節 ……………120-121,120表
　　手関節と手 ………………80,81表
　　足関節と足部 ……………150,150表
　　中手指節関節 ……………92-93
　　膝関節 ……………138-139,139表
　　肘および前腕 ……………69,69表
　気泡角度計 ……………………18
　基本的測定肢位→肢位を参照せよ
　級内相関係数 …………………41
　胸鎖関節 ………………………49-50
　強直（記録方法）………………30
　胸椎
　　回旋 ………………212,212図,213図
　　関節可動域 ……200-202,200表,
　　　　201表,223表
　　関節包パターン …………199
　　屈曲 ……206-207,206図,207図
　　構造 ………………………199
　　骨運動 ……………………199
　　伸展 ………208,208図,209図
　　信頼性／妥当性 …………203-205
　　測定手順 …………………206-213
　　側屈 ………………210,211図
　　椎間関節 …………………199

椎体間結合 ……………………199
肋横突関節 ……………………199
肋椎関節 ………………………199
距骨→距骨下関節を参照せよ
距骨下関節
　外反 …………164,164 図,165 図
　構造／運動／関節包パターン
　　………………………147-148
　内反 …………162,162 図,163 図
虚性最終域感 …………………10 表
距腿関節
　構造／運動／関節包パターン
　　………………………………147
　底屈 …………156,156 図,157 図
　背屈 …………153,154 図,155 図
記録
　ROM 測定値 ……26-30,27 図,
　　217 図
　AMA guides to Evaluation of
　　Permanent Impairment …30,
　　203,205
　SFTR 記録法 ………………28-30
　検者間信頼性 …………………45
　検者内信頼性 …………………43
　数値記録表 …………28,28 図,
　　228 表-234 表
　図表 …………………28,29 図
記録システム ……………………5
近位アーム ……………………22
近位脛腓関節 …………………147
近位指節間関節（PIP）
　手指 ……………92-93,100-101
　足指 …………………………176
筋拘縮 ……………………………11
筋のストレイン …………………11

【く】

屈曲→背屈，掌屈も参照せよ
　遠位指節間関節（手指）………102
　遠位指節間関節（足指）………176
　肩関節 ……………7 図,54-55
　胸椎 …………206,206 図,207 図
　近位指節間関節（手指）…100-101
　近位指節間関節（足指）………176

頸椎 …………188,188 図,189 図
股関節 ………120 表,124,124 図,
　125 図
指節間関節（母指）…114,115 図
手関節と手 …………84,84 図,85 図
手根中手関節 ………104,104 図,
　105 図
中手指節関節（母指）…112,
　112 図,113 図
中手指節関節（手指）…94,94 図,
　95 図
中足指節関節 ………170,170 図,
　171 図
膝関節 …142-144,142 図,143 図,
　144 図,145 図
肘関節と前腕 …15,23 図,24 図,
　25,32,71,72 図,73 図
腰椎 ……206-207,206 図,207 図

【け】

脛骨→距腿関節を参照せよ
傾斜計 ………………18,203-204
傾斜（肩甲骨の）………………50
頸椎
　回旋 …………196,196 図,197 図
　環軸関節 ……………………181
　関節可動域 ……182-184,182 表,
　　183 表,184 表,185 表,223 表
　環椎後頭関節 ………………181
　屈曲 …………188,188 図,189 図
　伸展 …………190,190 図,191 図
　信頼性／妥当性 …………184-187
　測定手順 ………………188-197
　側屈 …192,192 図,193 図,194 図,
　　195 図
　椎間関節 …………………181-182
　椎体間結合 ………………181-182
脛腓関節 ………………………147
結合組織性最終域感 …9 表,10 表,15
肩甲胸郭関節 …………………50
肩甲上腕関節
　外旋 …………………………64-65
　外転 …………………………58-61
　屈曲 ……………54-55,54 図,55 図

構造／運動／関節包パターン
　　………………………………49
　伸展 …………………………56-57
　測定手順 ………………………53
　内転 …………………………61
肩鎖関節 ………………………50
検者間信頼性 ……36-37,42,44-45
検者内信頼性 ……36-37,42-43

【こ】

後足部→距骨下関節を参照性よ
股関節
　外旋 …………134,134 図,135 図
　外転 …………128,128 図,129 図
　関節可動域 ……………119-123
　機能的関節可動域 ……120-121,
　　120 表
　屈曲 …………120 表,124,125 図
　構造／運動／関節包パターン
　　………………………………119
　伸展 ………………126,127 図
　信頼性／妥当性 ………………123
　測定手順 ………………124-135
　内旋 …………132,132 図,133 図
　内転 …………130,130 図,131 図
誤差→信頼性，妥当性を参照せよ
骨運動 ……………………………4
　横足根関節 …………………148
　顎関節 ………………………215
　環椎後頭関節および環軸関節
　　………………………………181
　胸鎖関節 ………………………49
　胸椎 …………………………199
　距骨下関節 ………………147-148
　距腿関節 ……………………147
　脛腓関節 ……………………147
　肩甲胸郭関節 …………………50
　肩甲上腕関節 …………………49
　肩鎖関節 ………………………50
　股関節 ………………………119
　指節間関節（手指）………92,103
　指節間関節（足指）…………149
　手根中央関節 …………………79
　手根中手関節 ………………102

足根中足関節 …………………149
中手指節関節 ……………92,103
中足根関節 ……………………148
中足指節関節 …………………148
椎間関節 …………………181-182
椎体間結合 ………………181-182
橈骨手根関節 …………………79
橈尺関節 …………………67-68
膝関節 …………………………137
腰椎 ………………………199-200
腕尺関節および腕橈関節 ……67
骨性最終域感 ……9表,10表,16
固定 …………………14-15,14図
固定アーム ……………………16
　　当て方 ……………………22-23

【さ】

最終域感
　　異常な── …………………10表
　　関節可動域と── …………9-10
　　正常な── …………………9表
　　軟部組織性／結合組織性／骨性
　　　…………………………10表
　　──の区別 …………………15-16
鎖骨→肩鎖関節,胸鎖関節を参照せよ

【し】

肢位 …………………13-14,225表
指骨→遠位指節間関節（DIP）,近位指節間関節（PIP）,中手指節関節,中足指節関節を参照せよ
自在曲線定規 …………………186
矢状－前額－横断－回旋記録法→SFTR記録表法を参照せよ
矢状面 ……………………………4,5図
指節間関節→遠位指節間関節（DIP）,近位指節間関節（PIP）も参照せよ
　　手指 ………………………103
　　足指 ………………………149
　　母指 ……………………114-116
支点（角度計の）………………22,25
自動可動域（自動ROM,AROM）
　　……………………………………8

自動ビデオ運動解析システム ……204
自動ビデオシステム ……………204
指尖ー床間距離法 …………203-204
尺側偏位（尺屈）……89図,90,90図,91図
尺骨→橈尺関節,腕尺関節を参照せよ
重力角度計
　　胸腰椎ROM ……………203-204
　　頸椎ROM（CROM）……184-187
　　──の特徴 ………18-20,20図
手関節と手
　　関節運動 …………………79
　　関節可動域 ………79-82,80表
　　関節包パターン ……………79
　　機能的関節可動域 ……80,80表
　　屈曲（掌屈）……84,84図,85図
　　構造 …………………………79
　　骨運動 ………………………79
　　指節間関節 ………………92-93
　　尺側偏位（尺屈）……90,91図
　　手根中央関節 ……………79-91
　　手根中手関節（母指）……102-103
　　伸展（背屈）……86,86図,87図
　　信頼性／妥当性 ……………82-83
　　測定手順 …………84-91,94-116
　　中手指節関節 ……………92-99,103
　　橈骨手根関節 ……………79-91
　　橈側偏位（橈屈）……88,88図,89図
手根中央関節 …………………79-91
手根中手関節
　　外転 ……………108,108図,109図
　　関節運動 ……………………102
　　関節可動域 …………………103
　　関節包パターン ……………102
　　屈曲 ………104,104図,105図
　　構造 …………………………102
　　骨運動 ……………………102
　　伸展 ………106,106図,107図
　　測定手順 …………………104-111
　　対立 ……110-111,110図,111図
　　内転 ………………………108
手指→遠位指節間関節（DIP）,近位指節間関節（PIP）,中手指節関節を参照せよ

掌屈 ……………………84図,85図
踵骨→距骨下関節を参照せよ
上肢→肩関節,手関節と手,肘関節と前腕も参照せよ ………………221表
上腕骨→肩甲上腕関節を参照せよ
上腕橈尺関節 ……………………67-68
靱帯の短縮 ………………………11
伸展 ………………………………6
　　遠位指節間関節（手指）………102
　　遠位指節間関節（足指）……176-177
　　肩関節 …………………7図,56,57図
　　胸椎 ……………208,208図,209図
　　近位指節間関節（手指）……100-101
　　近位指節間関節（足指）……176
　　頸椎 ……………190,190図,191図
　　股関節 …………126,126図,127図
　　指節間関節（母指）…………116
　　手関節と手 ………86,86図,87図
　　手根中手関節 ………106,107図
　　中手指節関節 …96,96図,97図,112
　　中足指節関節 ………172,172図,173図
　　膝関節 ………………………144
　　肘関節と前腕 ………16,71,73図
　　腰椎 ……………208,208図,209図
信頼性 ……………………………36
　　顎関節 ……………………215
　　肩関節 ……………………52-53
　　胸椎 ………………………203-205
　　頸椎 ………………………184-187
　　検者間── …………………44-45
　　検者内── …………………42-43
　　股関節 ……………………123
　　手関節と手 ………………82-83
　　足関節と足部 ……………151-152
　　中手指節関節 ……………93
　　膝関節 ……………………140-141
　　肘および前腕 ……………70
　　評価の統計学的手法 ………37-42
　　腰椎 ………………………203-205
　　要約（研究の）………………36-37
　　──を評価するための演習
　　　………………………………42-45

【す】

垂直軸 …………………………4,6 図
数値記録表 …28,28 図,228 図-234 図
Schober 法 ……203-204,207,208
図表（ROM 測定値の記録）……28, 29 図

【せ】

性差と関節可動域
    肩関節 ………………………51-52
    関連研究 …………………………8
    胸椎 ……………200-202,201 表
    頸椎 ……183-184,182 図,183 表, 184 表,185 表
    股関節 ……………………121,123
    手関節と手 …………80-82,81 表
    足関節と足部 ……………130-131
    中手指節関節 ………………92-93
    膝関節 ……………………139-140
    肘および前腕 ………………69-70
生物学的変動 …………………………37
    ──を示す標準偏差 …………38
脊柱→胸椎，頸椎，腰椎を参照せよ
脊椎→椎体間結合，肋椎関節を参照せよ
脊椎計 ……………………………203-204
0〜180°システム ………………5-6,30
全円型角度計 ………17 図,18 図,19 図
前額面 ……………………4,5 図,28-30
前後軸 ………………………………4,5 図
前突（下顎）………………………218
前腕→肘関節と前腕を参照せよ

【そ】

相関係数 ……………………40-41,40 表
足関節と足部
    足の指節間関節 …………………149
    横足根関節 ………………………148
    関節可動域 ………149-151,149 表
    機能的関節可動域 ………………150
    距骨下関節 …………………147-148
    距腿関節 …………………………147
    脛腓関節 …………………………147

信頼性／妥当性 …………151-152
足根中足関節 ………………148
測定手順 ……………153-177
中足根関節 ………………………148
中足指節関節 …………………148-149
背屈 ………………………………15
足根関節
    横足根 ……………………166-169
    外反 ……………160,160 図,161 図
    中足根 ……………………………148
    内反 ……………158,158 図,159 図
足根中足関節 ……………………………148
足指→遠位指節間関節（DIP），近位指節間関節（PIP），中足指節関節を参照せよ
測定誤差 ………………………………37
    ──を示す標準偏差 …………39
測定の標準誤差 ……………………41
足部→足関節と足部を参照せよ
側方偏位（下顎）…………219,219 図
側屈
    胸椎 ………………………210,211 図
    頸椎 …192,192 図,193 図,194 図, 195 図
    腰椎 ………………………210,211 図

【た】

対立 ……………110-111,110 図,111 図
他動可動域（他動 ROM，PROM）
    →関節包パターン，最終域感も参照せよ ……………………………8-9
    非関節包パターン ……………11
妥当性 ………………………………35-36
    顎関節 ……………………………215
    肩関節 ………………………52-53
    胸椎 ………………………203-205
    頸椎 ………………………184-187
    股関節 ……………………………123
    手関節と手 ……………………82-83
    足関節と足部 …………151-152
    中手指節関節 …………………93
    膝関節 ……………………140-141
    肘および前腕 …………………70
    腰椎 ………………………203-205

【ち】

中手指節関節
    外転 ……………………98,99 図
    関節運動 ………………………103
    関節可動域 ………92,93 表,103
    関節包パターン ………………103
    機能的関節可動域 ……………92
    屈曲 ………94,95 図,112,113 図
    構造 ……………………………103
    骨運動 …………………………103
    伸展 ……………………96,97 図
    信頼性／妥当性 ………………93
    内転 ……………………………98
    母指 …………………112,113 図
中足骨→足根中足関節を参照せよ
中足根関節 ………………………………148
中足指節関節
    外転 …………174,174 図,175 図
    屈曲 …………170,170 図,171 図
    構造／運動／関節包パターン …………………………148-149
    伸展 …………172,172 図,173 図
    内転 ……………………………174

【つ】

椎間関節
    胸椎 ……………………………199
    腰椎 ………………………199-200
椎体間結合
    胸椎 ……………………………199
    腰椎 ………………………199-200
痛風 ………………………………………11

【て】

手→手関節と手を参照せよ
DIP→遠位指節間関節を参照せよ
底屈（距腿関節）…156,156 図,157 図
電気角度計 ……………………………20

【と】

橈骨→腕橈関節を参照せよ
橈骨手根関節 …………………………79-91
橈尺関節 ………………………………67-68

橈側偏位（橈屈）……88,88図,89図

【な】

内旋
　肩関節　……62-63,62図,63図
　股関節　……132,132図,132図
内転
　肩関節　……61
　股関節　……130,130図,131図
　手根中手関節　……108
　中手指節関節　……98
　中足指節関節　……174
内反
　横足根関節　…166,166図,167図
　距骨下関節　…162,162図,163図
　足根関節　……158,158図,159図
内容妥当性　……35
軟部組織性最終域感　……9表,15

【に】

日常生活活動→機能的関節可動域を参照せよ

【ね】

年齢と関節可動域
　肩関節　……51-52,51表
　胸椎　……200-202,201表
　頸椎　……182-184,182表,183表,184表,185表
　研究　……7-8
　股関節　……121-123
　手関節と手　……80-82,81表
　足関節と足部　…150-151,151表,152表
　中手指節関節　……92-93
　膝関節　……139-140,139表
　肘および前腕　……69-70,69表

【は】

背屈
　距腿関節　……153,154図,155図
　手関節と手　……86,86図,87図
　足関節　……15

半円型角度計　……17図,18図,19図
万能角度計　……16-18,17図,21,185-187,203-204

【ひ】

Pearsonの積率相関係数　…40-41
PIP→近位指節間関節を参照せよ
非関節包パターン　……11
腓骨→距腿関節,脛腓関節を参照せよ
膝関節
　関節運動　……138
　関節可動域　……138-140,140表
　機能的関節可動域　……138-139,138表
　屈曲　……142-144,142図,143図,144図,145図
　構造　……137
　骨運動　……137
　伸展　……144
　信頼性／妥当性　……140-141
　測定手順　……142-145
肘関節と前腕
　回外　……76,76図,77図
　回内　……74,74図,75図
　関節可動域　……68-70,68表
　機能的関節可動域　……69,69表
　屈曲　…15,23図,24図,25,32,71,72図,73図
　伸展　……16,72,73図
　信頼性／妥当性　……70
　測定手順　……72-77
　橈尺関節　……67-68
　腕尺関節　……67
　腕橈関節　……67
180〜0°システム　……7
標準偏差　……38-39,38表,39表

【ふ】

振り子角度計　……186

【へ】

平均（統計的）　……38
変動係数　……39-40

【ほ】

母指→指節間関節,手根中手関節,中手指節関節を参照せよ
本体部（万能角度計の）…16-18,17図

【ま】

窓（角度計の）　……17図
慢性関節リウマチ　……11

【も】

目測　……20-21,186

【ゆ】

癒着（関節包の）　……10

【よ】

腰椎
　回旋　……212,212図,213図
　関節可動域　……200-202,200表,201表,223表
　関節包パターン　……200
　屈曲　…206-207,206図,207図
　構造　……199
　骨運動　……199-200
　伸展　……208,208図,209図
　信頼性／妥当性　……203-205
　測定手順　……206-213
　側屈　……210,211図
　椎間関節　……199-200
　椎体間結合　……199-200
翼状化（肩甲骨）　……50

【ろ】

肋横突関節　……199
肋椎関節　……199

【わ】

腕尺関節　……67
腕橈関節　……67

監訳者
木村 哲彦（日本リハビリテーション専門学校）

訳 者
山口　昇（群馬大学医学部保健学科）（1～3章，10～12章）
園田　啓示（apd：AiPlanDo）（6章）
中山　孝（東京工科大学 医療保健学部 理学療法学科）（7～9章）
吉田由美子（国立障害者リハビリテーションセンター 病院 リハビリテーション部）（4，5章）

関節可動域測定法 可動域測定の手引き【改訂第2版】

2002年2月2日　改訂第2版　第1刷発行
2011年3月1日　　　　　　　第8刷発行

著　者	Cynthia C. Norkin
	D. Joyce White
監訳者	木村　哲彦
訳　者	山口　昇／園田　啓示／中山　孝／吉田由美子
発行者	木下　攝
発行所	株式会社 **協同医書出版社**
	東京都文京区本郷 3-21-10　〒113-0033
	電話(03)3818-2361　ファックス(03)3818-2368
	郵便振替 00160-1-148631
	URL　http://www.kyodo-isho.co.jp/
印　刷	株式会社三秀舎
製　本	有限会社永瀬製本所
ISBN 4-7639-0031-5	定価はカバーに表示してあります

JCOPY〈(社)出版者著作権管理機構　委託出版物〉
本書の無断複写は著作権法上での例外を除き禁じられています．複写される場合は，そのつど事前に，(社)出版者著作権管理機構（電話 03-3513-6969，FAX 03-3513-6979，e-mail：info@jcopy.or.jp）の許諾を得てください．